U0210272

"医学专家进社区"丛书编委会

医/学/专/家/进/社/区/丛/书

脑卒中

诊疗与康复问答

NAOCUZHONG ZHENLIAO YU
KANGFU WENDA

薛　茜　主编

化学工业出版社

·北京·

本书介绍脑卒中的概述、危险因素、预警、临床症状、检查与诊断、治疗、预防及康复等内容，其中康复内容包括瘫痪患者的康复训练、日常生活动作训练、后遗症和并发症的康复训练、心理障碍的家庭康复训练、吞咽障碍的康复训练、失语的家庭康复训练等，对脑卒中后患者的康复有较强的指导意义。内容深入浅出、通俗易懂、简单实用、富有指导性。本书适合脑卒中患者及其家属阅读参考。

图书在版编目（CIP）数据

脑卒中诊疗与康复问答/薛茜主编. —北京：化学工业出版社，2015.11（2022.1重印）
（医学专家进社区）
ISBN 978-7-122-28233-0

Ⅰ.①脑… Ⅱ.①薛… Ⅲ.①脑血管疾病-诊疗-问题解答②脑血管疾病-康复-问题解答 Ⅳ.①R743-44

中国版本图书馆 CIP 数据核字（2016）第 240205 号

责任编辑：戴小玲　　　　　　　　　　　装帧设计：史利平
责任校对：边　涛

出版发行：化学工业出版社（北京市东城区青年湖南街 13 号　邮政编码 100011）
印　　装：大厂聚鑫印刷有限责任公司
710mm×1000mm　1/16　印张 15　字数 287 千字　2022 年 1 月北京第 1 版第 6 次印刷

购书咨询：010-64518888　　　　　　　售后服务：010-64518899
网　　址：http://www.cip.com.cn
凡购买本书，如有缺损质量问题，本社销售中心负责调换。

定　　价：39.80 元

编写人员名单

主　编　薛　茜

副主编　陈兰英　宋爱霞　李　祯

编　者　沈　文　李　祯　陈兰英　赵　鹏　唐进松
　　　　薛　茜　李媛媛　宋爱霞

序

　　世界卫生组织于1976年提出了一种有效的、经济的康复途径，即社区康复。它顺应了广大患者的康复需求，在世界范围内得到了迅速推广。

　　社区是我国社会功能管理的基本单元，社区康复体现了集医疗、护理、预防于一体，心身全面兼顾的原则，是实施国家基本公共卫生服务战略目标的重要内容。

　　现代社会经济高速发展，生活节奏明显加快，很多人忽略了自身健康，各种各样的疾病严重影响着人们的工作和生活，如高血压病、高脂血症、脑卒中、心脏病、肿瘤、精神疾病等。很多慢性病都需要及时发现，早期干预，合理治疗，积极康复。

　　祖国医学蕴涵着中华民族的健康智慧，祖国医学强调天人合一、形神统一的整体观念，倡导人与自然、人与社会和谐生存的健康模式。

　　古人说："不治已病治未病"，强调未病先防、既病防变、愈后防复。两千多年前的中国医学典籍《黄帝内经》中说："言不可治者，未得其术也"，认为病没有治好，是因为没有掌握正确的方法。今天读着古人的这些话，依然深有感触。

　　医学健康知识的普及与传播，能够有效地预防和治疗疾病，让人们重新认识到自我康复的重要性。

　　传播医学科普知识，促进大众健康，应该引起更多的社会关注，也应该是每一位医疗工作者应承担的社会责任。

　　"医学专家进社区"丛书的创作，凝聚了众多一线医学专家的工作经验和成就。

　　我相信，丛书的出版将会受到广大患者和基层医务工作者的欢迎。

　　我们期待，丛书的每一部作品都能取得好的社会反响，以推动全民健康，造福千万大众！

　　有感于此，欣然为序。

邹玉安

2015 年 1 月

前言

　　脑卒中具有发病率高、致残率高、病死率高和复发率高的"四高"特点。随着我国经济的飞速发展、人民生活水平的提高、生活方式的改变以及人口老龄化，导致高血压病、糖尿病、高脂血症等脑卒中的危险因素日益增多，使脑卒中的发病率和病死率呈上升趋势，严重危害中、老年人的健康与生命，同时也给社会和家庭带来沉重的负担。然而，由于目前我国民众对脑卒中的防治知识和康复知识十分缺乏，对脑卒中早预防、早诊断、早治疗、早康复的认识还远远不够，因此常导致严重后果。很多人在发生脑卒中后往往延误治疗时机，重者丧失生命，轻者留下不同程度的后遗症，造成终生残疾。

　　本书共20章，内容包括脑卒中的概述、危险因素等基础知识，还包括脑卒中的预警、临床症状、检查与诊断、治疗、预防与康复。通过普及脑卒中诊疗及康复知识，加强一级、二级预防，减轻脑卒中人群的功能残疾，力求将患者的功能障碍降至最低水平，最大限度地提高生活自理能力。

　　本书由沈文副教授（第1～3章）、陈兰英教授（第4、第5章）、赵鹏（第6、第7章）、唐进松（第8章）、薛茜教授（第9、第10章）、宋爱霞（第11章、第12章、第15～20章）、李祯（第13章）、李媛媛（第14章）。完成，内容包含了作者多年的临床实践经验与体会，并查阅了大量的医学专业书籍和相关文献资料。

　　作为本书主编，我深知编者们在繁忙的医疗、教学及科研工作之余，进行创作及多次修改的辛劳。在此，对各位同仁表示深深的感谢！同时，本书还得到了崔培雪老师的大力支持与帮助，在此致以最诚挚的谢意！

　　由于时间仓促，水平所限，不妥和误漏之处难免，殷切希望专家和读者们批评指正，并提出宝贵的意见和建议，以便再版时修正。

薛茜

2015 年 5 月

目录

第3篇·检查与诊断

第7章 脑卒中的相关检查
知识 /62

第 4 篇 • 治　　疗

第11章　治疗脑卒中的常用中药　/91

第12章　各种脑卒中的治疗　/94

第 5 篇·预　　　防

第6篇 • 康　　复

第 1 篇

基础知识

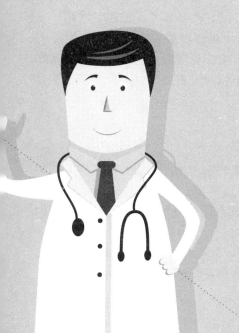

第 1 章　脑卒中的概述

什么是脑卒中？

脑卒中又称脑血管意外，俗称"中风"，是由脑血管阻塞或破裂所引起的脑部血液循环障碍及脑组织功能和结构发生损害的一种疾病。

脑卒中的危害有哪些？

脑卒中具有高发病率、高复发率、高病死率、高致残率、高消费率和低知晓率的"五高一低"特点。随着近年我国居民生活水平的提高和生活方式的改变，脑卒中人群发病率还在不断上升。在西方国家，由于危险因素控制深入人心，相应防治措施到位，自 20 世纪后期，其脑卒中的发病率、致死率和致残率已逐年下降。

在我国，由于人们对该类疾病尚缺乏足够的认识，其危险因素远未得到较好控制，相应防控和救治措施仍不尽如人意，其发病率和患病率逐年升高，病死率仍高达 30% 以上。我国脑卒中患者中，存活者 600 万～700 万，存活者中约 3/4 有不同程度的丧失劳动能力，遗留偏瘫、失语和痴呆等症状，需要靠他人护理。因此，人们又形象地将脑卒中称为"半身不遂"，可见脑卒中患者即使有幸生存，其生存质量也将严重下降。这其中又有 1/3 的患者完全失去生活自理能力，依靠社会和家庭帮助延续生命，不仅给社会和家庭造成严重经济负担，家庭成员的心理负担也不容忽视。

脑卒中怎么分类？

根据血液供应被中断的原因，脑卒中分为缺血性脑卒中和出血性脑卒中。简单通俗地讲如果是由血管阻塞引起的，称为缺血性脑卒中；如果是由血管破裂引起的，称为出血性脑卒中。每一种类型的脑卒中都有不同的治疗方法，因此，迅速判断脑卒中的类型和部位是非常重要的。

（1）缺血性脑卒中（图 1-1）　根据栓子来源分为脑血栓形成和脑栓塞。此外，尚有腔隙性脑梗死、短暂性脑缺血发作（TIA）和可逆性缺血性神经功能缺失。

（2）出血性脑卒中（图 1-2）　包括脑出血和蛛网膜下腔出血。

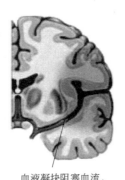

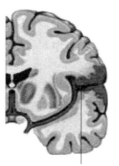

血液凝块阻塞血流，
引起脑组织缺血坏死

血液溢到脑组织

图 1-1　缺血性脑卒中

图 1-2　出血性脑卒中

什么是缺血性脑卒中？

缺血性脑卒中，又称脑梗死，是指各种原因所致脑部血液供应障碍，导致局部脑组织缺血缺氧性坏死，而出现脑神经功能缺损的一类临床综合征。缺血性卒中是脑血管疾病的主要类型，约 85％的脑卒中是缺血性的，其病理基础主要是动脉粥样硬化。缺血性脑卒中存活的患者面临的最大问题是再发作（5 年内的平均复发率高达 40％以上）和其他缺血性事件的发生。

临床上缺血性脑卒中有哪些？

缺血性卒中临床上包括脑血栓形成、脑栓塞、腔隙性脑梗死。

脑血栓形成是最常见的一种脑卒中类型。其脑内的动脉内形成血凝块（血栓）使血流阻塞，有时候也可能是在向脑输送血液的颈部血管（颈动脉或椎动脉）中形成了血栓。在那些有动脉粥样硬化损害的动脉中最容易形成血栓。动脉粥样硬化是指在动脉管壁上出现了脂肪斑块的堆积，在那些患有高血压病、高脂血症、糖尿病并且有吸烟和饮酒史的中老年人最容易发生，就像下水道中经常会有淤泥沉积一样，这些沉积物会逐渐增多，可以使动脉管腔狭窄，导致血流减慢，在动脉粥样硬化斑块的基础上会形成血凝块，有时候可以使动脉完全阻塞。

『专家提示』　血压正常或偏低者不会得脑卒中吗？

很多人都知道高血压病患者容易得脑卒中，高血压病是脑出血和脑梗死的最重要危险因素，但不是唯一的危险因素。脑动脉粥样硬化患者由于脑血管管腔变得狭窄，以及其他一些危险因素存在，即使血压正常或偏低也同样会得脑卒中，只是发病的概率要比高血压病患者低得多。

脑栓塞也是由血凝块引起的，然而和脑血栓形成不同的是：血凝块不是在脑动脉内直接形成的，而是起源于其他部位的动脉，最常见的是心脏内壁或瓣膜上的血栓。由于心脏内的小栓子脱落而随血流进入脑血管内，从而堵塞脑的供应动脉而引起脑缺血。当其他部位的血凝块（栓子）脱落时，栓子会随着血流被带到脑内，由于动脉的分支变得越来越细，一旦栓子到达一个它不能通过的部位，就会停留在那里而阻塞血管，这种突然发生的血管阻塞就称为栓塞。犹如水渠被堵，浇灌区的农作物受旱的道理一样，脑组织得不到营养和各种有用物质，脑细胞的功能便会受到损害。

还有一种类型的脑卒中称为腔隙性脑梗死，它是大脑深部的比较细小的动脉被阻塞时发生的卒中。由于它影响的范围比较小，而且损伤部位多数都不是很重要，因此与前两种脑卒中相比，引起的损伤较小。

什么是出血性脑卒中？

出血性脑卒中是脑卒中的另一种主要类型，它发生在脑内或脑附近的血管破裂，血液流入脑内或脑周围区域时。当这种情况出现，由破裂的动脉滋养的细胞就无法获得正常的氧气和营养供应，从而导致功能的丧失。流出的血液还会压迫周围的脑组织引起损伤。此外，从破裂动脉流出的血液会很快形成血凝块，代替正常的脑组织，使脑功能受损。脑出血最常出现在那些同时有动脉粥样硬化和高血压病的患者。另外，脑动脉瘤和动静脉畸形也是脑出血常见的原因。

出血性脑卒中有哪些？

根据出血部位的不同，将出血性脑卒中分为两种主要类型：蛛网膜下腔出血和脑出血。蛛网膜下腔出血是指脑组织和颅骨之间的间隙内出血。脑出血是指脑实质内部的动脉破裂导致的出血，出血灶周围被脑组织所包围。脑出血的分类决定了患者所表现的临床症状，也预示着疾病的预后，对患者的治疗、康复有着较为重要的意义。临床上分类方法较多，诊断时需要考虑各种分类方法，明确疾病的性质。根据发病时间将脑出血分为超急性、急性和亚急性；按病情轻重，分为轻、中、重型。根据出血部位又分为基底节区出血、脑叶出血、脑干出血、小脑出血和脑室出血。

脑出血通常由动脉瘤或动静脉畸形破裂引起。动脉瘤是指脑内动脉的异常膨胀。动脉瘤患者的动脉管壁存在缺陷，在动脉血流的强大冲击力影响下，会逐年膨胀扩大，最终导致破裂，而在破裂之前多半没有任何症状，所以常把动脉瘤比喻为脑内的一个"定时炸弹"。

脑动静脉畸形则是一簇异常的动脉和静脉纠缠在一起，形成像毛线团一样的血管丛，它是先天性的，随着年龄的增长，脑动静脉畸形可能会逐渐增大，由于可能会对它周围正常的脑组织产生压迫作用，所以在破裂之前它可能会引起其他的症状，包括癫痫发作、进行性神经疾病和药物治疗无效的剧烈头痛。

缺血性脑卒中的发病率如何？

最近的北京医学统计数字表明，在过去的 20 年间，北京地区缺血性卒中发病率以每年接近 9％ 的速度上升。而在全国范围内脑卒中的年发病率为 212.6/10 万；每年新出现约 276 万缺血性脑卒中患者；约 131 万人死于脑卒中；更形象地来说：我国城市死亡人口中约有 1/5 是死于脑血管病的，即使幸存者，也有 3/4 不同程度地丧失生活自理能力和劳动能力。如何更好、更有效地预防和降低缺血性脑卒中的发病率是关系到我国民生的重要问题。

『专家提示』　　　脑卒中治愈后不会再发吗？

脑卒中的特点之一就是容易复发，复发率可达 25％。所有脑卒中治愈后仅仅是临床症状消失，其病理基础——高血压、糖尿病及动脉粥样硬化并没有治好。因此，脑卒中恢复后一定要继续治疗原发病，加强自我保健，并定期复查，警惕和防止复发。

出血性脑卒中的发病率如何？

出血性脑卒中又称脑溢血，是颅内血管破裂出血，产生相应的临床表现。出血可来源于脑内动脉、静脉或毛细血管坏死和破裂引起出血，但以动脉出血最多见。我国发病率为（60～80）/10 万人口，占急性脑血管病的 30％ 左右，急性期病死率为 30％～40％，是急性脑血管病中最高的。在欧美国家，自发性脑出血患者占全部卒中患者的 10％～20％，病死率达 23％～52％。

脑卒中的发病时间有何特点？

脑卒中在早晨高发的原因是因为血压和心率的生物钟现象。人们在早晨起床以后，6 时左右血压开始逐渐升高，心率也逐渐加快，到上午 10 时达到最高峰。此时如果有剧烈活动，最容易发生意外。从冠状动脉的血流量来看，早晨的血流量最少。血小板的血液凝固作用增强，血小板的聚集力在早晨 6～9 时明显增强，血液的黏稠度也增加，因而加速血液凝固，使发生心脑血管梗死的概率增大。此外，早晨起床以后人体血液中的肾上腺素和去甲肾上腺素水平，会比平常时间明显增高。这两种激素会引起躯体血管和负责心脏自身供血的冠状动脉都收缩，结果血压升高，心肌缺氧。人们在经过一夜的睡眠以后，体内的水分随呼吸道、皮肤等丢失，这种情况的发生使机体内的水分代谢入不敷出，使人体全身的组织器官都处于一种失水的状态。脑卒中就是因为水分的丢失，血管内的血液变得黏稠，使血栓形成，从而导致梗死，这些都是脑卒中的病发原因，也就是早晨高发脑卒中的原因。

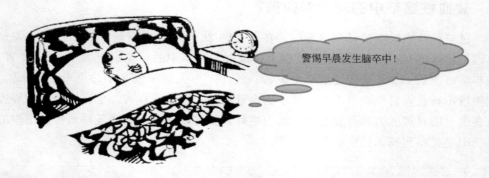

警惕早晨发生脑卒中！

『专家提示』　　炎炎夏季当心老年人脑卒中发作引发疾病

　　入夏天气炎热，是脑卒中的高发季节，患有高血压病、糖尿病等慢性疾病和以往患过脑卒中的老年人要特别注意预防脑卒中发作，一旦出现症状应及早到医院就医。

　　夏季为何易发脑卒中：其一，诱发血压波动，极易导致脑血管；其二，情绪易紧张，人体内应激反应增强，致使脑卒中发作；其三，人体内大量水分蒸发，血液黏稠度上升，极易诱发脑梗死；其四，睡眠休息不良、饮食紊乱等，人体在疲劳应激状态下体内激素释放水平改变，刺激血管收缩，诱发血管病变。另外，糖尿病患者可因血糖增高刺激血管内皮组织，导致动脉粥样硬化诱发脑卒中发作。

　　（1）具有下列慢性疾病之一者

　　① 高血压：脑卒中患者发病前有高血压病史的占 60%～70%。

　　② 心脏病：心脏病有直接促使脑卒中发生和增加脑梗死的危险。有心脏病（主要是冠心病）者患缺血性脑卒中要比一般人高 5 倍。

　　③ 糖尿病：脑卒中是糖尿病容易引起一种并发症。有糖尿病史者脑卒中的发生率比一般人高 21 倍。

　　④ 高脂血症：高脂血症是动脉粥样硬化性心脑血管发生的主要因素之一，有高血脂症者患缺血性脑卒中要比一般人高 2 倍。

　　⑤ 慢性支气管炎：慢性支气管炎以及由它继发引起的阻塞性肺气肿可以造成低氧血症和血液流变学性质变化，从而容易发生脑卒中，此病患者脑卒中可能比一般人高 4 倍。

　　⑥ 颈椎病：患颈椎病时可造成椎间孔狭窄。椎动脉受压从而影响椎-基底动脉

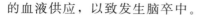

的血液供应，以致发生脑卒中。

⑦ 血液病：血液病是发生脑卒中的病因之一。

（2）有以下身体因素和嗜好者

① 直系上代有脑卒中病史者，患脑卒中的可能性要比一般人高 2.5 倍。

② 肥胖者，患缺血性脑卒中可能要比一般人高 0.4 倍。

③ 脾气急躁者、A 型性格者，患脑卒中可能性要比一般人高 3.5 倍。

④ 妇女多胎（生育 4 胎以上）者，患缺血性脑卒中危险性要比 3 胎或 3 胎以下者高 1 倍。

⑤ 喜欢吃肥肉者，患缺血性脑卒中的危险性要比一般人高 5 倍。

⑥ 吸烟量大、年长者患缺血性脑卒中的可能性要比一般人高 2.5 倍。

⑦ 过量饮酒者，尤其是饮烈性酒的人比饮酒少的人得高血压、脑卒中的概率要高 3 倍。

⑧ 饮食偏咸者与摄入食盐量正常者在引起脑卒中时存在着显著差异。

脑卒中的发病人群有何特征？

（1）性别特征　从世界各国的资料表明，脑卒中的发病、死亡均为男性高于女性。

（2）年龄特征　所有研究均表明：脑血管的发病率随年龄增加而上升，以我国城乡调查资料为例：75 岁以上年龄组发病率为 65～74 岁组的 1.6 倍，为 55～64 岁组的 4 倍，为 45～54 岁组的 8～9 倍，为 35～44 岁组的 30～50 倍。

（3）职业特点　经济收入较高的人群较收入低的人群脑卒中的发病率低，户外重体力劳动者的发病率较高。

脑血管有哪些特点？

脑内的血管比人体其他部位的血管更容易破裂出血和梗死，这主要由它本身的解剖特点所引起的。

（1）脑动脉的管壁结构与人体其他部位的血管不同。它的动脉壁内膜层厚，有较发达的弹力膜，中层和外层壁较薄，没有弹力膜，因此，脑动脉几乎没有搏动，这样可避免因血管搏动影响脑功能。

（2）脑动脉不像其他部位的血管那样有静脉同行。脑静脉与颈静脉之间有静脉窦形成，它是颅内所特有的结构，这就造成了脑血管病症状表现比较复杂多样。

（3）脑动脉细、长、弯曲度大，缺乏弹性搏动，所以它不易推动和排除随血液而来的栓子，故易发生脑栓塞。脑血管内膜厚、无搏动，又易导致胆固醇、三酰甘油（甘油三酯）等脂类物质沉积，使血管硬化，管腔狭窄，发生脑血栓形成。另外，因脑动脉壁较薄，当血压突然升高时，又容易破裂出血。如支配基底节、内囊部位的大脑中动脉的分支——豆纹动脉破裂，引起的脑出血约占 55％，故又称

"出血动脉"。

脑内血流量是如何调节的？

大脑的血流量非常丰富，大脑的重量只占体重的 2％，血流量却占心排血量的 15％～20％（约 800ml/min）。2/3 的脑血流由颈内动脉供给，其余 1/3 由椎动脉供给。脑底动脉环使颈内动脉和椎动脉来源的血液混合与平均，并保护大脑免受高血压的影响。

正常情况下，大脑具有完善的维持脑血流稳定的机制，虽然动脉压有一定的波动，但脑血流相对稳定。这种调节机制主要通过脑血管阻力变化来完成，称为脑血管的自动调节功能。其中脑血管平滑肌的肌性调节是脑血流量自动调节的重要部分。肌性调节主要是对脑血流快速变化提供迅速和代偿性的调节，调节的压力范围较小。当脑灌流压明显波动时，需要 3～4min 的时间来完成脑血流调节的反应。当平均动脉压降低到 90mmHg 以下时，开始是大血管，随后是小血管出现扩张以维持脑血流。

脑血流的自动调节在脑灌流压的一定范围内发挥作用，脑血管通过改变自身阻力来维持稳定的脑血流。脑血管扩张到最大限度时或病理情况下，例如高碳酸血症、低氧、抽搐、药物以及各种病理状态导致脑血管过度扩张后，压力自动调节功能丧失，脑血流直接依赖于平均动脉压的高低。脑血流的减少也不均匀，如中线部位动脉、前脑动脉和后脑动脉分布区域减少明显。

脑血管自动调节反应在大脑的不同区域和结构内也不均匀，这种差异在应激状态时更明显，而且可能与疾病状态下神经病理性变化有关。此外，局部脑代谢是调节脑血流量和脑血流分布的主要因素。比如脑动脉和小动脉的管径对血管周围的 pH 改变非常敏感，酸中毒时可以导致血管扩张，碱中毒时则使血管收缩；神经调节对大脑内阻力性血管的调节起着重要作用，血管分支变细，神经分布也减少。

脑外血流量是如何调节的？

脑外血流量的生理调节因素主要有脑灌流压-动脉压与颅内压差和动脉血气分压。

首先，动脉二氧化碳分压对脑血流有明显的影响。脑血流与动脉二氧化碳分压成正比，与动脉氧分压成反比。脑血流对动脉氧分压的变化不明感，当动脉二氧化碳分压降到生理水平以下时，动脉氧分压对脑血流的作用才明显。严重缺氧时脑血流增加则是由多种因素发挥作用，包括神经源性、末梢化学感受器以及低氧对血管的直接作用。脑血管自动调节功能可以在动脉血压波动时通过改变血管直径，调节脑阻力血管总容量来维持脑血流量稳定。当失去自动调节功能后，脑血流和脑血容量就取决于动脉压的高低。

其次，血红蛋白和血液黏度对脑血流的影响相互关联，作用机制不同，结果相同。高血红蛋白导致脑血流减少，血液稀释作用则相反。血细胞比容对血液黏度影响最大，血细胞比容降低使血液黏度降低，但也减少了血液的携氧能力。原发性红细胞增多症患者的血黏度升高，脑血流减少；血液瘀积和血管阻塞使脑血管阻力进一步增加。红细胞大量增加还会激活血小板，使阻塞部位的血液更容易形成血栓。动物实验表明，脑血管阻力降低和脑血流增加不仅是血液黏度降低的直接作用，可能还与代偿血液携氧能力降低有关。血液黏度改变在不影响脑顺应性时，也不会引起脑代谢的改变。

另外，随着年龄增长，脑血流减少。老年人脑血管对于动脉二氧化碳分压变化的反应能力比年轻人明显降低。有时某一动脉发生阻塞时，可由侧支循环代偿，临床上可不出现症状。

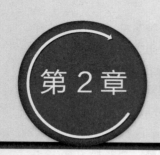

第2章　脑卒中的危险因素

为什么老年人总爱患脑卒中？脑卒中的危险因素有哪些？该怎么预防脑卒中？什么方法对脑卒中的治疗效果最好呢？

脑卒中往往是多种危险因素共同作用的结果，单一危险因素与脑卒中的发病并不一定有着必然的因果关系。对任何个体而言，一个或多个危险因素存在，虽不能预测脑卒中的发病，但将增加脑卒中发病的概率。脑卒中的危险因素分为可干预危险因素和不可干预危险因素两大类，其中可干预危险因素是脑卒中预防的主要目标。

脑卒中不可干预的危险因素有哪些？

（1）年龄　年龄是不可干预的因素，年龄越大发生脑卒中的机会越大。年龄越大，脑卒中的危险因素越多，动脉粥样硬化的程度也越重，脑卒中的发病率也愈高。55岁以后每增加10岁发病率增加1倍以上。应将50岁以上人群作为脑卒中防治重点对象。但近年来临床工作中也发现，脑卒中的发病年龄逐渐年轻化。

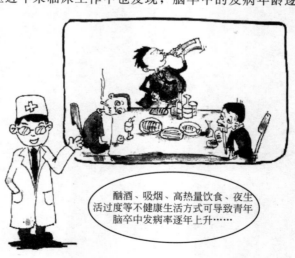

酗酒、吸烟、高热量饮食、夜生活过度等不健康生活方式可导致青年脑卒中发病率逐年上升……

（2）性别　男性多于女性，原因：①高血压患者男性多于女性；②男性吸烟和饮酒的多于女性，吸烟者脑血管病的发病率高，且与每日吸烟量和吸烟持续时间长短成正相关系，男性吸烟和饮酒的人数远远超过女性，所以，男性较女性有着较高的危险因素；③男性从事重体力劳动多，突然用力会诱发脑血管病；④个别男性脾气暴躁或过于抑郁，这些都是脑血管病的诱发因素。然而某些因素，如服用口服避孕药和妊娠可使年轻女性的脑卒中风险增高。

（3）种族　不同种族脑血管病的发生率和病死率差别较大，黑人脑血管病的发生率比白人高 4～5 倍。中国和日本等亚洲国家脑血管病的发生率较高。可能与生活条件、文化程度以及宣教程度有关。

（4）遗传　脑卒中有明显的遗传倾向。据报道，其近亲的兄弟、姐妹中有脑血管病者的发病率较正常人明显增高。另有资料显示，父系、母系有脑血管病者，脑血管病的发病率要比一般人高 4 倍。这些都充分说明脑血管病与遗传因素有关。因此，有遗传倾向者应尽早预防。

『专家提示』　　　父母得脑卒中，子女必得吗？

　　脑卒中并非是遗传性疾病，仅有一部分脑卒中具有遗传倾向。因此，脑卒中患者的子女不必忧心忡忡。但应指出，这些人患脑卒中的危险性可能大于一般人群。为此，他们应加强自我保健，认真、积极地干预任何脑卒中的危险因素。

（5）气候　脑卒中发生与季节有一定的相关性。脑血栓在六七月间发作较多，其原因是天气刚转暖，血管扩张，血压下降，或因流汗脱水，血黏度增加而引发脑血栓。尤其是老年高血压病患者，气温突变容易引发脑血管病。秋末冬初是引发脑出血的重要时期，这与气候骤变有很大关系。原因有：①低气温可使体表血管的弹性降低，外周阻力增加，血压升高，进而导致脑血管破裂出血；②寒冷的刺激还可使交感神经兴奋，肾上腺皮质激素分泌增多，从而使小动脉痉挛收缩，增加了外周

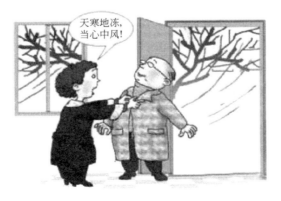

阻力，血压升高。因此，易患脑血管病的人要特别注意气候的变化，适时的添减衣物，保护自身健康，防止脑血管病的产生。

脑卒中可干预的危险因素有哪些？

（1）高血压　无论是出血性脑卒中还是缺血性脑卒中，高血压都是最主要的独立危险因素。高血压是原因，脑卒中是后果，血压与脑卒中的发病率和病死率呈正比。

高血压病是引起脑卒中的最重要的危险因素，据统计，我国高血压病患者已超过 1.6 亿人，70％～80％脑卒中患者都有高血压，而没有症状的高血压发生脑血管病的机会是正常血压者的 4 倍，有症状未经治疗或治疗不佳者比治疗良好者要高10 倍。回顾脑卒中患者的病史可以发现 80％的脑出血患者和 70％的脑梗死患者有高血压病史。高血压病患者发生脑卒中的机会比血压正常者要高出 3～5 倍。高血压可促进脑动脉粥样硬化的发生和发展。在动脉粥样硬化处，管壁增厚，管腔狭窄或斑块破裂继发血栓形成，以及某些大动脉血栓脱落可造成脑动脉栓塞，这些情况可导致脑供血不足或脑梗死。

另外，在高血压的长期作用下，脑小动脉持久收缩，会导致血管壁变硬变脆，受到高压血流的长期冲击，管壁扩张变薄，特别是在分叉处易破裂，导致脑出血。

研究表明，无论是收缩压还是舒张压升高，对脑血管病的危险性都很大。收缩压＞150mmHg（19.4kPa）者，发生脑血管病的相对危险性，是收缩压≤150mmHg者的 28.8 倍。而舒张压＞90mmHg（12.0kPa）者，是舒张压≤90mmHg 者的 19倍，这些都充分说明了高血压是脑血管病的首要危险因素。只要高到一定程度，都可能引发脑中风。高血压病患者随访 1～5 年，发现未治疗者中发生脑中风者是经过有效治疗者的 10 倍。高血压病患者如果不能有效地控制血压，并发脑中风的可能性很大。因此，血压很高的人，即使无明显症状，也应坚持服药，控制好血压，千万不可麻痹大意。大量临床研究证实，只要长期坚持有效地控制血压，就可以显著减少脑卒中的发生。例如降压治疗 2～3 年，可使脑卒中的发生率和病死率减少39％左右。国内外多项大规模临床研究表明，积极治疗高血压，可降低高血压患者首次发生脑血管病的机会。收缩压每下降 5～10mmHg 或舒张压每下降 2～5mmHg，脑血管病发生危险降低 30％～40％。对已经发生脑血管病的患者，降压治疗对脑血管病二级预防也非常重要，适当降低血压水平，脑血管病再发危险就可下降。所以说高血压是脑血管病的首要的，也是最重要的危险因素，防治高血压是重中之重。

（2）糖尿病　糖尿病是一种以糖代谢紊乱为主要表现的内分泌性疾病，是脑卒中的易患因素之一。流行病学调查显示，糖尿病，特别是 2 型糖尿病，患者发生脑卒中的危险是非糖尿病者的 2～4 倍，其中 85％为缺血性卒中，而脑出血的发生率与非糖尿病患者相似。其中，急性脑卒中患者中约 43％伴有高血糖现象，11％在发病前

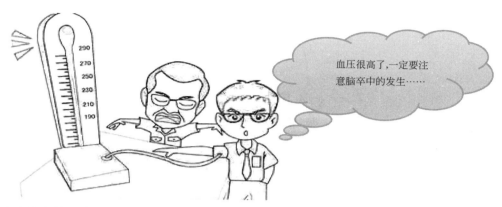

血压很高了，一定要注意脑卒中的发生……

已确诊为糖尿病，13％是以往漏诊的糖尿病。据国内资料统计，约有20％的脑血管病患者同时患有糖尿病，并且糖尿病患者动脉粥样硬化的发生率较正常人要高5倍。

『专家提示』　　糖尿病和脑卒中有着怎样的关系呢？

　　糖尿病是脑卒中的重要诱发因素，看似毫无关系的两种疾病之间有什么关系？

　　糖尿病与脑卒中的发生密切相关，脑卒中患者往往多合并糖代谢紊乱。所以糖尿病患者容易发生缺血性脑卒中，尤其是脑梗死。

　　为什么糖尿病患者易发生脑卒中？主要是患者的胰岛B细胞分泌胰岛素绝对或相对不足，引起糖、脂肪和蛋白质代谢紊乱，不但可使血糖增高，而且还会使葡萄糖转化为脂肪。其脂肪过度氧化、分解为三酰甘油和游离脂肪酸，特别是胆固醇增多更为显著，形成高脂血症，加速了糖尿病患者的动脉粥样硬化。并且发生年龄越早，病程进展越快。病变主要位于脑动脉、冠状动脉和下肢动脉。由于动脉粥样硬化，使动脉弹性减弱，动脉内膜粗糙，易造成血小板在动脉壁上附着，所以，容易发生脑血栓形成。一般来说，糖尿病患者常伴有微血管病变和大动脉硬化两种病变。通过控制饮食、使用降糖药，将血糖降至3.9～6.1mmol/L，可减少脑卒中的发生。此外，糖尿病患者的血液常呈高凝状态，血液凝固性和黏度增高，血小板黏附与聚集性增高，这些也都是容易形成脑血栓的因素，为脑中风的发病奠定了基础。由此可见，糖尿病在不同的方面增加了脑卒中的发病。临床实践证明，糖尿病是脑卒中的独立危险因素。

　　（3）血脂异常　脂肪代谢或运转异常使血浆一种或多种脂质高于正常，称为高血脂症。高血脂症是一种全身性疾病，是指血中胆固醇（TC）和（或）三酰甘油（TG）过高或高密度脂蛋白胆固醇（HDL-C）过低。现代医学称为血脂异常。脂质不溶或微溶于水，必须与蛋白质结合以脂蛋白形式存在，因此，高血脂症通常为高脂蛋白血症，即血清脂蛋白浓度升高。高血脂是引起人类动脉粥样硬化性疾病的主要危险因素。临床表现有头晕、头昏、胸闷乏力、易疲劳、嗜睡、大部分体重超

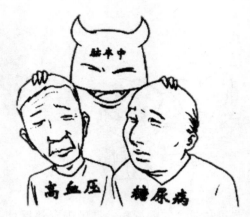

标。所以必须高度重视高血脂的危害，积极的预防和治疗。

『专家提示 』　　　　血脂检查的重点对象有哪些？

① 已有冠心病、脑血管病或周围动脉粥样硬化病者；

② 有高血压病、糖尿病、肥胖、吸烟者；

③ 有冠心病或动脉粥样硬化病家族史者，尤其是直系亲属中有早发冠心病或其他动脉粥样硬化性疾病者；

④ 有皮肤黄色瘤者；

⑤ 有家族性高脂血症者。

　　血脂异常包括血中总胆固醇、低密度脂蛋白胆固醇（LDL-C）、三酰甘油升高和（或）高密度脂蛋白胆固醇（HDL-C）降低，在动脉粥样硬化的发生发展及其引起的心脑血管疾病中起着十分重要的作用。由美国芝加哥西北大学医学院博士杰里迈·斯坦姆勒主持的一项研究表明，胆固醇偏高的年轻人寿命短。研究显示，胆固醇水平高于 240mg/dl 的人死于心脏病的概率比胆固醇水平低于 200mg/dl 的人要高 2～3.6 倍；超过 280mg/dl 的人病死率则要高 2 倍。

　　大量国际临床研究显示，与脑卒中密切相关的是胆固醇水平，其中低密度脂蛋白胆固醇，（俗称"坏"胆固醇）升高，脑卒中风险就会增加，而其每降低 10％，脑血栓风险就降低 15.6％。在抗血小板治疗、降压等治疗基础上，降低低密度脂蛋白胆固醇可以使患者有更多的获益。

　　低密度脂蛋白胆固醇容易进入动脉壁，沉积于动脉内膜，或容易潴留于动脉壁细胞外基质，易被氧化形成人源氧化低密度脂蛋白，刺激巨噬细胞摄入脂质形成泡沫细胞，并刺激纤维连接蛋白的分泌，从而使血管内皮细胞基质的合成，促进动脉粥样硬化。低密度脂蛋白胆固醇在血管壁中沉积，会形成动脉粥样硬化斑块。这些斑块一旦破裂，将激活血液凝固系统，形成血栓，阻塞血管，导致心脑血管疾病的发生。要有效地防治脑卒中，关键是积极降低血液中的低密度脂蛋白胆固醇水平。

高密度脂蛋白胆固醇增高可降低动脉粥样硬化危险性，被认为是"好"胆固醇。高密度脂蛋白胆固醇每增加 1mmol/L，脑卒中的相对危险性下降 47％，男女性之间无差别。高密度脂蛋白胆固醇的脑卒中保护作用主要源于其抗动脉粥样硬化作用，首先表现在胆固醇的逆转运，将动脉壁中多余的胆固醇转运至肝脏，可以减少脂质在血管壁的沉积；其次，高密度脂蛋白还具有抗氧化、抗炎、保护血管内皮、抗血小板聚集等作用。因此，高密度脂蛋白胆固醇对缺血性脑卒中具有保护作用，在年龄≥75 岁老年人群中，高高密度脂蛋白胆固醇水平的保护作用更加明显。

（4）心脏病　无论在何种血压水平，有心脏病者发生脑卒中的危险都要比无心脏病者高 2 倍以上。对缺血性脑卒中而言，高血压性心脏病和冠心病是脑卒中的一个非常重要的危险因素。总之，心脏病易引起脑血管病，应加强原发病的治疗，以预防脑血管病。

心脏病引起脑卒中的原因如下：

① 心脏瓣膜、心室壁及心房的附壁血栓脱落，栓子进入血液循环，阻塞了脑部血管造成脑栓塞。a. 心房纤颤脑卒中风险增加 4 倍；b. 二尖瓣狭窄也是重要因素；c. 二尖瓣钙化使脑卒中危险增加，如合并心房纤颤则危险增加 4 倍；d. 左心房扩张也是脑卒中的危险因素。

② 由于严重的冠心病、心肌病、心力衰竭等，导致心排血量减少，脑灌注不足，脑部缺血，发生脑血栓形成。冠心病使脑卒中危险增加 2 倍、左心肥大增加 3 倍、心力衰竭增加 4 倍。15％的心肌梗死并发缺血性脑卒中。防治冠心病、左心肥大是预防心源性脑卒中的措施之一。心导管和血管内治疗可导致脑卒中的风险为 0.2％和 0.3％，心脏起搏器和射频消融也可导致脑卒中。统计发现，有心肌梗死、心律失常、细菌性心肌膜炎以及心脏瓣膜疾病者，或者做过心脏手术、安装过人工心脏起搏器者，容易出现血栓，引发脑卒中。尤其是心房颤动容易引起栓子脱落造成脑栓塞。

（5）吸烟

① 烟草中含有一种物质称为尼古丁，吸烟者将其吸入体内后，会促使肾上腺释放大量的儿茶酚胺，使血管痉挛、心搏加快、血压升高而诱发脑出血。

『专家提示』　　　　　建议戒烟

不仅是老年人，青年人也尽量少抽烟，这个是长期以来呼吁最多的话题。抽烟是引发脑卒中的一大因素，患者及家人一定要注意！

② 由于肾上腺素分泌增多，可使血中胆固醇增高，细胞间隙增大，脂肪沉积形成动脉粥样硬化。

③ 烟草中的尼古丁可促进红细胞聚集，白细胞沉积，使血液黏度增高，血流

变慢，这样就容易引起脑血栓。经常吸烟是一个公认的缺血性脑卒中的危险因素。

④ 烟雾中含有一氧化碳，其浓度可达 3‰～5‰，经肺吸收入血液，可与红细胞的血红蛋白结合成碳氧血红蛋白。碳氧血红蛋白失去了携带氧的能力，使血中的含氧量大大降低，因而引起脑血管和脑组织缺氧。脑血管缺氧可使血管弹性降低；脑细胞缺氧，可使脑细胞坏死。

⑤ 长期被动吸烟也可增加脑卒中的发病危险。有些报道显示，暴露于吸烟环境者其冠状动脉事件发生的危险由 20％升高到 70％。动脉硬化既可导致脑卒中也可致冠心病，因此有理由相信被动吸烟也是造成部分脑卒中的原因之一。

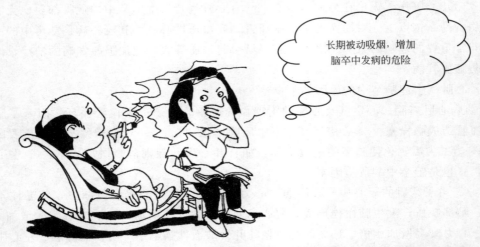

（6）饮酒　长期大量饮酒和急性酒精中毒是导致青年人脑梗死的危险因素。同样在老年人中大量饮酒也是缺血性脑卒中的危险因素。男性每天喝白酒不超过 50ml，（酒精含量＜30g），啤酒不超过 640ml，葡萄酒不超过 200ml（女性饮酒量需减半）可能会减少心脑血管病的发生。

『专家提示』　　　　　　　　饮酒的健康建议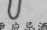

① 对不饮酒者不提倡用少量饮酒来预防心脑血管疾病；孕妇更应忌酒。

② 饮酒者一定要适度，不要酗酒；男性每日饮酒的乙醇（酒精）量不应超过 20～30g，女性不应超过 15～20g。

目前认为过量饮酒可通过下列途径促发脑血管病：

① 引起脑动脉粥样硬化：酒精不但可以直接刺激血管壁，使血管失去弹性，还能刺激肝脏，促进胆固醇和三酰甘油合成，进而导致动脉粥样硬化。硬化了的脑血管弹性减弱，管腔狭窄，容易形成脑血栓；而脑动脉硬化者，过量饮酒后，血压突然升高，血管破裂，又容易发生脑出血。

② 引起高血压：饮酒引起高血压的确切机制尚不十分清楚。可能与酒精引起

的交感神经兴奋，心排血量增加，以及引起其他血管收缩物质的释放增多有关。

③ 影响凝血物质和使血小板生成减少：长期大量饮酒损害肝脏功能，进而引起某些凝血因子缺乏，血小板生成减少，使出血时间延长而发生出血性脑血管疾病。

④ 饮酒后排尿增多（抑制垂体抗利尿素分泌）而致脱水。由于脱水，血液浓缩，有效的血容量和脑血流量减少，血液黏度增加，促发脑血栓形成。

（7）肥胖　肥胖人群易患心脑血管病已有不少研究证据。这与肥胖导致高血压、高脂血症，升高血糖是分不开的。一些证据显示 18 岁以后体重增加也会增加缺血性脑卒中的危险。因此，认为男性腹部肥胖和女性体重指数增高是脑卒中的一个独立危险因素。

亚洲人群中以体重指数 $23.0\sim24.9kg/m^2$ 为超重，$\geqslant25kg/m^2$ 为肥胖。

对于肥胖患者的建议：

① 超重者和肥胖者通过采用健康的生活方式、增加体力活动等措施减轻体重，降低脑卒中发病的危险，使摄入热量小于消耗的热量。

② 提倡健康的生活方式和良好的饮食习惯。成年人的体重指数应 $<28kg/m^2$ 或腰/臀围比 <1，体重波动范围在 10％ 以内。

（8）高同型半胱氨酸血症　高同型半胱氨酸血症，即血浆同型半胱氨酸水平升高，是周围血管和脑血管动脉粥样硬化、神经性和高血压性心脏病的独立危险因素。据报道，高同型半胱氨酸血症可通过两个途径介导血管损伤：①高同型半胱氨酸血症情况下的内皮组织代谢产物能改变血管肌细胞的构成，导致血管功能异常和血压升高；②损害内皮舒张因子一氧化氮的血管舒张功能，从而破坏血管弹性。

一般认为（国外标准）空腹血浆半胱氨酸水平在 $5\sim15\mu mol/L$ 属于正常范围，$\geqslant16\mu mol/L$ 可定为高半胱氨酸血症。叶酸与维生素 B_6 和维生素 B_{12} 联合应用，可降低血浆半胱氨酸水平，所以建议一般人群应以饮食调节为主，对高半胱氨酸血症患叶酸与维生素 B_6 和维生素 B_{12} 联合应用。

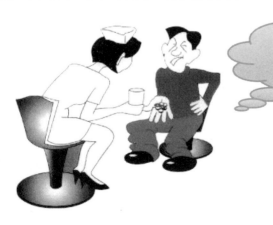

第 2 篇

症状与疾病

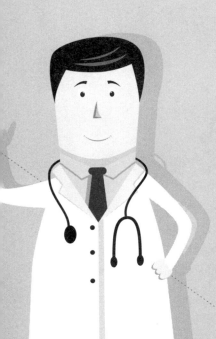

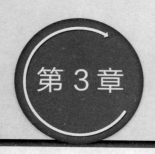

第3章 脑卒中的预警

脑卒中的先兆有哪些?

下面是脑卒中的先兆,预示着可能会发生脑卒中,要格外的注意:

(1) **肢体麻木** 肢体麻木这种异常感觉,在许多疾病中也都可能出现,诸如末梢神经病变、糖尿病、颈椎病等。但肢体麻木还可能要发生脑卒中。高血压病患者由于血管收缩,全身小动脉痉挛,动脉管腔变窄,肢体血液循环障碍,可出现手足发麻症状。患脑动脉粥样硬化的老年人由于大脑组织,特别是大脑皮质缺血,脑部的感觉和运动中枢发生功能性障碍,导致相应部位的肢体麻木,而且多为一侧上肢或下肢,或半身不遂。

麻木感已将脑卒中的警报拉响,因此,当中老年人发现肢体麻木时,切不可"泰然处之",可进行血液流变学测定和脑血流图检查,了解血液瘀滞的动态变化和脑血管供血状况,及时采取有效措施,避免或减少脑卒中的发生。

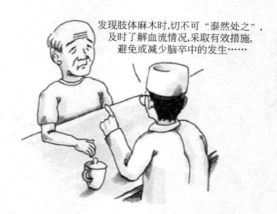

发现肢体麻木时,切不可"泰然处之",及时了解血流情况,采取有效措施,避免或减少脑卒中的发生……

(2) **鼻出血** 对有高血压病史和动脉粥样硬化症的中老年人,鼻出血乃是其即将发生脑卒中的警报。在发生鼻出血后的1~6个月,有部分人会发生脑卒中。

专家们认为,中老年人体内大小血管均发生不同程度的硬化,血管壁纤维组织增生,血管弹性减退,脆性增加,鼻腔的血管丰富而又浅在,血管周围的黏膜下组织很少，加上血管硬化后脆性增加，血管回缩力和收缩性均差，当血压突然升高时，硬化、脆弱的血管壁因耐受不了压力而致破裂出血。鼻血管的这种变化，也恰恰反映了脑血管有类似的脆弱，只是暂时还未发病。

当高血压病、脑动脉粥样硬化患者有鼻子出血时，应及时适当使用降压药物和血管软化药物，切不可贻误"战机"，疏忽麻痹，一旦突发脑卒中，则追悔莫及。

（3）舌痛　有的人当血脂升高，特别是血液黏稠度明显高于正常值时，会感觉舌根疼痛，这也是即将发生脑血栓的一个信号。当血液变黏稠后，血流速度减慢，即可使舌黏膜供血障碍，静脉淤血，产生丙酮和多肽类代谢产物，刺激舌神经而引起头痛，又可能促使脑血管中的血液凝结而形成血栓。

（4）眩晕　部分患有高血压病、脑动脉粥样硬化的中老年人，突然眩晕，单眼突然看不见东西，或出现肢体动作失灵等，症状持续可几分钟、十几分钟至数小时后不经治疗又可自然缓解，常反复发作，一天数次或数天发作一次不等，这在医学上称为短暂性脑缺血发作，俗称"小中风"。

『专家提示』　　　　什么是"小中风"？

"小中风"即短暂性脑缺血发作，其症状轻微、发作时间不长、大多能自行缓解，很容易被患者忽视。许多患者在走路、吃饭或打麻将时，突发半边肢体麻木，活动不灵活，或出现头晕、站立不稳等，经过一段时间的休息后，不适症状完全消失，便误以为是太累了的缘故，没有引起重视，更不知道这就是"小中风"，自然也无法获得及时、有效的诊断和治疗。

其根本原因是因为脑动脉粥样硬化，大脑突然供应不足或缺血，或颅内外血管出现微栓塞引起。美国心脑联合会的医学家指出，有短暂性脑缺血病史者，其前 1 个月将有 5% 发生脑卒中，2 年内将有 40% 发生脑卒中，5 年内将有 55% 发生脑卒中。

（5）单眼突然发黑　一只眼突然发黑，看不见东西，几秒钟或几十秒钟后便完全恢复正常，医学上称单眼一次性黑矇，是因为脑缺血引起视网膜缺血所致，是脑卒中的又一信号。

（6）突然视物模糊　有的老年人突然发生视力下降或异视，可以被看作脑卒中的又一个警报。原有高血压病、动脉粥样硬化的老年人，由于血管硬脆，位于眼部玻璃体附近的小血管，常易破裂出血。经常出血可使周围组织增生及出现侧支循环，因而产生新生血管，致使视网膜剥离，引起急性视力下降，与此同时常有"红视"和"黑视"现象。

老年人由于动脉粥样硬化，动脉内壁上的粥样斑块脱落，导致视网膜中央动脉栓塞，使供应视网膜营养的血液循环受阻，以致产生组织坏死，视细胞失去视觉功能。动脉粥样硬化后，血管内径变小，血流受阻，视乳头供应相对减少，久而久之视乳头因缺血而变性，而导致视力骤然模糊。因此，老年人突然出现视物模糊，切莫等闲视之。

（7）哈欠不断　打呵欠是人的一种正常生理现象，但一些老年人，特别是患有高血压病、脑动脉粥样硬化、血液黏稠度高的老年人，当出现频频呵欠时，是一种不祥之兆、提示"脑卒中"即将来临。大量的临床观察及回顾性调查资料证明，约有70％以上的脑卒中患者，在发病前的5～10天内均有频繁打呵欠的现象。这种现象是大脑严重缺氧而向我们发出的呼救信号。

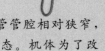

『专家提示』　　　　　　哈欠不断的原因

　　哈欠不断是因为血管硬化后造成血管瘪、弹性减低，血管管腔相对狭窄，致使单位时间内血流减少，这样脑组织就会经常处于缺氧状态。机体为了改变这种状态就会进行自身调节，这种调节有两种途径：

　　（1）通过大脑的反馈机制，刺激呼吸中枢，调节呼吸速度和深度来纠正缺氧状态。

　　（2）通过打哈欠，深吸气，静脉回心血量增加，从而使心排血量相应增加，迫使血液迅速到达脑组织，以改善脑缺氧状态。

　　因此，老年人特别是患有高血压病、脑动脉粥样硬化的老年人，当出现呵欠连绵不断时，要警惕脑卒中的发生，应尽早由家属陪同去医院检查。

（8）呛咳　据临床观察，少数脑卒中患者早期可能出现喝水或进食时偶尔呛咳，这是因为脑缺血引起吞咽神经核受损，导致咽部感觉丧失，使食物或水误入气管所致。研究表明，这种麻痹很可能是脑卒中先兆，若及早给予脑血管扩张药及溶栓药，不仅有利于治疗吞咽麻痹，还可能预防脑卒中猝发。

（9）说话、吐字不清　脑供血不足使支配人体运动的神经功能发生障碍，常见症状之一是突然说不出话或吐字不清，甚至不会说话，但持续时间短，最长不超过24h，应引起重视。

（10）原因不明的跌跤　由于脑血管硬化，引起脑缺血、运动神经功能发生障碍，而容易发生跌跤，也是一种脑卒中的先兆症状，应及时请医生诊治。

（11）困倦瞌睡　中老年人一旦出现倦意绵绵、昏昏欲睡，多是脑动脉粥样硬化、大脑缺血所致，很可能是缺血性脑卒中的预兆，一定要高度重视。学者专家的研究资料显示，大约有75.2％的人在脑卒中前有轻重不等的瞌睡症状，这些瞌睡者后来大多在半年内发生了脑卒中。

（12）精神状态发生变化　性格反常态，如变得沉默寡言，或多语急躁，或出现短暂智力衰退，均与脑缺血有关，可能是脑卒中的先兆。

（13）记忆力减退　有的老年人对近事很容易遗忘，最容易忘记人的名字或事物的名称，甚至一时想不起同事或朋友的名字，一下子找不到已所放的常用物品。

记忆力减退是脑动脉粥样硬化具有特征性的一种症状。由于动脉内膜增厚，管腔狭窄、粗细不均造成脑血流不畅，脑组织和脑细胞处于慢性缺血缺氧状态，因而记忆力明显减退。记忆力减退与脑血管供应障碍有关，很可能是缺血性脑卒中（如脑梗死）的预兆，应及时找医生检查，以明确诊断，及时治疗。

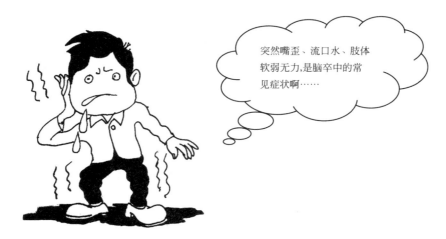

突然嘴歪、流口水、肢体软弱无力,是脑卒中的常见症状啊……

发生脑卒中怎么办?

（1）在家中　患者平躺，家属帮其然后解开衣物的钮扣，保持安静。尽可能不要转动患者的头部。由于垫枕头不利于通畅气道，所以必须去枕；若患者有恶心、呕吐的现象，则应帮助使其侧卧，将麻痹无力的一侧肢体朝上，以防止因呕吐物误吸而窒息。

当痉挛（抽搐）发作时，为了不使患者受伤，必须穿宽松衣物，并且去除周围的危险物。应该避免大声呼叫或摇动患者身体，因为这些行为刺激可能会引起患者的痉挛。尽量让患者避开声音和光线的刺激、保持安静。

不要慌张，立刻拨打急救电话"120"或"999"呼叫救护车并将发病的症状，发生在何时、何处、做了什么处置，简短地向医生或救护中心报告。

（2）在医院急诊室　患者及家属应积极配合检查，尽可能详细地为医生提供现病史、既往病史等，配合医生积极进行检查和治疗。

虽然医生从起病方式、症状与征兆可以区别出是否是脑卒中，但是也必须借助辅助检查与其他疾病进行鉴别。根据病史及症状、体征所推断的脑卒中的类型与病变部位可以通过 CT 或 MRI 来明确，脑出血、蛛网膜下腔出血的病灶发病后，CT 马上就可以显示。但是脑梗死有时发病几天了，CT 也会不明显，此时应选择 MRI 检查。

由于脑梗死的病因可能是血管、心脏、血液系统等的疾病，因而可以根据病因再将脑梗死细分类并进行更进一步的治疗，因此有必要对血管、心脏、血液系统做精密的检查。心电图、超声心动图、经颅三维多普勒超声、颈动脉超声及一些血液检查是必要的。

　　大多数的脑出血是高血压性动脉硬化性的，还有一部分是由动静脉畸形或动脉瘤引起的，少见的有：蛛网膜下腔出血的原因 70％以上是脑动脉瘤，10％左右是动静脉畸形，还有一些是等其他疾病。蛛网膜下腔出血者要根据病情尽快行全脑血管造影（DSA）检查。

『专家提示 』　　　　　　尽早、尽快到正规医院就诊

　　即使起初脑卒中的症状很轻微，有时也会渐渐恶化，由于发生后不久的治疗方案会大大地影响病情和预后，所以必须尽早、尽快到正规医院就诊。

第4章　脑卒中常见的临床症状

什么是头痛？

头痛是临床常见的症状，通常将局限于头颅上半部，包括眉弓、耳轮上缘和枕外隆凸连线以上部位的疼痛统称头痛。

脑卒中头痛的特点有哪些？

头痛是脑卒中尤其是出血性脑卒中的常见症状，分为急性、亚急性头痛，常伴偏瘫、失语等神经功能缺损症状。不同性质脑卒中疼痛的严重程度及部位不一。如蛛网膜下腔出血表现为突发剧烈头痛，为整个头部疼痛，难以忍受，是"人一生中最头痛的疾病"；脑出血一般是急性发作的头痛，以出血部位疼痛较剧烈；脑梗死头痛症状相对较轻，头痛程度随脑组织坏死范围扩大而逐渐加重，一般较大面积脑梗死伴随有头痛。

蛛网膜下腔出血与颅内感染均可表现为头痛、发热、脑膜刺激征阳性，二者如何鉴别？

二者起病形式不一样，蛛网膜下腔出血先突发剧烈头痛，后出现发热；而颅内感染是先发热，后出现头痛；腰穿，前者为均匀一致血性脑脊液，后者提示为感染；蛛网膜下腔出血脑脊液黄变、淋巴细胞增多，应注意与结核性脑膜炎区别，但后者脑脊液糖、氯降低，头颅 CT 检查正常。

什么是头晕？

头晕是一种常见的脑部功能性障碍，其特征是头晕与目眩，轻者仅眼花，头重脚轻，或摇晃浮沉感，闭目即止；重则如坐车船，视物旋转，有的双耳耳鸣，严重者恶心呕吐，面色苍白，大汗，肢冷等；甚至伴有头胀头痛，心烦易怒，肢体麻木震颤，肢体活动不利。

头晕是脑卒中最常见的临床症状之一，所有类型脑卒中均可能出现头晕，而头晕程度及伴随症状有助于区别各种类型脑卒中。

（1）椎基底动脉供血不足所致头晕，为发作性头晕，多有视物旋转，站立不稳，不敢活动，休息时可稍缓解，活动时加重，头晕发作时伴有恶心，甚至有剧烈呕吐。一般无肢体麻木无力等活动障碍。

（2）急性脑梗死所致头晕，症状由轻到重，一般伴有其他脑卒中症状，若伴有一侧肢体偏瘫，或者明显视物旋转或视物成双，甚至眼球活动受限，提示脑干梗死；若无肢体力量减弱，但如醉酒一般，走路不稳，提示可能为小脑梗死。

（3）部分点状出血性脑卒中亦可表现为头晕，个别患者症状酷似椎基底动脉供血不足，突然发作的头晕，活动后加重，休息后可逐渐缓解，在平时生活中及临床工作中均应提高警惕，避免耽误病情。

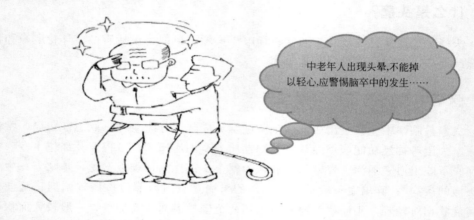

中老年人出现头晕,不能掉以轻心,应警惕脑卒中的发生……

什么是意识障碍？

意识在医学中指大脑的觉醒程度，是中枢神经系统对内、外环境刺激做出应答反应的能力，或机体对自身及周围环境的感知和理解能力。意识内容包括定向力、感知力、注意力、记忆力、思维、情感和行为等，是人类的高级神经活动，可通过语言、躯体运动和行为等表达出来。

意识障碍是指人们对自身和环境的感知发生障碍，或人们赖以感知环境的精神活动发生障碍的一种状态。意识障碍包括意识水平（觉醒或清醒）受损，如昏迷和急性意识模糊状态；以及意识水平正常而意识内容（认知功能）改变，如痴呆和遗忘等。但通常指意识水平下降。

意识障碍的临床分类有哪些？

根据意识障碍程度，临床上表现嗜睡、昏睡和昏迷。

（1）嗜睡 意识障碍的早期表现，表现为患者睡眠时间过度延长，但能被叫醒，醒后可勉强配合检查及回答简单问题，停止刺激后患者又继续入睡。

（2）昏睡　较嗜睡更深的意识障碍，患者处于沉睡状态，正常的外界刺激不能使其觉醒，须经高声呼唤或其他较强烈刺激方可唤醒，对言语的反应能力尚未完全丧失，可作含糊、简单而不完全的答话，停止刺激后又很快入睡，各种反射活动存在。

（3）昏迷　是一种最为严重的意识障碍。患者意识完全丧失，各种强刺激不能使其觉醒，无有目的的自主活动，不能自发睁眼。

昏迷按严重程度可分为三级：浅昏迷、中度昏迷、深昏迷。

① 浅昏迷：意识完全丧失，仍有较少的无意识自发动作。对周围事物及声、光等刺激全无反应，对强烈刺激如疼痛刺激可有回避动作及痛苦表情，但不能觉醒。吞咽反射、咳嗽反射、角膜反射以及瞳孔对光反射仍然存在，生命体征无明显改变。

② 中度昏迷：对外界的正常刺激均无反应，自发动作很少。对强刺激的防御反射、角膜反射和瞳孔对光反射减弱，大小便潴留或失禁，生命体征有改变。

③ 深昏迷：对外界任何刺激均无反应，全身肌肉松弛，无任何自主运动，眼球固定，瞳孔散大，各种反射消失，大小便多失禁，生命体征已有明显改变，呼吸不规则，血压或有下降。

以意识内容改变为主的意识障碍，主要有以下几种：

① 意识模糊：注意力减退，情感反应淡漠，定向力障碍，活动减少，语言缺乏连贯性，对外界刺激可有反应，但低于正常水平。

② 谵妄：急性脑高级功能障碍，表现为认知、注意力、定向、记忆功能受损，思维推理迟钝、语言功能障碍，错觉，幻觉，睡眠觉醒周期紊乱，可出现紧张、恐惧和兴奋不安等症，甚至可有冲动和攻击行为，病情常呈波动性，夜间加重，白天减轻，常持续数小时和数天。

有哪些特殊类型的意识障碍？

（1）去皮质综合征　患者无意识的睁眼闭眼，对光反射、角膜反射存在，对外界刺激无意识反应，无自发言语及有目的动作，呈上肢屈曲、下肢伸直的去皮质强直姿势，常有病理征。因脑干上行网状激活系统未受损，故保持觉醒-睡眠周期，可无意识的咀嚼及吞咽。见于缺氧性脑病、脑血管病及外伤等导致的大脑皮质广泛损害。

（2）无动性缄默症　患者对外界刺激无意识反应，四肢不能动，出现不典型去脑强直姿势，肌肉松弛，无锥体束征，无目的睁眼或眼球运动，觉醒-睡眠周期保留或呈过度睡眠，伴自主神经功能紊乱，如体温高、心律或呼吸节律不规则、多汗、尿便潴留或失禁等。为脑干上部或丘脑网状激活系统及前额叶-边缘系统损害所致。

（3）闭锁综合征　是由于双侧皮质脊髓束及皮质延髓束受损，导致几乎全部运动功能丧失，脑桥及以下脑神经均受累，表现为四肢瘫，不能讲话和吞咽，可自主睁眼或用眼球垂直活动示意，看似昏迷或意识障碍，实为清醒。多见于脑血管病引起脑桥基底部病变。

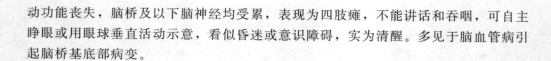

> 『专家提示』　　　　　意识障碍见于哪些疾病？
>
> 　　意识障碍一般提示病变严重，常见意识障碍可见于急性大面积脑梗死、急性脑栓塞、急性脑干梗死、急性脑出血、急性蛛网膜下腔出血等脑卒中性疾病。突然起病的昏迷常提示为血管源性，特别是脑干卒中或蛛网膜下腔出血；数分钟至数小时内，由半球体征如偏瘫、偏身感觉障碍或失语等迅速进展至昏迷是颅内出血的特征。

什么是失语？

失语是指在神志清楚、意识正常，发音和构音没有障碍的情况下，脑损害导致的语言交流能力障碍，包括各种语言符号（口语、文字、手语等）表达或理解能力受损或丧失。患者听不懂别人及自己讲的话，也不能表达，不理解或写不出病前会读、会写的字句等。

有哪些类型的失语？

（1）外侧裂周围失语综合征　病灶都在外侧裂周围区，共同特点是均有复述障碍。包括表达性失语、感觉性失语和传导性失语 。

（2）经皮质性失语综合征　病变位于分水岭区，又称分水岭区失语综合征，共同特点是复述相对保留（与其他语言功能障碍不成比例）。包括：经皮质运动性失语、经皮质感觉性失语、经皮质混合性失语。

（3）完全性失语。

（4）命名性失语。

（5）皮质下失语综合征　包括丘脑性失语、底节性失语（少见）。

临床常见失语的特点有哪些？

语言交流的基本形式是口语理解及表达（听、说），文字理解及表达（读、写）。口语表达包括复述及命名。脑病变导致的失语可表现自发谈话、听理解、复述、命名、阅读、书写等六种基本障碍。

（1）表达性失语　发生于优势侧额下回后部（44区，图4-1），又称Broca失语或运动性失语，以口语表达障碍最突出，谈话为非流利型、讲话费力、找词困难、用词不当，口语理解相对保留，复述、命名、阅读和书写不同程度受损。

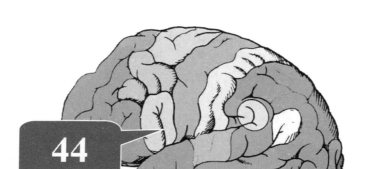

图 4-1　额下回后部

（2）感觉性失语　发生于优势侧颞上回后部（22 区，图 4-2），又称听觉性失语 Wernicke 失语，严重听理解障碍，口语表达为流利型、语量增多、发音和语调正常，但难以理解，答非所问，复述障碍与听理解障碍一致，存在不同程度命名、阅读和书写障碍。

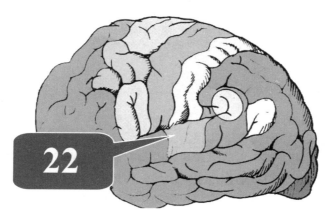

图 4-2　颞上回后部

（3）传导性失语　外侧裂周围弓状束损害导致感觉语言区和 Broca 区之间联系中断，为流利性口语，言语中有大量错词，自身可感知欲纠正而出现口吃，表达短句完整，听觉理解障碍较轻，复述障碍较自发谈话和听觉理解障碍重，二者损害不成比例是本症最大的特点，命名、阅读和书写有不同程度损害。

（4）经皮质性失语综合征　病变位于分水岭区，共同特点：复述相对保留（与其他语言功能障碍不成比例）。

① 经皮质运动性失语：病变位于优势侧 Broca 区前上部，损害语言运动区之间的纤维联系，患者能理解他人的语言，但自己只能讲简单的词或短语，呈非流利性

失语，复述功能完整保留。

② 经皮质感觉性失语：病变位于优势侧 Wernicke 区附近，听觉理解障碍，对简单词汇和复杂语句的理解均有明显障碍，讲话流利，语言空洞，经常答非所问，复述功能相对完整，但不能理解复述的含义。

③ 经皮质混合性失语：经皮质运动性失语与经皮质感觉性失语并存，复述功能相对完整，其他语言功能均严重障碍或完全丧失。

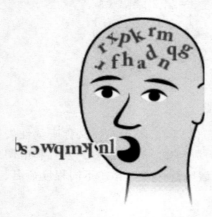

（5）完全性失语　也称混合型失语，所有语言功能均严重障碍或几乎完全丧失，听觉理解严重缺陷，命名、复述、阅读和书写均不能。

（6）命名性失语　又称遗忘性失语，优势侧颞中回后部病变，命名不能，忘记物体名称，能描述物体功能，自发谈话为流利型，缺乏实质词，赘语及空话多。

（7）皮质下失语

① 丘脑性失语：丘脑及其联系纤维受损，急性期不同程度的缄默和不语，以后言语交流、阅读理解障碍，言语流利性受损，复述保留。

② 基底节、内囊损害所致的失语：言语流利性降低，语速慢、理解无障碍，阅读、复述受损。

什么是失用？

失用是指意识清楚、语言理解功能及运动功能正常情况下，患者丧失完成有目的的复杂活动的能力，分为以下几种：

（1）观念性失用　双侧大脑半球病变引起，对复杂精细的动作失去准确概念导致患者不能把一组复杂精细动作按逻辑次序分解组合，使得各个动作的前后次序混乱，目的错误，无法完成整套动作，模仿动作无障碍。

（2）观念运动性失用　优势半球顶叶病变，在自然状态下，患者可完成相关动作，可以口述相关动作过程，但不能按指令去完成这类动作。

（3）肢体运动性失用　病变位于双侧或对侧皮质运动区，表现为肢体，通常为上肢远端失去执行精细熟练动作的能力，自发动作、执行口令及模仿均受到影响，如不能弹琴、书写和编织等。

（4）结构性失用　病变位于非优势半球顶叶或顶枕区，表现为对空间分析和对动作概念化的障碍，患者绘制和制作包含有空间位置关系图像或模型有困难，不能将物体的各个成分连贯成一个整体。

（5）穿衣失用　病变位于非优势半球顶叶，丧失习惯而熟悉的穿衣操作能力，表现为患者穿衣时上下颠倒，正反及前后颠倒，扣错纽扣，将双下肢穿入同一条裤腿等。

什么是失认？

失认是指患者无视觉、听觉和躯体感觉障碍，在意识正常情况下，不能通过某一种感觉辨认以往熟悉的事物，却能通过其他感觉识别。

失认的临床类型及表现有哪些？

（1）视觉失认　病变位于枕叶，以前熟悉的事物不能准确识别、描述及命名，通过其他感觉途径可以认出，包括：物体失认、面容失认、颜色失认。

（2）听觉失认　病变位于双侧颞上回中部及其听觉联系纤维，听力正常却不能辨认以前熟悉的声音。

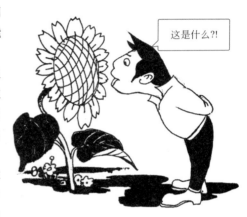

这是什么?!

（3）触觉失认　病变位于顶叶角回及缘上回，即实体觉失认，无初级触觉及位置觉障碍，但闭眼后不能通过触摸辨别以前熟悉的物品，睁眼看到或听到物体发出的声音就能识别。

（4）体象障碍　病变位于非优势半球顶叶，指患者基本感知功能正常，但对自身存在、空间位置及各部分之间的关系失去辨认能力，临床表现为偏侧忽视、病觉缺失、手指失认、自身认识不能及幻肢现象。

（5）格斯特曼综合征　病变位于优势半球顶叶角回，表现双侧手指失认、肢体左右失认、失写和失算。

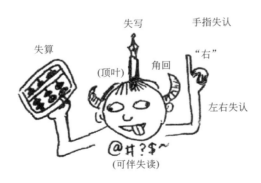

什么是智能障碍？

智能障碍是一组临床综合征，为记忆、认知（概括、计算、判断等）、语言、视空间功能和人格等至少 3 项受损。

智能障碍主要症状包括：①记忆障碍，先为近记忆损害，然后发生远记忆减退；②思维及判断力障碍；③性格改变；④情感障碍。

什么是血管性痴呆？

大脑结构的弥散性损害可使患者在意识清晰的情况下出现持久的全面智能减退，亦称痴呆。它是指患者的大脑发育已基本成熟，智能也发育正常，但以后由于各种有害因素引起大脑器质性损害，使已获得的知识重新丧失。血管性痴呆是脑血管疾病导致的认知功能障碍临床综合征，是痴呆的第三位常见病因。

血管性痴呆的临床表现有哪些？

（1）血管性痴呆多有脑卒中史，常表现波动性病程或阶梯式恶化，智能损害多呈斑片状缺损。在时间及地点定向、事件或短篇故事即刻和延迟回忆、命名和复述等方面损害较轻，在执行功能方面如自我整理、计划、精细运动的协同作业等损害较重。认知功能障碍表现近记忆力、计算力减低，不能胜任以往熟悉的生活、工作程序及正常交往等，以致外出迷路、不认家门、穿错衣裤，最终生活不能自理；可表现为表情淡漠、少语、焦虑、抑郁或欣快等。

（2）多梗死性痴呆患者常有高血压和双侧半球多次缺血性脑卒中病史，表现相对急性起病脑功能缺损阶梯式进展和痴呆；神经系统检查常见局灶性神经体征，如假性延髓麻痹伴构音障碍、吞咽困难、强哭强笑，以及中枢性面舌瘫、偏瘫、偏身感觉障碍、共济失调、步态失用、腱反射亢进和巴宾斯基征等。

（3）CT 显示双侧半球多发性脑梗死灶，MRI 可见双侧基底节、脑皮质及白质内大小不等的病灶，呈 T1 低信号、T2 高信号，病灶周围脑组织局限性脑萎缩。皮质下白质或侧脑室旁白质广泛低密度区称为脑白质疏松症。

什么是遗忘综合征？

遗忘综合征亦即记忆障碍，可为急性意识模糊状态或痴呆的一种，也可以是一种孤立的异常。

（1）短暂性全面遗忘症　是急性记忆丧失综合征，是指局限于某一事件或某一时期内经历的遗忘，不能回忆在疾病发生以后一段时间内所经历的事件。患者往往不能保留新的信息，对自己刚说过的话，刚经过的事马上就忘了，往往记不清自己家的门牌号，自己的床位号，不能学习任何新的事物。患者表现易激惹和困惑，反复询问自己身在何处和经历的事情。见于大脑后循环缺血事件。

（2）双侧大脑后动脉闭塞　可产生短暂或持续近记忆受损（急性遗忘综合征），常伴单侧或双侧偏盲，有时伴视觉失认、失读，中脑上部功能异常体征（对光反射受损）。

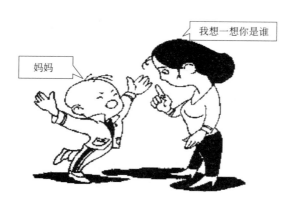

什么是视觉障碍?

由视觉感受器至枕叶视中枢传导路径中任何一处损害均可引起视觉障碍,包括视力障碍和视野缺损。

什么是视力障碍?

视力障碍即单眼或双眼全部视野的视力下降或丧失。

(1) 单眼视力障碍　脑卒中所致的单眼视力障碍一般表现为突发短暂性单眼盲,也称为一过性黑矇。视力减退或缺失发生在数秒钟,病情进展快,几秒钟内达高峰,高峰期持续 1～5min,在 10～20min 内恢复正常。见于两种可逆性综合征。

① 眼动脉或视网膜中央动脉闭塞,导致视神经或视网膜缺血。

② 颈内动脉系统的短暂性脑缺血发作,可伴脑卒中高度风险。

(2) 双眼视力障碍　一过性双眼视力障碍:本症多见于双侧枕叶视皮质的短暂性脑缺血发作,起病急,数分钟到数小时可缓解,可伴有视野缺损。由双侧枕叶皮质视中枢病变引起的视力障碍又称为皮质盲,表现为双眼视力下降或完全丧失、眼底正常、不伴瞳孔扩大,对光反射正常。

什么是视野?

视野为眼球平直向前注视某一点时所见到的全部空间。

什么是视野缺损?

视野缺损指视野某一区域出现视力障碍而其他区域视力正常。

脑卒中所致的视野缺损有哪些表现?

脑卒中所致的视野缺损常表现为对侧同向性偏盲或对侧同向性象限盲。见于枕叶视中枢、内囊后肢、颞叶后部视辐射病变。

什么是三偏征？

三偏征是指内囊后肢病变所引起的对侧偏瘫、偏身感觉障碍及对侧同向性偏盲。

什么是眼球运动障碍？

动眼、滑车、展神经具有支配眼球眼外肌运动的功能，常称为眼球运动神经。动眼、滑车神经核位于中脑，展神经核位于桥脑，当上述神经或神经核单独或合并受损时，可出现眼球运动不能或复视，临床称为眼球运动障碍。眼球运动障碍对颅底病变、脑干病变及脑神经病变的定位诊断具有重要的临床意义。

什么是眼肌麻痹？

眼肌麻痹是眼运动神经和眼球协同运动中枢或其纤维损害所致，临床可分为4型。

（1）周围性眼肌麻痹　是眼运动神经损害所致，常见于脑动脉瘤和颅底蛛网膜炎，动脉瘤扩张可伴严重疼痛。

① 动眼神经损害时出现上睑下垂，眼球向下外斜视，眼球不能向上、内、下方向转动，并出现复视、瞳孔散大、对光反射与调节反射消失。

② 滑车神经损害时眼球向下与外展时运动减弱，眼球向下运动时复视加重，滑车神经单独损害罕见。

③ 展神经损害时出现眼球内斜视、眼球不能外展、向外侧注视时出现复视。

④ 复视：是由于眼肌麻痹所致。当眼肌麻痹使患侧眼轴偏斜时，目的物影像落在两眼视网膜的不同区域，产生双重影像或复视的错觉，健眼黄斑区影像清晰为真相，病眼黄斑区以视网膜的外视野不清晰影像为假象。复视总是出现在麻痹肌作用方向上。

（2）核性眼肌麻痹　眼运动神经核病变常累及邻近结构，如展神经损害常累及面神经；动眼神经亚核多而分散，病变早期仅累及部分核团使部分眼肌受累或眼外肌与缩瞳肌损害分离，也可累及双侧。常见于脑干血管病。

（3）核间性眼肌麻痹　是眼球协同运动中枢桥脑旁正中网状结构与其联系纤维内侧纵束病变所致。引起眼球协同运动障碍，年轻人或双侧病变常为多发性硬化，年老患者或单侧病变多为腔隙性脑梗死。

（4）中枢（核上）性眼肌麻痹　为皮质侧视中枢（额中回后部8区）病变引起向病灶对侧（偏瘫侧）凝视麻痹，表现为向病灶侧同向偏视，常见于脑出血、大面积脑梗死。

『专家提示』　　何时为半球病变？何时为脑干病变？

向病变侧凝视优势（背离轻偏瘫侧）提示半球病变，背离病变侧凝视（看向轻偏瘫侧）提示脑干病变。

眼球运动障碍的瞳孔异常有哪些？

（1）针尖样瞳孔　昏迷患者针尖样瞳孔（1～1.5mm）、对光反射消失，常见于脑桥出血。

（2）霍纳征　典型表现患侧瞳孔缩小（一般约2mm，瞳孔散大肌麻痹）、眼裂变小（睑板肌麻痹）、眼球轻度内陷（眼眶肌麻痹），可伴患侧面部无汗。此征见于三级交感神经元受损：Ⅰ级为丘脑和脑干网状结构损害，如瓦伦贝格综合征；Ⅱ级为 C_8、T_1 脊髓侧索损害，如脊髓空洞症；Ⅲ级为颈上交感神经损害，如颈内动脉旁综合征。

（3）瞳孔散大　单有瞳孔散大而无眼外肌麻痹，可见于钩回疝早期，由于动眼神经麻痹最先损伤位于该神经表面的副交感纤维。

什么是面肌瘫痪？

面肌分表情肌和咀嚼肌两部分，前者由面神经支配，后者由三叉神经运动支支配。此处所叙述面肌瘫痪（简称面瘫）仅讨论表情肌麻痹，即面神经麻痹的有关内容，面神经麻痹在神经疾病中较为多见，依据病因及病变部位不同主要分为中枢性面瘫及周围性面瘫。

什么是周围性面瘫？

周围性面瘫为面神经核或面神经受损时引起，出现病灶同侧全部面肌瘫痪，从上到下表现为不能皱额、皱眉、闭目，角膜反射消失，鼻唇沟变浅，不能露齿、鼓腮、吹口哨，口角下垂（或称口角歪向病灶对侧，即瘫痪面肌对侧）。此外还可出现舌前 2/3 味觉障碍。

核性周围性面瘫由于面神经与展神经核紧邻，常伴展神经麻痹，并可累及皮质脊髓束，出现交叉瘫。见于脑干腔隙性脑梗死。

什么是中枢性面瘫？

中枢性面瘫为核上组织（包括皮质、皮质脑干纤维、内囊、脑桥等）受损时引起，出现病灶对侧颜面下部肌肉麻痹。从上到下表现为鼻唇沟变浅，露齿时口角下垂（或称口角歪向病灶侧，即瘫痪面肌对侧），不能吹口哨和鼓腮等。

中枢性面瘫见于脑卒中，常伴该侧中枢性舌瘫（皮质延髓束受损）和偏瘫（皮质脊髓束受损）。

什么是延髓麻痹？

延髓麻痹，又称球麻痹，是常见的咽喉肌和舌肌麻痹综合征。可由于舌咽、迷走和舌下神经及核的下运动神经元病变，以及双侧皮质延髓束损害所致。

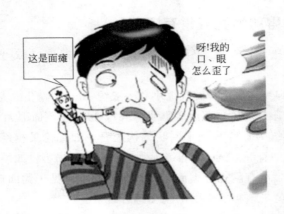

延髓麻痹的分类如何？ 各有何临床表现？

延髓麻痹表现声音嘶哑、吞咽困难、饮水呛咳和构音障碍等一组症状。

（1）真性延髓麻痹　伴咽部感觉缺失、咽反射消失、舌肌萎缩及震颤等。为延髓运动神经核（如疑核、舌下神经核）、下运动神经元（舌咽、迷走和舌下神经等）损害所致。

（2）假性延髓麻痹　咽部感觉及咽反射存在，无舌肌萎缩和震颤，常有下颌反射（＋），掌颏反射亢进和强哭、强笑等；为双侧大脑皮质上运动神经元或皮质延髓束损害所致。

『专家提示』 吞咽障碍患者早期经口喂食的注意事项有哪些？

许多患者家属希望早期给患者经口喂食，但如果患者存在吞咽障碍，会因误吸造成肺部感染，甚至堵塞气管而危及生命，因此一定要听从医生的安排，不能过早拔出胃管。

真性延髓麻痹与假性延髓麻痹如何鉴别？

见表4-1。

表 4-1 真性延髓麻痹与假性延髓麻痹的鉴别要点

项目	真性延髓麻痹	假性延髓麻痹
病变部位	疑核、舌咽、迷走神经	双侧皮质脑干束
下颌反射	消失	亢进
咽反射	消失	存在
强哭强笑	无	有
舌肌萎缩	常有	无
双侧锥体束征	无	常有
排尿障碍	无	有

续表

项目	真性延髓麻痹	假性延髓麻痹
脑电图	无异常	弥漫异常
病史	多为首次	多次发病

什么是躯体感觉？

躯体感觉指作用于躯体感受器的各种刺激在人脑中的反映。可分为两类：即一般感觉（包括浅感觉、深感觉和皮质感觉）和特殊感觉（如视觉、听觉、嗅觉和味觉等）。

躯体感觉障碍有哪些主要表现？

躯体感觉障碍因病变部位各异，感觉障碍的临床表现多样。主要表现为：①末梢型；②周围神经型；③节段型（后根型、后角型、前连合型）；④传导束型（脊髓半切综合征、脊髓横贯性损害）；⑤交叉型；⑥偏身型；⑦单肢型。

脑卒中的常见躯体感觉障碍有哪些主要表现？

脑卒中的常见躯体感觉障碍主要表现为交叉型、偏身型及单肢型。

（1）交叉型　指同侧面部、对侧躯体痛温觉减退或缺失，如延髓背外侧综合征。病变累及三叉神经脊束、脊束核及交叉的脊髓丘脑侧束。

（2）偏身型　指对侧偏身（包括面部）感觉减退或缺失，见于脑桥、中脑、丘脑及内囊等处病变。一侧脑桥或中脑病变可出现受损平面同侧脑神经下运动神经元瘫；丘脑病变深感觉障碍较重，远端较重，常伴自发性疼痛和感觉过度，镇痛药无效，抗癫痫药可能缓解；内囊受损可引起三偏。

（3）单肢型　对侧上肢或下肢感觉缺失，可伴复合感觉障碍，为大脑皮质感觉区病变。皮质感觉区刺激性病灶可引起对侧局灶性感觉性癫痫发作。

什么是瘫痪？

瘫痪指个体随意运动功能的减低或丧失，可分为神经源性、神经肌肉接头性及肌源性等类型。

瘫痪按照病变的解剖部位可分为上运动神经元瘫痪和下运动神经元瘫痪。因严重程度不同，可分为完全瘫痪和不完全瘫痪。其中，一侧上肢或下肢运动功能丧失，称"单瘫"；一侧上下肢运动功能丧失，称"偏瘫"；两下肢运动功能丧失，称"截瘫"；两侧上下肢运动功能丧失，称"四肢瘫"。

脑卒中引起的瘫痪是哪种类型的？

脑卒中引起的瘫痪为神经源性，为上运动神经元性瘫痪。

瘫痪的临床表现有哪些?

(1) 上运动神经元性瘫痪 亦称中枢性瘫痪,是由皮质运动投射区和上运动神经元径路(皮质脊骨髓束和皮质脑干束)损害而引起。因瘫痪肌的肌张力增高,故又称痉挛性瘫痪或硬瘫。表现为肌力减弱,可为单瘫、偏瘫、截瘫、四肢瘫。瘫痪时肢体远端肌肉受累较重,近端较轻,肌张力高(折刀样),腱反射活跃或亢进、浅反射减弱,出现病理反射,无明显肌萎缩。

(2) 下运动神经元性瘫痪 亦称周围性瘫痪。是脊髓前角细胞(或脑神经运动核细胞)、脊髓前根、脊周围神经和脑周围神经的运动纤维受损的结果。下运动神经元瘫痪的临床特点为肌张力减低(故又称松弛性瘫痪),腱反射减弱或消失,肌肉萎缩明显。

瘫痪的常见形式有哪几种?

几种瘫痪的常见形式见图 4-3。

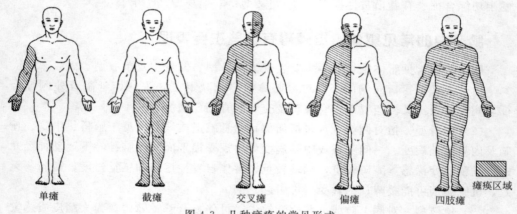

单瘫　　截瘫　　交叉瘫　　偏瘫　　四肢瘫

瘫痪区域

图 4-3　几种瘫痪的常见形式

什么是步态异常?

步态是指行走、站立的运动形式与姿态。步态异常可因运动或感觉障碍引起,其特点与病变部位有关。脑卒中的常见步态为痉挛性偏瘫步态(图 4-4)。表现为病侧上肢屈曲、内收、旋前,不能自然摆动,腰部向健侧倾斜,下肢伸直、外旋,迈步时将患侧盆骨部提得较高,或腿外旋画一半圈的环形运动,脚刮擦地面,呈划圈样步态。见于脑卒中后遗症等。

正常的颅内压是多少?

成人:80~180mmH$_2$O。

儿童:40~100mmH$_2$O。

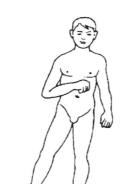

图 4-4　痉挛性偏瘫步态

什么是颅内压增高？

侧卧位测量成年人平均脑脊液压力超过 1.96kPa（相当于 200mmH$_2$O）时，即为颅内压增高。颅内高压综合征是由多种原因造成颅内容物的总容积增加，或由先天性畸形造成颅腔容积狭小时，颅内压力增高并超出其代偿范围，继而出现的一种常见的神经系统综合征，又称颅内压增高。

颅内压增高可引起一系列生理紊乱和病理改变，如不及时诊治，患者往往因脑疝而导致死亡。

常见脑卒中中颅内压增高的有哪些？

常见于大面积脑梗死、高血压性脑出血、蛛网膜下腔出血、高血压脑病等。

颅内压增高的临床表现有哪些？

颅内高压综合征是一逐渐发展的过程，其临床表现轻重不一。颅内高压综合征的典型表现，包括颅内压增高本身所致的临床表现，以及引起颅内压增高的病因所致的神经系统缺陷。

常见症状与体征：

（1）头痛　部位不定，进行性加重；急性颅高压多为剧烈头痛。

（2）呕吐　可为喷射性呕吐。

（3）视盘水肿　可伴火焰状出血与渗出。急性颅高压不一定出现。

（4）展神经麻痹伴复视　因展神经在颅底走行最长，高颅压时易受压迫而产生单侧或双侧麻痹及复视，无定位意义。急性颅高压多无此症状。

（5）癫痫样发作　高颅压后期及昏迷时可出现局限性或全身性抽搐。

（6）生命体征变化

① 脉搏：急性高颅压时可产生缓脉，颅内压增高越快，缓脉越明显。

② 呼吸：急性高颅压时，最初呼吸深而慢，至延髓衰竭时，转为呼吸浅、慢而不规则呼吸或叹息样呼吸，最后可突然停止。

③ 血压：颅内压增高越快，反射性地引起血压上升越高，至晚期延髓衰竭时血压下降，出现脑性休克。

④ 意识：因高颅压和脑水肿，使大脑皮质及脑干网状结构缺血、缺氧，可引起不同程度的意识障碍。慢性高颅压可先出现躁动不安，再出现嗜睡至昏迷。颅内高压与意识障碍不一定成正比，视部位而定，如丘脑下部肿瘤或脑干挫伤意识障碍可很重，颅内压不一定很高。

⑤ 瞳孔：早期忽大忽小或缩小，如一侧散大，对光反射消失说明形成了颞叶钩回疝。

颅内高压的主要临床表现为"三主征"：头痛、恶心呕吐、眼底视盘水肿。其他常见表现为意识障碍、视力减退、复视、抽搐及去皮质强直。有些可表现为情绪不稳、易于激怒或哭泣，或情绪淡漠、反应迟钝、动作缓慢和思维缓慢等精神症状。

在婴幼儿患者，头痛症状常不明显，常出现头皮静脉怒张、头颅增大、囟门扩大、骨缝分开、前囟张力增高或隆起。头部叩诊呈"破壶音"。

颅内压增高的并发症有哪些？

严重颅内高压可因下丘脑和脑干功能障碍出现内脏合并症，较常见的有上消化道出血、神经源性肺水肿、急性肾功能衰竭、尿崩症、脑性钠潴留和脑性耗钠综合征。其严重并发症为脑疝及导致生命体征恶化的中枢性循环呼吸功能衰竭。

什么是脑疝？

当颅内压增高时，脑组织由压力高处通过解剖上的裂隙或孔道向压力低处移位，从而压迫邻近的神经结构和血管引起一系列的临床症状，重者可危及生命，称为脑疝。

脑疝的分型有哪些？

（1）小脑幕切迹疝　幕上占位病变引起颅内压增高，由上向下压迫推挤脑组织，颞叶的内侧结构（钩回或海马旁回）通过小脑幕切迹被推移至幕下。幕下占位病变，由于幕下腔的压力高，小脑蚓部上部可经小脑幕切迹向幕上移位，称为逆行性或小脑幕切迹上疝。

（2）枕大孔疝（小脑扁桃体疝）　颅后窝占位病变易发生，幕下压力高于椎管内压力，小脑扁桃体经枕大孔推挤至椎管内。

（3）大脑镰下疝（扣带回疝）　指一侧大脑半球内侧面的扣带回经大脑镰下缘向对侧移位。

脑疝的临床表现有哪些？

（1）小脑幕切迹疝　包括在颅内压增高的情况下出现进行性意识障碍、一侧瞳孔先是刺激性缩小，旋即散大，对光反射由迟钝到消失。对侧肢体偏瘫，浅反射（腹壁反射、提睾反射）减弱或消失，深反射（膝腱反射）亢进，出现病理反射，对侧锥体束征阳性。

① 颅内压增高：剧烈头痛、频繁呕吐。

② 意识障碍：颅内压增高失代偿以后，患者意识进行性障碍，安静转为烦躁不安，进而转为嗜睡、昏睡、浅昏迷，晚期出现深昏迷。

③ 瞳孔改变：瞳孔两侧不等大。患侧先是对光反射迟钝，一过性缩小（最初动眼神经受到刺激），旋即麻痹而表现为对光反射消失，瞳孔散大，此外，还有患侧上睑下垂、眼球外斜。如脑疝继续发展，最终双侧瞳孔散大，对光反射消失。

④ 肢体运动障碍：多数发生在对侧。肢体自主活动减少或消失，出现上运动神经元瘫痪的体征：对侧肌力减退，肌张力增高，腹壁反射消失，出现膝腱反射亢进和下肢病理反射。晚期症状波及双侧，引起四肢肌力减退，并出现头颈后仰，四肢伸肌张力过强，躯干背伸，呈角弓反张状，称为去大脑强直。这是因为中脑红核失去大脑的抑制性控制造成的。如中脑的活动度较大时，脑干可因患侧颞叶内侧的推挤，对侧大脑脚被压在锐利的小脑幕游离缘上，出现瞳孔散大侧与肢体上运动神经元瘫痪征在同侧的现象。此时脑疝的定位仍应以瞳孔散大侧为准。

（2）枕骨大孔疝　颅腔的压力超过脊髓腔内的压力时，位于枕骨大孔处的小脑扁桃体向下嵌入到枕骨大孔和椎管内，压迫前方的延髓呼吸中枢，造成呼吸突然停止。此刻患者并不出现意识障碍，此点有别于急性小脑幕切迹疝。后者意识障碍出现在呼吸停止之前。

枕骨大孔疝的临床表现为剧烈的头痛和呕吐等严重颅内压增高症状，颈部强直和疼痛、强迫头位和某些生命体征的变化，突然出现的呼吸骤停。意识障碍发生在呼吸骤停之后。诊断因缺乏特征性表现易于漏诊或误诊。

『专家提示』

出现脑疝说明什么？

脑疝是颅内压增高未经恰当、及时治疗的最终结局，故脑疝是在颅内压增高的背景下发生的，具有颅内压增高的特征。脑疝是颅内压增高失代偿的结果，是临床紧急状态，必须迅速作出判断和处理。

什么是脑卒中后遗症期？

脑卒中后遗症期是指脑损害导致的功能障碍经过各种治疗受损的功能在相当长

的时间内不会有明显的改善的病程阶段。临床上有的在发病后 6～12 个月，但多在发病后 1～2 年。

导致脑卒中后遗症的主要原因是什么？

导致脑卒中后遗症的主要原因有颅脑损害严重、未及时进行早期规范的康复治疗，治疗方法或功能训练指导不合理而产生误用综合征、危险因素（高血压、高血糖、高血脂）控制不理想致原发病加重或再发等。

脑卒中常见的后遗症主要有哪些表现？

脑卒中常见的后遗症主要表现为患侧上肢运动控制能力差和手功能障碍、失语、构音障碍，面瘫、吞咽困难，偏瘫步态，患足下垂行走困难，两便失禁，血管性痴呆等。

脑卒中的并发症有哪些？

脑卒中的并发症直接影响到脑卒中后各种功能的恢复，这些并发症主要有：废用综合征、误用综合征、肩部的各种并发症、直立性低血压、深静脉血栓、肺部感染、泌尿系感染、骨质疏松和骨折、痉挛和关节挛缩、褥疮等。

什么是废用综合征？

废用综合征是指长期卧床不活动，或活动量不足及各种刺激减少的患者，由于全身或局部的生理功能衰退，而出现关节挛缩、肺部感染、褥疮、深静脉血栓、便秘、肌肉萎缩、肺功能下降、直立性低血压、智力减退等一系列症候群。

什么是误用综合征？

误用综合征是指脑卒中偏瘫患者在康复过程中，由于运动方法不适当，而使偏瘫肢体肌群运动不协调，不能实现有效活动功能的一组症状。即脑卒中发病后对肢体及关节不正确的摆放和不合理用力所致炎症，韧带、肌腱和肌肉等的损伤，骨关节变形，痉挛状态的增强，强肌和弱肌不平衡加剧，以及形成"划圈"步态和上肢"挎篮"状、肩痛、肩关节半脱位等。

出现误用综合征有什么危害？

存在该综合征的患者，其偏瘫肢体伸、屈肌群肌力发展不平衡，常出现肌痉挛，不能进行分离运动，给患者日常生活活动增加困难。它是偏瘫肢体功能康复的一大障碍。

脑卒中患者的肩痛是怎么发生的？

肩痛是由于肌痉挛破坏肩关节运动的正常机制和患侧肩部处理不当导致的。偏瘫患者在经过短暂的弛缓期后绝大多数将进入痉挛性瘫痪期。肩胛骨肌群的痉挛导致肩胛骨后缩下降和肱骨内收内旋，破坏了肩关节外展时所必需的肩肱节律，使肱骨头、喙肩韧带以及软组织之间产生摩擦和压迫，刺激了软组织中的高度密集的神经感受器而致肩痛。

什么是肩关节半脱位？

肩关节半脱位又称不整齐肩，表现为肱骨头在关节盂下滑，肩峰于肱骨头之间出现明显的凹陷。肩关节半脱位是脑卒中早期的常见并发症，对患者上肢功能的恢复影响极大。

脑卒中患者的肩关节半脱位是怎么发生的？

脑卒中患者肩关节半脱位的原因脑卒中后早期，上肢不同程度的瘫痪，人体中活动范围最大的关节——肩，相应欠缺了稳定性，偏瘫侧肩关节周围肌肉肌张力低下，维持肩关节正常解剖位置的周围肌肉松弛，使固定肩关节的稳定机构强度降低。同时患者又进行了坐位或半卧位等使上肢重量下垂的姿势，患侧上肢的重量牵引使其向下移位，使肩关节脱离关节窝的正常位置所致。

什么是肩手综合征？

肩手综合征的发生是由于脑卒中后致使支配上肢的神经系统的功能障碍，以后通过反射的途径，使交感神经功能受损，于是引起肩、臂痛和上肢营养障碍以及功能障碍，受累肢体多为一侧，患肢可有循环障碍、肌肉营养不良、萎缩、骨质疏松、关节萎缩等改变。主要临床表现为 10% 手部首先受累，肢体无力，晨起关节无僵硬。手部可有弥漫性压凹性水肿，尤以手背较为显著。手部肿胀，或于 1～6 个月完全消退，或成为罕见的皮肤硬变和萎缩，而出现手指屈曲挛缩，以至于发生肩部永久性活动受限。X 线片显示几周或几个月后，手部呈现斑状骨质疏松样改变。

什么是直立性低血压？

体位的改变，如从平卧位突然转为直立，或长时间站立发生的低血压。
正常人由卧位至立位时因体位血压调节反射的作用能维持正常的循环供血。

为什么脑卒中患者极易出现直立性低血压？

脑卒中长期卧床患者体位血压调节反射机制显著不全，患者站立时，收缩期血压可迅速降低，极易出现头晕、恶心，甚至昏厥等脑缺血表现。

什么是深静脉血栓？

深静脉血栓形成是静脉回流障碍的一种表现。若突然出现一侧肢体肿胀伴疼痛，以小腿肌肉处尤为明显，应及时告知医务人员。

当下肢偏瘫严重时，缺血性脑卒中患者的深静脉血栓形成发生率在卧床患者可高达 50%～75%，且多发生在头一两周内。约半数患者并无典型的临床症状而必须靠高灵敏度的多普勒血流仪确诊。

什么是肺部感染？

肺部感染是感染引起的终末气道、肺泡腔及肺间质在内的肺实质炎症。

为什么脑卒中患者会发生肺部感染？

昏迷或有吞咽障碍的患者常会由于吸入食物、呕吐物、气管分泌物而导致肺部感染。问题可能发生在吞咽动作的口舌期，也可以发生在咽喉期，但都是因为吞咽反射减弱或消失造成会厌不能完全封闭喉口（气管开口）所致。

什么是泌尿系感染？

泌尿系感染俗称尿路感染。根据感染部位分为上尿路感染和下尿路感染。

为什么脑卒中患者易发生泌尿系感染？

二便失禁是重症脑卒中患者常见的问题。因此留置导尿管以排尿和观察出入量在疾病早期十分常见。由于导尿管的长期留置，因而易发生泌尿系感染。

第 5 章　缺血性脑卒中

短暂性脑缺血发作的特点有哪些？

短暂性脑缺血发作多发于中老年人（50～70岁），65岁以上占25.3%，男性多于女性。发病突然，是颈动脉或椎-基底动脉系统发生短暂性血液供应不足，引起局灶性脑缺血导致突发的、短暂性、可逆性神经功能障碍。短暂性脑缺血发作数分钟可达到高峰，通常在30min内完全恢复，超过2h常遗留轻微神经功能缺损表现，或CT及MRI显示脑组织缺血征象。反复发作，每次发作症状相似，常合并高血压病、糖尿病、心脏病和高脂血症等。多在体位改变、活动过度、颈部突然转动或屈伸等情况下发病。发病无先兆，有一过性的神经系统定位体征，一般无意识障碍，历时5～20min，可反复发作，但一般在24h内完全恢复，无后遗症。

『专家提示』　　　　短暂性脑缺血发作的危险

近期频繁发作的短暂性脑缺血发作是脑梗死的特级警报，4%～8%的完全性脑卒中发生于短暂性脑缺血发作之后。颈内动脉系统的短暂性脑缺血发作和表现为一过性黑矇的椎-基底动脉系统的短暂性脑缺血发作易发生脑梗死，心房纤颤合并短暂性脑缺血发作易发生栓塞性脑梗死。

什么是前循环短暂性脑缺血发作？

前循环短暂性脑缺血发作即颈内动脉系统短暂性脑缺血发作，通常持续时间短，发作频率少，较多进展为脑梗死。

前循环短暂性脑缺血发作的症状有哪些？

（1）常见症状　对侧单肢无力或轻偏瘫，可伴对侧面部轻瘫，为大脑中动脉供血区或大脑中动脉-前动脉皮质支分水岭区缺血表现。

（2）特征性症状

① 眼动脉交叉瘫：病变侧单眼一过性黑矇、对侧偏瘫及感觉障碍。

② 霍纳征交叉瘫：病变侧霍纳征、对侧偏瘫。

『知识链接』　　　　　　什么是霍纳征？

霍纳征的典型表现为患侧瞳孔缩小（一般约 2mm，瞳孔开大肌麻痹）、眼裂变小（睑板肌麻痹）、眼球轻度内陷（眼眶肌麻痹），见图 5-1，可伴患侧面部无汗。此征见于三级交感神经元受损。

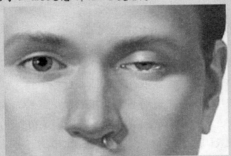

图 5-1　霍纳征

---

③ 主侧半球受累出现失语。

（3）可能出现的症状

① 对侧偏身麻木或感觉减退：为大脑中动脉供血区或大脑中动脉-后动脉皮质支分水岭区缺血的表现。

② 对侧同向性偏盲，较少见，为大脑中动-后动脉皮质支或大脑前-中-后动脉皮质支分水岭区缺血使顶、枕、颞交界区受累所致。

后循环短暂性脑缺血发作的症状有哪些？

（1）常见症状　眩晕、平衡障碍，大多数不伴耳鸣（脑干前庭系统缺血），少数伴耳鸣（内听动脉缺血使内耳受累）。

（2）特征性症状

① 跌倒发作：患者转头或仰头时下肢突然失去张力而跌倒，无意识丧失，可很快自行站起（脑干网状结构缺血）。

② 短暂性全面性遗忘症：发作性短时间记忆丧失，持续数分至数十分钟，患者对此有自知力，伴时间、地点定向障碍，谈话、书写和计算能力正常（大脑后动脉颞支缺血累及颞叶内侧、海马）。

③ 双眼视力障碍：双侧大脑后动脉距状支缺血累及枕叶视皮质。

（3）可能出现的症状

① 急性发生的吞咽困难、饮水呛咳、构音障碍（椎动脉或小脑后下动脉缺血导致短暂的真性延髓麻痹）。

② 小脑性共济失调（椎基底动脉小脑分支缺血导致小脑或小脑、脑干联系纤维受损）。

③ 意识障碍伴或不伴瞳孔缩小（高位脑干网状结构缺血累及网状激活系统和交感神经下行纤维）。

④ 一侧或双侧面、口周麻木及交叉性感觉障碍（患侧三叉神经脊束核及对侧已交叉的脊髓丘脑束受损，小脑后下动脉或椎动脉缺血导致延髓背外侧综合征）。

⑤ 眼外肌麻痹及复视（脑干旁中线动脉缺血累及动眼、滑车及展神经核）。

⑥ 交叉性瘫痪：一侧脑干缺血的典型表现。

什么是脑血栓形成？

脑血栓形成是脑梗死最常见的类型，是脑动脉主干或皮质支动脉粥样硬化导致血管增厚、管腔狭窄闭塞和血栓形成，使脑局部血流减少或供血中断，脑组织缺血缺氧导致软化坏死，出现局灶性神经系统症状体征。

脑血栓形成的临床表现有哪些？

常在安静或睡眠中发病，部分病例有短暂性脑缺血发作前驱症状（如肢麻、无力等），局灶性体征在发病后十余小时或 1～2 日达高峰，患者意识清楚或有轻度意识障碍。

脑血栓形成引起的常见临床综合征有哪些？

脑血栓形成引起的常见临床综合征有颈内动脉闭塞综合征、大脑中动脉闭塞综合征、大脑前动脉闭塞综合征、大脑后动脉闭塞综合征、椎-基底动脉闭塞综合征、小脑后下动脉或椎动脉闭塞综合征。

颈内动脉闭塞综合征的临床表现有哪些？

该综合征的严重程度差异颇大，取决于侧支循环状况。颈内动脉闭塞早期可无症状，症状性闭塞出现单眼一过性黑矇，偶见永久性失明（视网膜动脉缺血）或霍纳征（颈上交感神经节后纤维受损），伴对侧偏瘫、偏身感觉障碍或同向性偏盲等（大脑中动脉缺血），优势半球伴失语，非优势半球可有体象障碍。颈动脉搏动减弱或血管杂音，也可出现晕厥发作或痴呆。

大脑中动脉闭塞综合征的临床表现有哪些？

（1）主干闭塞　导致病灶对侧中枢性面舌瘫与偏瘫（基本均等性）、偏身感觉障碍及同向性偏盲，可伴有不同程度的意识障碍，优势半球受累出现完全性失语，非优势半球受累可出现体象障碍。

（2）皮质支闭塞

① 上部分支卒中：包括眶额、额部、中央前回及顶前部分支，导致病灶对侧面部、手及上肢轻偏瘫和感觉缺失，下肢不受累，伴表达性失语（优势半球）和体象障碍（非优势半球），无同向性偏盲。

② 下部分支卒中：包括颞极、颞枕部和颞叶前中后部分支，较少单独出现，导致对侧同向性偏盲，下部视野受损较重；对侧皮质感觉如图形觉、实体辨别觉明显受损，痛觉缺失、穿衣失用和结构性失用等，无偏瘫；优势半球受累出现感觉性失语，非优势半球出现急性意识模糊状态。

（3）深穿支闭塞　导致对侧中枢性均等性偏瘫，可伴面舌瘫；对侧偏身感觉障碍，可伴对侧同向性偏盲；优势半球出现皮质下失语。

大脑前动脉闭塞综合征的临床表现有哪些？

分出前交通动脉前主干闭塞，可因对侧代偿不出现症状。

（1）分出前交通动脉后闭塞　导致对侧中枢性面舌瘫与下肢瘫；尿潴留或尿急（旁中央小叶受损）；淡漠、反应迟钝、欣快和缄默等（额极与胼胝体受损）；强握反射及吸吮反射（额叶受损）；优势半球病变可出现表达性失语和上肢失用。

（2）皮质支闭塞　导致对侧中枢性下肢瘫，可伴感觉障碍（胼周和胼缘动脉闭塞）；对侧肢体短暂性共济失调、强握反射及精神症状（眶动脉和额极动脉闭塞）。

（3）深穿支闭塞　引起对侧中枢性面舌瘫、上肢近端轻瘫（累及内囊膝部及部分前肢）。

大脑后动脉闭塞综合征的临床表现有哪些？

（1）主干闭塞　对侧同向性偏盲，上部视野受损较重，黄斑视力可不受累（黄斑视觉皮质代表区为大脑中动脉、后动脉双重供血）。

（2）中脑水平大脑后动脉起始处闭塞　可见垂直性凝视麻痹、动眼神经瘫、核间性眼肌麻痹、眼球垂直性歪扭斜视。优势半球枕叶受累可出现命名性失语、失读，不伴失写。

（3）双侧大脑后动脉闭塞　导致皮质盲、记忆受损（累及颞叶），不能识别熟悉面孔（面容失认）、幻视和行为综合征。

（4）深穿支闭塞　丘脑穿通动脉产生红核丘脑综合征：病侧小脑性共济失调、

意向性震颤，舞蹈样不自主运动（图 5-2），对侧感觉障碍。

丘脑膝状体动脉出现丘脑综合征：对侧深感觉障碍、自发性疼痛、感觉过度、轻偏瘫、共济失调和舞蹈-手足徐动症等。

椎-基底动脉闭塞综合征的临床表现有哪些？

基底动脉或双侧椎动脉闭塞引起脑干梗死，是危及生命的严重脑血管病事件，出现眩晕、呕吐、四肢瘫、共济失调、昏迷和高热等。中脑受累出现中等大的固定的瞳孔，脑桥病变出现针尖样瞳孔。常见眼球垂直性歪扭斜视，娃娃头或冰水试验眼球水平运动缺如或不对称；眼球向偏瘫侧同向偏视，垂直性眼球运动可受损。

（1）中脑支闭塞　出现韦伯综合征（动眼神经交叉瘫）、贝内迪克特综合征同侧动眼神经瘫，对侧不自主运动。

（2）脑桥支闭塞

① 福维尔综合征：同侧周围性面瘫，双眼向病灶对侧凝视，对侧肢体瘫痪。

② 米亚尔-居布勒综合征：同侧面神经、展神经麻痹，对侧偏瘫。

③ 雷蒙-塞斯唐综合征：对侧小脑性共济失调，对侧肢体及躯干深浅感觉障碍，同侧三叉神经感觉和运动障碍，双眼向病灶对侧凝视。

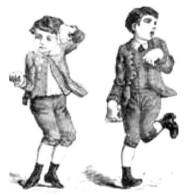

图 5-2　舞蹈样不自主运动

④ 闭锁综合征：又称为睁眼昏迷，系双侧脑桥中下部的腹侧基底部梗死。患者意识清楚，因四肢瘫痪、双侧面瘫及球麻痹，故不能言语、不能进食、不能做各种运动，只能以眼球上下运动来表达自己的意愿。

⑤ 基底动脉尖综合征：基底动脉尖分出两对动脉，小脑上动脉和大脑后动脉，分支供应中脑、丘脑、小脑上部、颞叶内侧及枕叶。血栓多见于基底动脉中部，栓塞多在基底动脉尖。导致眼球运动及瞳孔异常，如单或双侧动眼神经部分或完全麻痹、一个半综合征、眼球上视不能（上丘受累）、对光反射迟钝而调节反应存在（类 A-R 瞳孔，顶盖前区病损）；一过性或持续数日的意识障碍（中脑或丘脑网状激活系统受累）；对侧偏盲或皮质盲（枕叶受累）；严重记忆障碍（颞叶内侧受累）。

『专家提示』　　　　　基底动脉尖综合征的诊断

中老年脑卒中突发意识障碍又较快恢复，出现瞳孔改变、动眼神经麻痹、垂直注视障碍，无明显运动、感觉障碍，应想到该综合征的可能；如有皮质盲或偏盲、严重记忆障碍更支持，CT 及 MRI 见双侧丘脑、枕叶、颞叶和中脑病灶可确诊。

小脑后下动脉或椎动脉闭塞综合征的临床表现有哪些？

小脑后下动脉或椎动脉闭塞综合征也称延髓背外侧综合征，是脑干梗死的最常见类型。导致眩晕、呕吐、眼球震颤（前庭神经核）；交叉性感觉障碍（三叉神经脊束核及对侧交叉的脊髓丘脑束受损）；同侧霍纳征（下行交感神经纤维受损，见图 5-1）；饮水呛咳、吞咽困难和声音嘶哑（疑核受损）；同侧小脑性共济失调（绳状体或小脑受损）。小脑后下动脉解剖变异较多，常见不典型的临床表现。

脑血栓形成的临床类型有哪些？

（1）依据症状体征演进过程分类

① 完全性卒中：发生缺血性脑卒中后神经功能缺失症状体征较严重、较完全、进展较迅速，常于数小时内（<6h）达到高峰。

② 进展性卒中：缺血性脑卒中发病后神经功能缺失症状较轻微，但呈渐进性加重，在 48h 内仍不断进展，直至出现较严重的神经功能缺损。

③ 可逆性缺血性神经功能缺失：缺血性脑卒中发病后神经功能缺失症状较轻，但持续存在，可在 3 周内恢复。

（2）依据临床表现，特别是神经影像学检查证据分类

① 大面积脑梗死：通常是颈内动脉主干、大脑中动脉主干或皮质支完全性卒中。表现病灶对侧完全性偏瘫、偏身感觉障碍及向病灶对侧凝视麻痹。椎基底动脉主干梗死可见意识障碍、四肢瘫和多数脑神经麻痹等；呈进行性加重，出现明显的脑水肿和颅内压增高征象，甚至发生脑疝。

② 分水岭脑梗死：是相邻血管供血区分界处或分水岭区局部缺血，也称边缘带脑梗死。多因血流动力学障碍所致，典型发生于颈内动脉严重狭窄或闭塞伴全身血压降低时，也可源于心源性或动脉源性栓塞。常呈卒中样发病，症状较轻、恢复较快。CT 可分为以下类型：

a. 皮质前型：大脑前、中动脉分水岭梗死，病灶位于额中回，可沿前后中央回上部带状走行，直达顶上小叶。出现以上肢为主的偏瘫及偏身感觉障碍、情感障碍、强握反射和局灶性癫痫，主侧病变出现经皮质运动性失语。

b. 皮质后型：是大脑中、后动脉或大脑前、中、后动脉皮质支分水岭梗死，病灶位于顶、枕、颞交界区，常见偏盲，下象限盲为主，可有皮质性感觉障碍，无偏瘫或较轻；约半数病例有情感淡漠、记忆力减退或格斯特曼综合征（角回受损），主侧病变出现经皮质感觉性失语，非主侧可见体象障碍。

c. 皮质下型：是大脑前、中、后动脉皮质支与深穿支分水岭区或大脑前动脉回返支与大脑中动脉豆纹动脉分水岭区梗死，病灶位于大脑深部白质、壳核和尾状核等，出现纯运动性轻偏瘫或感觉障碍、不自主运动等。

③ 出血性脑梗死：是脑梗死灶的动脉坏死使血液漏出或继发出血，常见于大

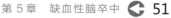

面积脑梗死后。

④多发性脑梗死：是两个或两个以上不同供血系统脑血管闭塞引起的梗死，是反复发生脑梗死所致。

什么是腔梗？

50 多岁的老张中等个头，不胖不瘦，要说平时身体有啥问题，答案就一个字：NO！你别看老张平时抽点小烟，喝点小酒，但血压不高，血糖不高，腰围不超，体重不高。老张单位每年都会到省级医院体检。这不，今年查结果下来了，其中的几行字却让老张如坐针毡、如鲠在喉——"右侧基底节区腔梗可能，建议神经内科就诊"。然而，这个"腔梗"到底是个什么？严重不严重？是脑梗死吗？会瘫痪吗？是要吃药还是要"打针"？……

腔梗，全名"腔隙性脑梗死"，是脑梗死这类疾病中的一种。临床上非常多见，因其梗死面积很小（直径一般不超过 1.5～2cm）而得名，少数直径在 10～20mm 者称为"大腔梗"。现多认为是因高血压所致脑内细小终末动脉的硬化和阻塞，或因颈动脉粥样硬化软斑剥离的微粒栓子进入脑部所致的动脉栓塞，引起深部脑组织的点状缺血、坏死和液化所形成的一个个小腔隙，即在头颅 CT 或头颅 MRI 片子上所见到的一些小病灶。病变一般呈多发性，常易发生在 40 岁以上的中老年人，高血压病、糖尿病、高脂血症、高黏度血症、高同型半胱氨酸血症、高尿酸血症、肥胖、吸烟、酗酒和喜咸食者的发病率更高。

本病常见于中老年人，男性较多，大多发病缓慢，多数有高血压病史。常在白天活动中急性发病，孤立性神经功能缺损常使临床表现明显，也可在数小时至数日内渐进发病，约 20％的病例表现为短暂性脑缺血发作样起病。

为什么腔隙性脑梗死不易引起患者和医生的警觉？

由于腔隙性脑梗死受损的脑组织范围较小，症状往往较轻，患者常表现为轻度的肢体无力或麻木、头晕、头痛、行走不稳、记忆力下降、发音不清、吞咽困难、看物体重影等，有些人甚至无症状，所以不易引起患者和医生的警觉，容易漏诊、误诊，这需要患者自身的注意，需要依靠医生丰富的临床经验判断。

腔隙性脑梗死的临床表现有哪些？

临床表现多样，有 20 种以上临床综合征，临床特点是症状较轻、体征单一、预后较好。无头痛、颅内压增高和意识障碍。临床主要有 6 种经典的腔隙综合征：

（1）纯运动性轻偏瘫　常见，通常为对侧内囊后肢或脑桥病变。表现面部及上下肢大体相同程度轻偏瘫，不伴感觉、视觉障碍及失语；脑干病变不出现眩晕、耳鸣、眼震、复视及小脑性共济失调等，多在 2 周内开始恢复。

纯运动性轻偏瘫有 7 种少见变异型：

① 合并运动性失语：豆纹动脉闭塞所致，为内囊膝部、后肢及邻近放射冠白质病灶，不经 CT 证实，临床易误诊为动脉粥样硬化性脑梗死。

② 纯运动性轻偏瘫不伴面瘫：椎动脉或深穿支闭塞导致一侧延髓锥体微梗死，病初可轻度眩晕、舌麻、舌肌无力等指示定位。

③ 合并水平凝视麻痹：脑桥下部旁中线动脉闭塞，累及脑桥旁中线网状结构，导致短暂性一个半综合征。

④ 合并动眼神经交叉瘫：大脑脚中部病灶累及动眼神经传出纤维。

⑤ 合并外展神经交叉瘫：脑桥下部旁中线区病灶累及外展神经传出纤维。

⑥ 伴精神混乱急性发作：注意力、记忆力障碍，病理证实为内囊前肢及后肢前部病灶，破坏丘脑至额叶联系纤维。

⑦ 闭锁综合征：四肢瘫、不能讲话，眼球垂直运动保留，是双侧内囊或脑桥病变使皮质脊髓束受损导致双侧纯运动性轻偏瘫。

（2）纯感觉性卒中　较常见，特点是偏身感觉缺失，可伴感觉异常，如麻木、烧灼感或沉重感、刺痛、僵硬感等；是对侧丘脑腹后核、内囊后肢、放射冠后部及延髓背外侧病灶所致。注意：大脑后动脉闭塞以及丘脑或中脑小量出血可出现类似表现。

（3）共济失调性轻偏瘫　病变对侧纯运动性轻偏瘫伴小脑性共济失调，偏瘫下肢重（足踝部明显），上肢较轻，面部最轻；指鼻试验、跟膝胫试验（＋）。通常由对侧脑桥基底部上 1/3 与下 2/3 交界处、内囊后肢及偏上处（影响颞、枕桥束及锥体束）、放射冠及半卵圆中心（影响皮质脑桥束和部分锥体束）病变所致。

（4）构音障碍-手笨拙综合征　起病突然，症状迅速达高峰，表现构音障碍、吞咽困难、病变对侧中枢性面舌瘫，对侧手无力和精细动作笨拙（书写易发现），指鼻试验不准，轻度平衡障碍。病变在脑桥基底部上 1/3 与下 2/3 交界处，为基底动脉旁中线支闭塞；也见于内囊膝部病变。

（5）感觉运动性卒中　以偏身感觉障碍起病，再出现轻偏瘫，病灶在丘脑腹后核及邻近内囊后肢，是丘脑膝状体动脉分支或脉络膜后动脉丘脑支闭塞。

（6）腔隙状态　是多发性腔隙性梗死出现严重精神障碍、痴呆、假性延髓麻痹、双侧锥体束征、类帕金森综合征和尿便失禁等。

『专家提示』　　　　腔隙性脑梗死患者应注意的事项

大量临床资料显示：多数腔隙性脑梗死患者无明显并发症。但应警惕高血压病的各种合并症，并应高度重视脑血管病后抑郁症和焦虑反应，这是脑血管病较为常见的情感障碍。而对无症状腔隙性脑梗死如不积极治疗，可能随时会发生脑梗死。多次复发者易出现痴呆及假性延髓麻痹。脑干部位单发或多发性腔隙性脑梗死可导致死亡。

什么是脑栓塞？

脑栓塞是各种栓子随血流进入颅内动脉使血管腔急性闭塞，引起相应供血区脑组织缺血坏死及脑功能障碍。栓塞性脑梗死占脑梗死 15％～20％ 。

脑栓塞的一般特点有哪些？

脑栓塞可发生于任何年龄，青壮年多见，多在活动中急骤发病而无先兆，局灶性神经体征数秒至数分钟达到高峰，多表现完全性卒中，常见癫痫发作。大多数患者伴有风湿性心脏病、冠心病和严重心律失常等，或存在心脏手术、长骨骨折、血管内介入治疗等栓子来源病史。有些患者同时并发肾栓塞（腰痛、血尿等）、肠系膜栓塞（腹痛、便血等）和皮肤栓塞（出血点或瘀斑）等疾病表现。意识障碍有无取决于栓塞血管的大小和梗死的面积。

脑栓塞的临床表现有哪些？

不同部位的血管栓塞会造成相应的血管闭塞综合征，详见脑血栓形成部分。脑栓塞前循环约占 4/5，可出现偏瘫（上肢重）、偏身感觉障碍、失语和局灶性癫痫发作；后循环约占 1/5，表现为眩晕、复视、交叉瘫或四肢瘫、共济失调、饮水呛咳、吞咽困难和构音障碍。

与脑血栓形成相比，脑栓塞有哪些特点？

与脑血栓形成相比脑栓塞易导致多发性脑梗死，并容易复发和出血。病情波动较大，病初严重，但因为血管的再通，部分病例临床症状可迅速缓解；有时因并发出血，临床症状可急剧恶化；有时因栓塞再发，稳定或一度好转的局灶性体征可再次加重。本病若由感染性栓子栓塞所致，并发颅内感染者，多病情危重。

『专家提示』　　提示有再次发生脑卒中危险的征兆有哪些？

　　脑卒中不仅发病率、致残率、病死率高，而且复发率也高。有相当一部分脑卒中偏瘫患者会发生第二次甚至第三次脑卒中偏瘫。通常第二次脑卒中比第一次脑卒中的病情严重，病死率也比第一次高很多。因此，及早发现、及时处理十分重要。患者如果出现下列情况，则预示可能再次发生脑卒中。应及时去医院请医生给予正确的诊断和治疗，切不能大意。

　　（1）头晕　　特别是突然发生的眩晕发作伴呕吐、走路不稳。

　　（2）头痛　　与平日不同的头痛，即头痛突然加重或由间断性头痛变为持续性剧烈头痛，甚至伴有呕吐、昏迷或癫痫发作。

（3）出现偏身麻木，突然感到一侧脸部或手脚麻木，有的为舌麻、唇麻或一侧上下肢发麻；或者另一侧肢体出现麻木无力。

（4）瘫痪肢体无力突然加重，或另一侧肢体无力或活动不灵活，时发时止。

（5）暂时的吐字不清或讲不出话。

（6）突然喝水呛咳、吞咽困难，或在原有基础上有明显加重，甚至久咳不止。

（7）精神改变　短暂的意识丧失，性格的突然改变和短暂的判断或智力障碍。

（8）嗜睡　即整天的昏昏欲睡。

（9）视力改变　突然出现一时性视物不清或自觉眼前一片发黑，甚至一过性失明。

（10）恶心呕吐或呃逆，或血压波动并伴有头晕、眼花、耳鸣。

（11）一侧或某一肢体不由自主抽动。

（12）鼻出血　特别是频繁性鼻出血。

发现患者再次脑卒中的处理方法

（1）遇事不慌，先做简单处理　遇到患者再次脑卒中时，不要惊慌失措，要学会一些简单的处理措施。如发现患者病情严重，或迅速进入昏迷时，则出现脑出血的可能性较大。

① 先将患者平抬至床上，头部垫一低枕，并将头侧向一边。

② 取下义齿，及时清除口鼻中的呕吐物及痰液，防止窒息。

③ 解开衣领，保持呼吸道通畅。

④ 若有抽搐，可将小毛巾垫于口中，防止舌被咬伤。

⑤ 千万不要企图唤醒患者而摇动其身体和头部。

⑥ 同时，要及时联系救护车将患者送往医院。

（2）送医院前，先测生命体征　在护送前要请急救站或当地医生检查一下患者，测量血压，观察瞳孔、呼吸或脉搏。如果患者病情危重，应做临时处理。

（3）运送途中，注意保护患者　在运送患者到医院的途中，要保护好患者。

① 应把患者平托起来使其在车上平躺。

② 如无急救车，可用平板三轮车护送患者。

③ 沿途要有专门人员保护患者的头部，避免头部发生剧烈摇晃和震动。

④ 头的位置要偏向一侧，便于呕吐物从口腔中流出，以免误入气管内发生窒息。

⑤ 发生呼吸困难者，可给氧气吸入。

⑥ 如患者神志清楚，要多给予劝说和安慰，以免其加重。

（4）就近入院，避免长途颠簸　送患者入院应避免长途运送，尽量就近就地治疗。

第6章 出血性脑卒中

什么是脑出血？

世界已逐渐步入老龄化社会，脑出血（俗称脑溢血）已成为一种发生广泛的急症重症，我国每年因脑出血死亡的患者约占全部疾病死亡的 20%，严重威胁人们的健康。

我国北方脑出血发病率高于南方，男性多于女性，由于生活水平的逐渐提高，高血压、糖尿病、高脂血症等临床疾病逐渐增多，脑出血的发生率也相应逐年提高。针对我国目前的医疗水平，已经有相当一部分患者逐渐了解到健康的生活习惯、定期的健康体检对预防脑部严重并发症的重要性，但还有部分患者因医疗条件的缺乏、医学知识的匮乏，不能够较为系统全面地了解有关脑出血的相应知识，不能做到有病早发现、早治疗，不能有效预防脑出血的发生，甚至发病后不能得到有效的治疗，因此，有必要将这种常见的严重脑卒中介绍给大众。

脑出血如何分类？

不同部位的出血决定了患者的临床表现不同，疾病的预后也不同，对患者的治疗、康复有着较为重要的意义。脑出血根据发病时间分为：超急性、急性和亚急性，按病情轻重分为轻、中、重型。临床上多根据出血部位分类。

什么是基底节区出血？

基底节区是最常见的脑出血部位，豆纹动脉的破裂出血，血肿即位于基底节区。基底节区出血又可以细分为：壳核出血、丘脑出血、尾状核头出血等。

（1）壳核出血　基底节区的壳核是较常见的出血部位，占 50%～60%，主要由豆纹动脉外侧支破裂引起，出血后可突破至内囊，临床表现与出血的部位和出血量有关，中大量出血时常见的症状主要为内囊受损引起的对侧偏瘫，还可有双眼向病灶一侧凝视，偏身感觉障碍等。出血量大时会影响脑脊液循环，以致压迫脑组织，产生短时间内昏迷、呼吸心跳受影响，甚至出现短时间内死亡，出血量小时仅表现为肢体症状，临床上较为多见。

（2）丘脑出血　相对壳核出血，其发生率较低，主要由丘脑穿支动脉或者丘脑膝状体动脉破裂导致，丘脑出血的特点除与壳核出血有类似的症状如偏身运动障碍、感觉障碍等，还可出现精神障碍，临床上常见的有情绪低落、淡漠等，还可出现痴呆、记忆力下降等症状，出血量较大时短时间内可危及生命。由于位置靠近第三脑室，丘脑出血症状容易反复，还易出现持续性顽固高热等症状。

（3）尾状核头出血 较为少见，出血量通常不大，多破入脑室，可出现急性脑积水症状如恶心、呕吐、头痛等，一般不出现典型的肢体偏瘫症状，临床表现可与蛛网膜下腔出血类似（图6-1）。

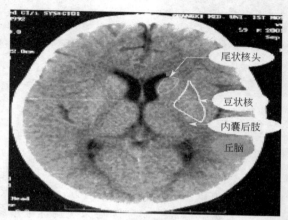

图 6-1 尾状核头出血

什么是脑叶出血？

发生率较低，占脑出血的5%～10%，一般常合并有颅内血管畸形、血液病、烟雾病等，血肿常见于一个脑叶内，有时也会累及两个脑叶，临床上以顶叶最为常见，因为出血位置较为表浅，血肿一般较大，根据不同的部位以及出血量，临床表现较为多样复杂，可有肢体偏瘫、癫痫发作、失语、头痛、尿失禁、视野缺损等（图6-2）。

什么是脑桥出血？

脑桥出血约占脑出血的10%，脑桥是较为重要的生命中枢，这种类型的出血病情相当危重，大于5ml的出血即可出现昏迷、四肢瘫痪、呼吸困难等症状，还可出现急性应激性溃疡，出现中枢性顽固高热等，多数患者在发病后不久就出现多器官功能衰竭，常在发病后48h内死亡，脑桥出血因极为凶险，治疗率及治愈率均较低，属于一种危重的脑出血（图6-3）。

什么是小脑出血？

小脑位于后颅窝，出血大于10ml即是手术指征。小脑出血约占脑出血的10%，发病后可出现小脑功能受损的表现，即眩晕、共济失调，患者可出现频繁呕吐、后枕部剧烈疼痛，一般不会出现肢体偏瘫症状，小脑出血量较大时可出现脑桥受压影响呼吸功能。小脑蚓部（双侧小脑半球中央部位）出血后血肿可压迫第四脑室，影响脑脊液循环，短时间内出现急性脑积水，必要时需要手术治疗。

什么是脑室出血？

原发性脑室出血较为少见，多见周围部位出血破入脑室。原发性脑室出血症状较为明显，如突发头痛、呕吐、颈强直等，大量出血可很快进入昏迷症状。

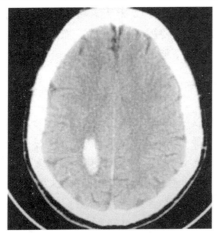

图 6-2　脑叶出血

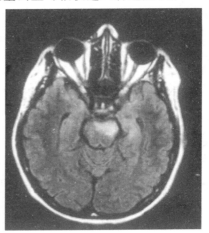

图 6-3　桥脑出血

脑出血的并发症有哪些？

脑出血的并发症较多，或多或少都会影响脑功能的正常运行，脑出血的并发症常为多发的，全身各个器官都可以成为并发症发生的器官，常见并发症主要有以下3 种。

（1）肺部感染　是脑出血患者最为常见的并发症，脑出血患者大多数有活动障碍，长期卧床成为肺部感染并发症的最常见原因，脑出血最主要的并发症之一和主要的死亡原因之一也是肺部感染，脑出血后 3～5 天内，昏迷患者常合并肺部感染，表现为多痰、呼吸困难，必要时需要行气管切开手术。

（2）上消化道出血　又称应激性溃疡，是脑出血的严重并发症之一，脑出血合并上消化道出血的类型以混合型和内囊内侧型出血居多，分别占 45％和 40％。脑出血后全身血管收缩，导致胃肠功能下降，以致胃肠对细菌屏障减弱，局部供血不足，出现消化道的广泛出血，甚至出现致命性失血导致休克，是严重的并发症。

（3）褥疮　脑出血的患者长期卧床，不能自主的变换体位，是躯体长期不变动体位，导致局部皮肤及组织受到压迫时间过长而发生缺血、坏死的一系列表现。脑出血患者，由于高龄患者较多，肢体瘫痪，长期卧床，活动不方便，容易对骨隆起等部位压迫，使局部组织缺血及缺氧，出现溃烂，形成褥疮，且经久不愈，是脑出血患者护理的一大难题。

什么是蛛网膜下腔出血？

蛛网膜下腔出血是指脑底部或脑表面的病变血管破裂，血液直接流入蛛网膜下隙引起的一种临床综合征，又称为原发性蛛网膜下腔出血，约占急性脑卒中的

10%，是一种非常严重的常见疾病。经常被患者描述为"一生当中经历的最剧烈的头痛"。世界卫生组织调查显示中国发病率每年约为 2.0/10 万人，亦有报道为每年（6～20）/10 万人。还可见因脑实质内、脑室出血、硬膜外或硬膜下血管破裂，血液穿破脑组织流入蛛网膜下隙，称为继发性蛛网膜下腔出血。

蛛网膜下腔出血的病因是什么？

凡能引起脑出血的病因也能引起本病，但以颅内动脉瘤、动静脉畸形、高血压动脉硬化症、脑底异常血管网和血液病等为最常见。多在情绪激动或过度用力时发病。动脉瘤好发于脑底动脉环的大动脉分支处，以该环的前半部较多见。动静脉畸形多位于大脑半球大脑中动脉分布区。当血管破裂血流入脑蛛网膜下隙后，颅腔内容物增加，压力增高，并继发脑血管痉挛。后者系因出血后血凝块和围绕血管壁的纤维的牵引（机械因素），血管壁平滑肌细胞间形成的神经肌肉接头产生广泛缺血性损害和水肿。另外，大量积血或凝血块沉积于颅底，部分凝集的红细胞还可堵塞蛛网膜绒毛间的小沟，使脑脊液的回吸收被阻，因而可发生急性交通性脑积水，使颅内压急骤升高，进一步减少了脑血流量，加重了脑水肿，甚至导致脑疝形成。以上均可使患者病情稳定好转后，再次出现意识障碍或出现局限性神经症状。

蛛网膜下腔出血的危险因素是什么？

蛛网膜下腔出血的危险因素主要是导致颅内动脉瘤破裂的因素，包括高血压病、吸烟、大量饮酒、既往有动脉瘤破裂病史、动脉瘤体积较大、多发性动脉瘤等。

好发性别、年龄是什么？

任何年龄均可发病，青壮年最常见，动脉瘤破裂所致者好发于 30～60 岁，女性多于男性，血管畸形多见于青少年。

起病情况是怎样的？

突然起病，以数秒钟或数分钟内发生的头痛是最常见的起病方式。患者常能清楚地描述起病的时间和情景。发病前多有明显诱因，如剧烈运动、情绪激动、用力、排便、咳嗽、饮酒等；少数可在安静情况下发病。约 1/3 患者动脉瘤破裂前数日或数周有头痛、恶心、呕吐等症状。

临床表现有哪些？

蛛网膜下腔出血典型的临床表现为突然发生的剧烈头痛、恶心、呕吐和脑

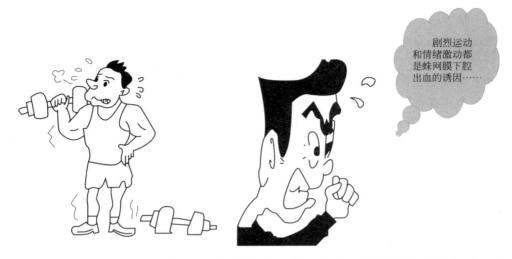

膜刺激征，伴或不伴局灶体征。剧烈活动中或活动后出现爆裂性局限性或全头部剧痛，难以忍受，呈持续性或持续进行性加重，有时上颈段也可出现疼痛。其始发部位常与动脉瘤破裂部位有关。常见伴随症状有呕吐、短暂意识障碍、项背部剧烈疼痛、畏光等。绝大多数病例发病后数小时内出现脑膜刺激征，以颈强直最明显，凯尔尼格征、布鲁津斯基征可阳性。眼底检查可见视网膜出血、视盘水肿，约 25% 的患者可出现精神症状，如欣快、谵妄、幻觉等。还可有癫痫发作、局灶神经功能缺损体征如动眼神经麻痹、失语、单瘫或轻偏瘫、感觉障碍等。部分患者，尤其是老年患者头痛、脑膜刺激征等临床表现常不典型，而精神症状较明显。

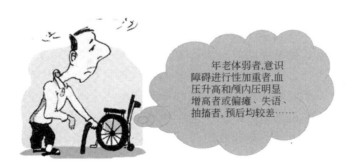

蛛网膜下腔出血的并发症有哪些？

（1）再出血 是蛛网膜下腔出血的急性严重并发症，病死率约为 50%。出血后 24h 内再出血危险性最大，发病 1 个月内再出血的风险都很高。2 周内再出血的发生率为 20%～30%，1 个月为 30%。再出血原因多为动脉瘤破裂。入院时昏迷、高龄、女性、收缩压超过 170mmHg 的患者再出血的风险较大。临床表现为：在病情稳定或好转的情况下，突然发生剧烈头痛、恶心、呕吐、意识障碍加深、抽搐、原有症状及体征加重或重新出现等。确诊主要依据上述表现、CT 显示原有出血量的增加或腰椎穿刺脑脊液含血量增加等。

（2）脑血管痉挛 是死亡和致残的重要原因，有 20%～30% 的蛛网膜下腔出血患者出现脑血管痉挛，引起迟发性缺血性损伤，可继发脑梗死。早发性脑血管痉挛出现于出血后，历时数分钟或数小时缓解；迟发性脑血管痉挛始发于出血后 3～5 天，5～14 天为高峰，2～4 周逐渐减少。临床表现为意识改变、局灶神经功能损害（如偏瘫、失语等），动脉瘤附近脑组织损害的症状通常最严重。

（3）脑积水 15%～20% 的蛛网膜下腔出血患者会发生急性梗阻性脑积水。急性脑积水多于发病后 1 周内发生，由于血液进入脑室系统和蛛网膜下腔形成血凝块阻碍脑脊液循环通路所致，属急性梗阻脑积水；轻者表现为嗜睡、精神运动迟缓和记忆损害，重者出现头痛、呕吐、意识障碍等。急性梗阻性脑积水大部分可随出血被吸收而好转。迟发性脑积水发生于蛛网膜下腔出血后 2～3 周，为交通性脑积水。表现为进行性精神智力障碍、步态异常及尿便障碍。脑脊液压力正常，故也称正常颅压脑积水，头颅 CT 或 MRI 显示脑室扩大。

（4）其他 5%～10% 患者可发生抽搐，其中 2/3 发生于 1 个月内，其余发生于 1 年内。5%～30% 患者可发生低钠血症和血容量减少的脑耗盐综合征，或者发生抗利尿激素分泌增多所致的稀释性低钠血症和水潴留，上述两种低钠血症需要在临床上进行鉴别；还可出现脑心综合征和急性肺功能障碍，与儿茶酚胺水平波动和交感神经功能紊乱有关。

蛛网膜下腔出血的预后如何？

约 10% 的患者在接受治疗以前死亡，30 天内的病死率约为 25% 或更高，再出血的病死率约为 50%，2 周内再出血率为 20%～25%，6 个月后的年复发率为 2%～4%。影响预后最重要的因素是发病后的时间间隔及意识水平，死亡和并发症多发生在病后 2 周内，6 个月时的病死率在昏迷患者中是 71%，在清醒患者中是 11%。其他因素，如老年的患者较年轻患者预后差；动脉瘤性蛛网膜下腔出血较非动脉瘤性蛛网膜下腔出血预后差。

脑蛛网膜下腔出血后的病程及预后取决于其病因、病情、血压情况、年龄及神经系统体征。动脉瘤破裂引起的蛛网膜下腔出血预后较差，脑血管畸形所致的蛛网膜下腔出血常较易于恢复。原因不明者预后较好，复发机会较少。年老体弱者，意识障碍进行性加重，血压增高和颅内压明显增高或偏瘫、失语、抽搐者预后均较差。

第 3 篇

检查与诊断

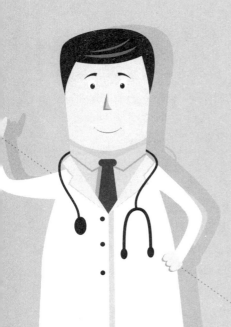

第7章　脑卒中的相关检查知识

脑卒中患者需要进行的辅助检查有哪些？

脑卒中患者需要进行的辅助检查有血常规、生化全项、同型半胱氨酸、幽门螺杆菌检测、凝血功能、心电图、头颅 CT 扫描、头颅 MRI 检查、颈部动脉彩超、经颅多普勒超声（TCD）、头颈部 CT 血管造影（CTA）和全脑数字减影血管造影（DSA）等检查。

『专家提示』　　　如何正确对待脑卒中的辅助检查？

门诊常会遇到患者说，"大夫，我担心会'脑梗'，给我照张头颅 CT 吧"。待得知头颅 CT 正常就觉得万事大吉，照样大吃大喝、吸烟；或者头颅 CT 报告"腔梗"就紧张异常。其实这两种态度都不对。

头颅 CT 正常只能说明还没有得脑卒中，却不能预测将来是否易患脑卒中。很多患者颈动脉干或者脑底动脉环已经出现严重的动脉粥样硬化和管腔狭窄，头颅 CT 却完全正常，甚至头颅 MRI 都可以完全正常，所以，不能因头颅 CT 或头颅 MRI 正常就可以高枕无忧。而头颅 CT 上有个"腔梗"，即"腔隙性梗塞"，腔隙的意思是微小，说明脑的微小动脉有病变，需要引起注意，但不必过于焦虑。

最不能忽视的检查应该是脑动脉超声，包括颈动脉超声和经颅多普勒检查，这两项检查都具有无创伤性且相对价廉的特点，能判断颈动脉干和脑底动脉环是否光滑和通畅，粥样硬化斑块形成或管腔不通都是易患脑卒中的信号。若超声检查异常，则再行必要的进一步检查，然后采取更积极的药物治疗或者甚至手术治疗干预，才能真正达到预防脑卒中的目的。

为什么脑卒中患者还要检查心脏？

有两个原因：一是因为患脑卒中后心脏会受到不同程度的影响；二是因为脑卒中有可能是心脏疾病所致，譬如心房纤颤或其他原因造成心腔内有血凝块，血凝块脱落以后会顺着血流进入脑动脉，造成脑动脉堵塞。所以，患了脑卒中一定要检查心脏。医生一般会根据病情需要安排心电图、超声心动图等检查。

为什么脑卒中患者还要做头颅 CT 扫描？

CT 可以在最短的时间内了解是因为脑动脉堵塞而发生了脑梗死还是脑动脉破裂而出现了脑出血。脑梗死时，头颅 CT 示脑组织出现了片状的黑色图像；脑出血时，可见在脑组织中出现了白色的团块，一目了然。所以，得了脑卒中，第一个要做的检查就是头颅 CT。

为什么脑卒中患者有时候还要做头颅核磁共振（MRI）？

因为头颅 CT 灵敏度不够，出现梗死影像的时间较晚。因此，就有必要选择 MRI，尤其是有些特殊部位，譬如小脑和脑干，或微小的梗死。因此，有时候即使做了 CT，医生还会让患者做 MRI。

脑卒中是脑动脉堵塞，但为什么脑卒中患者需要检查颈部动脉是否有病变？

连接心脏和脑动脉的是颈部的四条动脉（前面两条颈动脉和后面两条椎动脉）。因此，尽管头在上颈在下，但这些颈部动脉却是通往脑组织的上游动脉，我们可以统称其为"颈部动脉干"。如果颈部动脉干中的某一条或多条动脉的管壁像老化的水管子一样有很多的锈垢（动脉粥样硬化斑块），那么一旦这些斑块的碎片掉下来，就有可能顺着血流进入脑动脉而造成脑梗死。此外，颈部动脉干的管腔变窄或闭塞，其下游（脑动脉）还可以因得不到足够的血液供应而出现脑梗死。因此，脑卒中患者必须要检查居其上游的颈部动脉是否有粥样硬化斑块以及动脉的通畅程度。能检查颈部动脉干病变的方法包括颈动脉超声、颈动脉 CT 血管成像（CTA）、颈动脉磁共振血管成像（MRA）和脑动脉血管减影造影（DSA）。

为什么脑卒中患者还要检查脑底动脉环的情况？

颈部四条动脉进入颅腔后在脑底部汇集成一个脑底动脉环，也称"Willis"，从这里再向脑组织的四面八方供应血液。动脉环上发出供应脑组织的主要分支动脉有：①供应到大脑半球主要部位的左右侧大脑中动脉；②供应到大脑前部的左右侧大脑前动脉；③供应到大脑后部和小脑的左右侧大脑后动脉；④供应到脑干（在脑组织中居中而立）的一条基底动脉。脑底动脉环也像颈部动脉干一样容易出现动脉粥样硬化，这些粥样斑块脱落到更下游的终末小动脉、或血栓形成堵塞了终末小动脉开口、或管腔变窄导致其脑组织得不到足够的血液供应都能导致脑梗死，因此，必须要用仪器来检测脑底动脉环上的动脉是否有病变。能检查脑底动脉环病变的方法包括经颅多普勒超声（TCD）、CT 血管成像（CTA）、磁共振血管成像（MRA）和脑数字减影血管造影（DSA）。

脑卒中患者进行影像学检查有何意义？

影像学检查在脑卒中的早期诊断和正确治疗上发挥着重要作用，可以快速判断患者有无脑出血、脑梗死。CT 检查能够迅速、准确地发现脑出血，是脑卒中的首选影像学检查方法。MRI 检查不仅能够早期发现脑梗死，还能够提供脑血流灌注、组织代谢等功能信息，对脑卒中的早期诊断、鉴别诊断有重要价值。

颈部血管超声检查在脑卒中的诊疗中具有什么指导意义？

颈部超声检查简便易行、无创伤、重复性好，成像清楚、分辨率好。不仅能够准确地判断颈动脉狭窄程度和范围，而且可以判断斑块的性质，对证实颈动脉源性栓塞有提示意义，为下一步采取何种治疗措施提供有价值的依据。椎动脉超声也可以判定椎动脉起始段和颈段是否存在管腔狭窄，是否具有手术指征。有高血压病、吸烟史、糖尿病、高脂血症等高危人群，有必要行颈部超声检查，以及早发现动脉粥样硬化斑块，及早干预和治疗，对预防缺血性脑卒中有着更为重要的意义。

经颅多普勒超声（TCD）检查在脑卒中的诊疗中具有什么指导意义？

经颅多普勒超声（TCD）是一种有效的、无创伤性脑血管检查方法。目前广泛应用于临床，用于判断和筛查与脑卒中相关的以下颅内外动脉病变：

（1）诊断颅内动脉狭窄或闭塞性病变。

（2）诊断颅外颈部动脉狭窄或闭塞性病变，并了解侧支循环是否良好。

（3）评价颅外动脉严重狭窄或闭塞对颅内血流速度的影响。

（4）颈动脉内膜剥脱手术前预测夹闭作用、术中监测脑血流及微栓子信号、术后评估颅内血流变化。

缺血性脑卒中后如何合理选择检查？

头颅 CT 或者 MRI 上发现缺血性卒中后，可以做如下检查，有助于进一步查找病因、判断脑卒中是否与颈部或头颅血管病变相关、排除心源性脑卒中的可能。这些检查可以分为无创性检查和有创性。前者包括颈部血管超声、经颅多普勒超声（TCD）、头颈部 CT 血管成像（CTA）、磁共振血管成像（MRA）；后者为全脑数字减影血管造影（DSA）检查。

『专家提示』　有些缺血性脑卒中患者进行头颅 CT 检查，
为什么会没有发现病灶？

　　一方面是因为急性脑梗死超早期（1～6h）和急性期（6～24h），缺血区脑组织尚未坏死，头颅 CT 检查不能显示病灶；多数病例发病 24h 后逐渐显示低密度梗死灶。另一方面由于 CT 上小脑及脑干部位的颅骨影响，这些部位的脑梗死灶容易导致漏诊，CT 检查尚存在局限性。因此，这些患者需要进行 MRI 检查，以弥补头颅 CT 检查的不足。

为什么短暂性脑缺血发作（TIA）患者需要进行影像学检查？

由于短暂性脑缺血发作（TIA）的患者多在症状持续 10～15min 后完全好转，不遗留临床症状和体征。因此，患者通常认为没有必要进行影像学检查。但由于 TIA 患者发生脑卒中的概率明显增高，影像学检查的目的可以确定 TIA 的病因，早期进行治疗，降低脑梗死的发生率。头颅 CT 或 MRI 检查有助于排除与 TIA 类似表现的颅内病变；CT 血管成像（CTA）或 MRI 血管成像（MRA）能够发现血管狭窄、闭塞；CT 脑灌注（CTP）或 MRI 脑灌注检查能够早期发现患者脑血流灌注异常改变。因此，影像学检查对 TIA 的早期诊断和及时治疗具有重要价值。

出血性脑卒中后如何合理选择检查？

头颅 CT 检查诊断急性脑出血的准确率几乎接近 100%，是急性期脑出血患者的首选检查方法。CT 能够快速、清晰地显示脑出血的特征性高密度病灶，尤其在急性期，能准确显示血肿的部位、大小、出血量、血肿是否破入脑室等，以便及时进行抢救治疗，也可在 CT 引导下进行血肿的穿刺抽吸介入治疗。脑出血亚急性期以后，或进一步检查找出出血的原因，可选择 MRI 检查或 CTA 检查，必要时需要进一步行 DSA 检查。

磁共振（MRI）检查在脑出血诊断中有何作用？

MRI 检查时间相对较长，不适于急诊患者，但是可发现 CT 不能确定的脑干或小脑少量出血，也可以发现颅内动脉瘤或血管畸形等。MRI 对亚急性和陈旧期脑出血显示较好。但是 MRI 价格比较昂贵，使其应用受到一定程度的限制。

蛛网膜下腔出血患者应该选择哪些检查方法？

（1）头颅 CT 检查　头颅 CT 是诊断蛛网膜下腔出血的首选方法，CT 显示蛛网膜下隙内高密度影后便可以确诊 SAH。根据 CT 结果可以初步判断或提示颅内动脉瘤的位置：如位于颈内动脉段常是鞍上池不对称积血；大脑中动脉段多见外侧裂积血；前交通动脉段则是前间裂基底部积血；而出血在脚间池和环池，一般无动脉瘤。动态 CT 检查还有助于了解出血的吸收情况，有无再出血、继发脑梗死、脑积水及其程度等。CT 对于蛛网膜下腔出血诊断的敏感性在 24h 内为 90%～95%，3 天为 80%，1 周为 50%。

（2）头颅 MRI　当病后数天 CT 的敏感性降低时，MRI 可发挥较大作用。4 天后 T1 像能清楚地显示外渗的血液，血液高信号可持续至少 2 周，在 FLAIR 像则持续更长时间。因此，当病后 1～2 周，CT 不能提供蛛网膜下腔出血的证据时，MRI 可作为诊断蛛网膜下腔出血和了解破裂动脉瘤部位的一种重要方法。

（3）脑脊液（CSF）检查　蛛网膜下腔出血 CT 检查有时不能显影或显影不典型，而患者起病形式及临床症状、体征高度怀疑此病时，应及时行腰穿检查以免漏诊。通常 CT 检查已确诊者，腰穿不作为临床常规检查。如果出血量少或者起病时间较长，CT 检查可无阳性发现，而临床可疑蛛网膜下腔出血时，需要行腰穿检查 CSF。最好于发病 12h 后进行腰椎穿刺，以便于穿刺误伤鉴别。均匀血性脑脊液是蛛网膜下腔出血的特征性表现，且示新鲜出血，如 CSF 黄变或者发现吞噬红细胞、含铁血黄素或胆红质结晶的吞噬细胞等，则提示已存在不同时间的 SAH。

（4）CT 血管成像（CTA）和 MRI 血管成像（MRA）　CTA 和 MRA 是无创性的脑血管显影方法，但敏感性、准确性不如 DSA。主要用于动脉瘤患者的随访以及急性期不能耐受 DSA 检查的患者。

『专家提示』　为什么急性脑梗死患者需要做
CT 脑灌注及 CT 血管成像检查？

　　由于常规 CT 检查通常难以发现急性期脑梗死病灶，而 CT 脑灌（CTP）能够显示脑梗死灶以及周围是否存在可挽救的脑组织。CT 血管成像检查（CTA）能够显示阻塞血管的部位，从而帮助临床制订个体化治疗方案。

（5）脑数字减影血管造影（DSA）　由于蛛网膜下腔出血的常见病因为颅内动脉瘤、脑血管畸形，常规 CT 平扫很难显示。脑血管造影（DSA）是诊断颅内动脉瘤最有价值的方法，阳性率达 95%，可以清楚地显示动脉瘤的位置、大小、与载瘤动脉的关系、有无血管痉挛等，血管畸形和烟雾病也能清楚地显示。条件具备、病情许可时应争取尽早行全脑 DSA 检查以确定出血原因、确定治疗方法及判断预后。但由于血管造影可加重神经功能损害，如脑缺血、动脉瘤再次破裂出血等，因此造影时机宜避开脑血管痉挛和再出血的高峰期，即出血 3 天内或 3～4 周后进行为宜。

检查前家属应向医生提供哪些信息？　应如何准备？

发现患者出现脑卒中的相关症状后，应第一时间就医。就医时需携带既往影像学资料，向临床医生提供既往脑卒中相关病史。CT 检查前家属应提前去除患者头颈部的金属物品；对于躁动患者应提前由临床医生采取措施，尽可能保证 CT 检查时患者保持不动，以避免运动、金属伪影对图像的干扰。

为什么脑卒中的患者需要进行腰椎穿刺检查？

腰椎穿刺术（简称腰穿）是神经科临床常用的检查方法之一，对神经系统疾病的诊断和治疗有重要价值、简便易行，也比较安全。在 CT 问世以前，诊断脑血管病，腰穿基本上是必要的检查项目。自 CT 检查广泛应用以来，虽然腰穿检查相对少了一些，但 CT 检查仍不能完全代替腰穿检查。有些脑血管病还必须通过腰穿检查才能进行诊断和鉴别诊断。

当患者出现头痛、呕吐、颈项强直等脑膜刺激征时，究竟是诊断为蛛网膜下腔出血，还是诊断为脑膜炎呢？要进行鉴别诊断，尤其是在蛛网膜下腔出血量少、发病时间短时，CT 检查就无能为力了，但腰穿检查却能一目了然。这在社区卫生院更为重要，不需要昂贵的 CT 设备，就可第一时间诊断蛛网膜下腔出血。同时，如果确诊为蛛网膜下腔出血，在腰穿时放出 5～10ml 脑脊液，还有一定的治疗效果，除可减轻头痛外，还能避免蛛网膜下腔粘连的后遗症。另外，腰穿还有直接测定颅内压，化验检查脑脊液成分等作用。

『专家提示』　　　腰椎穿刺前后的注意事项有哪些？

（1）做腰穿前不要过分紧张。腰穿操作是将一个很细的针头通过皮肤、肌肉穿入脊椎之间的腔隙，抽取少量的脑脊液做生化及细胞学检查。脑脊液的主要成分是无机盐和少量的糖和蛋白质，采取这么少量的脑脊液对身体不会产生影响。有时为了治疗的目的而在脑脊液中注入化疗药物，这些药物事先都已经过选择，一般都为作用效果明显而副作用较小的药物。

（2）患者在做腰穿时身体要尽量呈曲屈体位。膝关节尽量靠近前胸，充分暴露脊椎之间的间隙，使医生能够顺利进针。一旦腰穿针进入体内后，患者要尽量避免咳嗽和体位改变，以免腰穿针移位触及脊椎旁神经而引起不适。

（3）患者做完腰穿后，一般要平卧 6h 左右。平卧的目的是为了防止腰穿后由于颅内压力的改变引起患者头痛。

此外，患者要保持局部皮肤的清洁干燥，防止穿刺处感染。患者只要能了解上述注意事项，积极配合医生的操作，腰穿检查不会给患者带来痛苦，也不会对患者的身体产生影响。

哪些脑卒中患者需要做脑数字减影血管造影？

无论出血性脑卒中或缺血性脑卒中，实施最有效处理的基础是搞清楚发病的根本原因。因为任何盲目的治疗都有可能加重患者的病情或丧失最佳的治疗时机。而全面的脑数字减影血管造影就是明确诊断的最佳选择，它不仅提供直观的颈部和脑血管实时影像，而且可以充分地显示从动脉到静脉整个循环过程的周期、形态、分布与走行等动态变化（图 7-1），使临床医师全面了解和判断脑卒中的可能原因、发病部位、病变程度，以便选择最佳的治疗方式。这也是保证查清病源、不误诊并尽全力救治患者的基础。

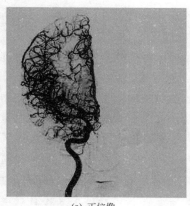 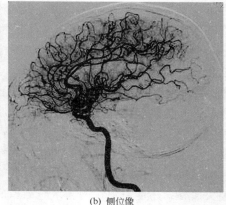

(a) 正位像　　　　　　　　　　　　(b) 侧位像

图 7-1　正常脑血管造影

脑数字减影血管造影的适应证有哪些？

（1）颅内外血管性病变，如出血性脑卒中或缺血性脑卒中。

（2）自发性脑内血肿或蛛网膜下腔出血（SAH）的病因检查。

（3）头面部血供丰富的肿瘤，术前了解血供状况。

（4）观察颅内占位性病变的血供与邻近血管的关系及某些肿瘤的定性。

（5）头面部及颅内血管性疾病治疗后复查。

脑数字减影血管造影的禁忌证有哪些？

（1）对碘过敏者（需经过脱敏治疗后进行，或使用不含碘的造影剂）。

（2）有严重出血倾向或出血性疾病者。

（3）有严重心、肝或肾功能不全者。

（4）脑疝晚期、脑干功能衰竭者。

【典型病例】

患者女性，62 岁。发作性右侧肢体无力、言语不清。经全脑数字减影血管造影诊为左侧大脑中动脉狭窄，对患者采取介入治疗血管内支架成形术（图 7-2）。术后再次造影显示狭窄段血管完全扩张至正常，患者缺血缺氧的脑组织获得了正常的血液供应（图 7-2、图 7-3）。术后 6 个月随访，无再发脑卒中。

为什么脑卒中患者要进行颈部动脉彩超检查？

我国脑卒中引起的死亡远超过心血管病和癌症。我国脑卒中病死率是美国的 5 倍，美国预防脑卒中做得最好，其方法已在我国推广。在我国长期以来只重视脑卒中的抢救，不知道预防，其实完全可以有效预防。原来引起脑卒中的血栓往往是颈动脉的血栓，它随血液上行堵塞了脑血管，导致脑细胞缺血缺氧坏死。故及时发现颈部动脉狭窄好或血栓可以积极干预，有效预防脑卒中的发生。所以头颈部血管超声检查是目前脑中风必不可少的筛查手段。

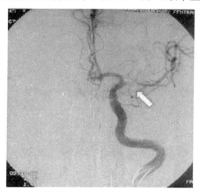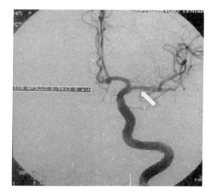

图 7-2　术前（左侧大脑中动脉主干严重狭窄）　　图 7-3　术后（左侧大脑中动脉主干恢复）正常形态

颈动脉超声发现了颈动脉狭窄或斑块，怎么办？

如果体检报告显示颈血管内膜增厚或颈部血管斑块形成，则提示全身血管粥样硬化形成。颈部血管斑块的出现明显增加脑卒中以及周围血管疾病如下肢血管硬化症的危险。尤其是超声显示低回声的软斑块（即不稳定斑块），更容易脱落而导致脑卒中。

斑块的危害包括隐匿危害和突发危害，前者是血管斑块已形成，但尚无明显狭窄，因此没有器官受累的临床表现，但血管管壁不断受到侵蚀、局部血流窝状冲击等危害持续存在而身体毫无感觉，这种身体毫无感觉而又持续存在且酝酿致命风险的危害，医学称为隐匿危害。后者表现为血管斑块易突然脱落，部分或全部堵塞血管，从而造成相应部位的组织器官突发缺血、缺氧、功能丧失，甚至带来生命危险，造成突发性事件。

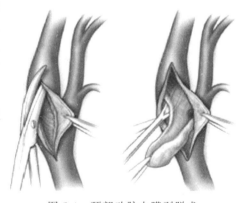

图 7-4　颈部动脉内膜剥脱术

发现颈部动脉斑块莫要惊慌，首先要了解斑块的危害，其次，要做到：积极控制危险因素；改变不健康生活方式；戒烟、控制饮酒；通过减少饮食的热量和增加体育运动减轻或控制体重。另外，可使用控制和减缓颈动脉斑块进展的药物，目前经临床研究证实有效的药物有他汀类降脂药物如阿托伐他汀，以及普罗布考和叶酸等。

严重的颈动脉狭窄有时需要做颈动脉内膜剥脱术（图 7-4）或支架手术。要做到定期体检：定时检查可观察斑块的大小和性质，并及时咨询神经内科医师，调整药物，以控制病情发展。

第8章　脑卒中的诊断

脑梗死的诊断依据有哪些？

中、老年患者，有动脉粥样硬化及高血压病等脑卒中的危险因素，突然发病，病前可有反复的 TIA 发作，结合神经系统症状和体征，应当考虑急性脑梗死的可能。再经脑 CT/MRI 发现梗死灶，或排除脑出血、炎症性疾病等，诊断即可确定。

脑梗死有时颇似小量脑出血的临床表现，所以需要和脑出血鉴别，鉴别要点如表 8-1 所示。

表 8-1　脑梗死与脑出血的鉴别要点

项目	脑梗死	脑出血
发病年龄	多为 60 岁以上	多为 60 岁以下
起病状态	安静或睡眠中	活动中
起病速度	十余小时或 1～2 天症状达到高峰	数十分钟或数小时症状达到高峰
高血压史	多无	多有
全脑症状	轻或无	头痛、呕吐、嗜睡、打哈欠等颅高压症状
意识障碍	通常较轻或无	较重

脑栓塞的诊断依据有哪些？

任何年龄均可发病，起病急骤，数秒至数分钟达到高峰，出现偏瘫和失语等局灶性神经功能缺损，既往有栓子来源的基础疾病，如风心病、冠心病、心肌梗死、亚急性细菌性心内膜炎，特别是合并心房纤颤，可初步做出临床诊断，如合并其他脏器栓塞更支持诊断。CT 和 MRI 检查可确定脑栓塞部位、数目及是否伴发出血，有助于明确诊断。

腔隙性脑梗死的诊断依据有哪些？

中老年发病，有长期高血压病、糖尿病等危险因素病史，急性起病，出现局灶性神经功能缺损症状，临床表现为腔隙综合征，即可初步诊断本病。如果 CT 或 MRI 证实有与神经功能缺失一致的脑部腔隙病灶，梗死灶小于 1.5～2.0cm，且梗死灶主要累及脑的深部白质、基底核、丘脑和桥脑等区域，符合大脑半球或脑干深部的小穿通动脉病变，即可明确诊断。少数患者隐匿起病，无明显临床症状，在影像学检查时发现。

脑出血的诊断依据有哪些？

中老年患者，多有高血压病史，在活动或情绪激动时突然发病，迅速出现局灶性神经功能缺损症状以及头痛、呕吐等颅高压症状，应考虑脑出血的可能，结合头颅 CT 检查，可以迅速明确诊断。

蛛网膜下腔出血的诊断依据有哪些？

突发剧烈头痛、呕吐、脑膜刺激征阳性，伴或不伴意识障碍，检查无局灶性神经系统体征，应高度怀疑蛛网膜下腔出血。同时 CT 证实脑池和蛛网膜下隙高密度征象或腰穿检查示压力增高和血性脑脊液等可临床确诊。

第 4 篇

治疗

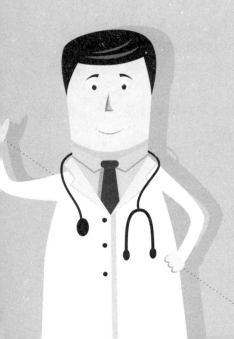

第9章 脑卒中的治疗原则

脑卒中急性期的治疗原则是什么？

（1）缺血性脑血管疾病

① 病因治疗：调整血压，提高脑灌注压，纠正心律失常，纠正血液成分异常。急性期血压应控制在比平时高，在发病 3 天内不要将血压降低到正常高限（140/90mmHg）以内，多维持在比发病前稍高的水平，3 天后高血压按一般治疗原则处理。

② 抗血小板聚集和抗凝治疗。

③ 防治脑水肿。

④ 早期溶栓：最好的时机是发病后 6h 内采用溶栓治疗，可使血管再通，缩小病灶。临床常用重组人组织型纤维溶酶原激活物（rt-PA）、尿激酶溶栓。

⑤ 重症治疗：绝对卧床，保持呼吸道通畅，持续吸氧，持续监测生命体征、血氧饱和度等。

⑥ 维持生命功能，防止并发症。病情稳定后及早进行康复治疗，促进神经功能的恢复。

（2）出血性脑血管疾病

① 卧床休息、减少震动：血压高时采取头高脚低位；血压低时采取头低脚高位。

② 保持呼吸道通畅、头偏向一侧，严密观察生命体征变化。

③ 降低颅内压：常用 20%甘露醇 250ml 快速静滴，每日 3～4 次。注意心肾功能，并适量补钠、钾以防电解质紊乱。

④ 调整血压：一般不用降压药，以免血压过低而导致脑血流量不足。血压过高超过 220/120mmHg 时，适量用温和降压药控制血压。

⑤ 外科手术治疗。

⑥ 防止再出血。

脑卒中恢复期的治疗原则是什么？

（1）稳定生命体征，控制疾病的症状，减少并发症的发生。

（2）及早康复训练，恢复神经系统功能。

『专家提示』　　　　别错过脑卒中后"黄金三小时"!

　　脑卒中的治疗就是和时间赛跑，而这就要求急救的每一个环节都不能耽搁。

　　脑卒中早期的五种表现：①面部和（或）肢体突然麻木、无力，尤其是一侧肢体的麻木和无力；②单眼或双眼突然看不清东西；③没有原因的突然严重头痛；④突然昏迷，不能讲话或听不懂其他人的话；⑤突然行走困难、头晕、不能平衡。大家都应当知道这些，这样才能救患者于危难之中。

　　现在有车的家庭越来越多，有了急事，还有什么比自己开车来得更快捷呢?可是，家里要是有人发生了脑卒中，自己开车送患者，可就大错特错了。会送错医院，家属往往不知道患者该采取何种姿势最合适，在拖、拽的过程中往往也会加重病情。所以，发病后的正确做法是打急救电话"120"，然后在原地等待。

　　据相关调查统计，脑卒中患者使用救护车的比例在我国仅为 23%。相对于救护车，家属自行开车送患者上医院，有三大不利：不知往哪家医院送；万一患者途中出现病情加重，家属不会处理；在交通上没有特权，路上耽误时间。

　　研究显示，如果脑卒中患者能在发病后 3h 内进行溶栓治疗，则患者能够取得比较好的治疗效果。听起来 3h 似乎时间很宽裕，但患者很少能够在脑卒中 3h 之内被送达医院，主要原因是大家不知道什么是脑卒中，不知道其临床表现。如头痛就是许数人容易忽略的症状。引起头痛的原因有多种，的确不易被人注意。约有 1/3 的人，在脑卒中之前会有头痛现象，尤其是突然的剧烈头痛更要小心。

　　有很多脑卒中患者即便感觉到自己肢体无力，但其直觉反应可能是晚上睡觉时肢体受压了，总是期望等一会儿会自行恢复，这一等就延误了时机。实际上，睡觉压迫肢体所引起的麻木，很少同一侧、同时发生。

第10章　治疗脑卒中的常用西药

治疗脑卒中的常用西药有哪些?

治疗脑卒中常用的西药包括抗血小板聚集药物、抗凝药物、降脂稳定斑块药物、降纤药物、脱水剂及血管扩张药物等。

临床上治疗脑卒中的抗血小板聚集药物有哪些?

临床上治疗脑卒中的抗血小板聚集药物主要是阿司匹林和氯吡格雷。

为什么阿司匹林是临床预防缺血性脑卒中的一线用药?

阿司匹林是临床治疗和预防缺血性脑卒中的一线用药,也是目前花费最少、研究最广、应用最普遍的药物。欧美指南推荐用于脑卒中急性期抗血小板药物目前仅有阿司匹林,停用阿司匹林,则脑卒中风险显著增加40%。阿司匹林可以降低脑卒中早期病死率及梗死复发率。阿司匹林是目前唯一有大量循证医学证据,可应用于一级和二级预防领域的抗血小板药物,是抗血小板治疗的基石,对于缺血性脑卒中均有较好的效果,可以作为脑卒中长期预防用药,阿司匹林是脑卒中抗血小板治疗的金指标。

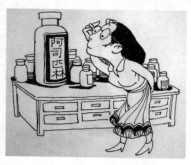

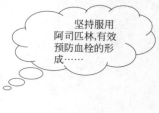

坚持服用阿司匹林,有效预防血栓的形成……

为什么脑卒中的患者需要使用阿司匹林?

脑卒中中最常见的是脑梗死,其最常见的病因是血液凝固形成血块,堵塞了脑的血管，导致局部脑组织没有血液供应，进而发生坏死。血液凝固的过程中血小板（血液中的一种成分）起着关键的作用，阿司匹林可以抑制血小板的聚集，从而起到防止血液凝固，进而预防脑梗死的作用。自从 20 世纪 70 年代以来，全世界已经有超过 30 万人参与的 300 多个临床试验，证实每天口服阿司匹林可以有效地预防所有的血栓性疾病。

吃多大剂量的阿司匹林才能起到预防脑卒中的作用呢？

随着医学知识的普及，越来越多的人知道预防心脑血管疾病应使用小剂量阿司匹林。但是小剂量到底是多少？其实阿司匹林用于脑卒中预防与用于脑卒中急性期治疗是有区别的。作为预防用药，目前主张剂量以 75～150mg/d 的疗效最佳，剂量小于 75mg/d 的疗效不确定，更高的剂量也不能出现更强的抑制作用，但不良反应增加。在急性期为了迅速达到抑制血小板聚集功能，需要 150～300mg 负荷剂量，阿司匹林服用后 30～40min 即可在血浆中达到最高血药浓度，服药 1h 可出现抑制血小板聚集作用，肠溶片血浆峰值于服药后 3～4h 出现，这也是为什么急性缺血性脑卒中时要将阿司匹林嚼碎后口服的原因。缺血性脑卒中急性期，对无禁忌证的非溶栓治疗患者应在脑卒中起病后尽早开始使用阿司匹林，而不是在发病 24h后。剂量：100～300mg/d，维持 2～4 周；随后 100mg/d（75～150mg/d）终身应用。考虑到安全性，不推荐用阿司匹林等抗血小板药物作为静脉溶栓治疗 24h 内的辅助治疗，应在溶栓 24h 后再使用阿司匹林。

预防脑卒中时，阿司匹林能不能吃吃停停？

高危患者服用阿司匹林来预防脑卒中应当是一个长期过程。这与阿司匹林的作用机制有关：阿司匹林在体内的分解产物与血小板中的环氧化酶结合，抑制血小板聚集，发挥抗血栓的作用。但由于血小板在血液循环中的"寿命"约为 10 天，随着体内新生血小板的不断诞生，血小板的聚集功能会逐步恢复。因此只有每天坚持服用有效剂量的阿司匹林，才能一直抑制新生血小板的聚集功能，达到预防血栓的目的，对人体产生持续保护作用。一般情况下，停用阿司匹林 48h 后该作用即丧失。这也是为什么抗血小板药物标准的服用方法是每天 1 次。并且人体血小板在不停地更新，它的寿命大约为 10 天，因此要长期服用抗血小板药物。如果没有禁忌证，则需要终身服用阿司匹林。

长期口服阿司匹林有副作用吗？

阿司匹林的抗血栓形成作用主要是破坏血小板环氧化酶的活性，阻断花生四烯酸转换为前列环素和血栓素来实现的。由于前列环素对胃、十二指肠黏膜具有保护作用，因此，阿司匹林对于患者胃黏膜有一定的刺激作用（服用阿司匹林后，可引起恶心、呕吐、胃肠胀气、腹部痉挛等，其发生率为 5%～10%），但不是不能避免的。对于患有消化道疾病如溃疡病的患者，在服用阿司匹林时需谨慎并向医生咨询。在药物方面，首先是要服用肠溶片。因为非肠溶片如普通阿司匹林或泡腾片是在胃内即时溶解，对胃黏膜有刺激作用，而肠溶片只在肠道的碱性环境下才溶解。肠溶片的质量也很重要，质优的肠溶片在胃内完全不溶解，质差的即使符合标准在胃内仍然会有少量溶解。其次是服药时间。如果是肠溶片，最好在饭前服用，药物会迅速进入肠道。最后是服用剂量。这也很重要，每天100mg（75～150mg）是合适的剂量，剂量过高则副作用增加，过低则不能产生效果。阿司匹林有引发脑出血的危险，但阿司匹林引发颅内出血或出血性脑卒中的概率仅为 0.3%，且与剂量无关。此外，对食物有轻度速发型过敏者，服用阿司匹林可能诱发哮喘，应予注意。

为什么长期坚持服用阿司匹林但仍有脑梗死复发呢？

阿司匹林作为临床预防血栓性疾病的一线用药，在长期的随访中发现，应用阿司匹林治疗的动脉血栓患者仍有 10%～20%反复发生血管事件，相当一部分患者（最高达到 45%）服用阿司匹林不能充分抑制血小板的功能，未能达到预防脑梗死的效果。这种情况原因很多，其中有所谓"抗血小板药物抵抗"的原因；也不能排除药物剂量不足或不规律服用等原因。一些患者由于过分担心抗血小板药物的副作用而自行减小剂量或间断服用，都会影响抗血小板药物临床效果。

为什么用氯吡格雷作为阿司匹林的替代药物？

阿司匹林预防血管事件的疗效为 13%，增加剂量并不能增加疗效却会增加出血风险，表明阿司匹林在预防脑卒中复发及主要血管事件上的疗效上有一定的局限性。因此，人们开始寻找更好的替代阿司匹林的药物。经过多年的努力，1998 年，美国 FDA 批准了一个疗效和安全性更好的药物——氯吡格雷。至今，尽管有新的抗血小板药物出现，但氯吡格雷仍是抗血小板治疗的重要药物。

『专家提示』 只管服药不注意监测，行吗？

因风湿性心脏病引起偏瘫的患者多有心房纤颤，这类患者要终生使用抗凝血药，同时进行用药监测。尤其对于心脏彩超检查发现心房内有血栓的患者，在抗凝过程中，要根据病情不断监测凝血酶原时间，以便及时调整临床用药剂量；否则，用药多了，会引起出血，用药量不足，又会引起血栓。

在脑卒中的二级预防方面，氯吡格雷和阿司匹林一样有效，欧洲脑卒中组织于2013 年公布《缺血性脑卒中和短暂性脑缺血发作治疗指南》文献中指出，氯吡格雷在降低血管性事件发生风险上较阿司匹林有效。对于既往有脑卒中、外周动脉疾病、有症状冠心病或糖尿病等高危患者，氯吡格雷比阿司匹林更有效地预防血管性事件的发生。指南推荐氯吡格雷是高危人群缺血性脑卒中二级预防的首选之一。国际著名的脑卒中专家认为，与阿司匹林相比，氯吡格雷对复发性缺血性脑卒中的预防效果更佳，并且上消化道出血等胃肠道不良反应较小。因此，抗血小板药物氯吡格雷在脑卒中预防中的益处已得到了证实，也有可能降低脑卒中的严重程度。氯吡格雷的使用剂量为每次 75mg，每天 1 次，在有阿司匹林禁忌证或阿司匹林不良反应的患者中，可以选择氯吡格雷进行抗血小板治疗。

『专家提示』　　　　　如何选择抗血小板药物？

抗血小板药物是缺血性脑卒中二级预防的一线选择，选择阿司匹林或氯吡格雷都无可厚非，因为迄今为止，循证医学证据还无法比较出这两种药物谁更优越。目前可以明确的是：

（1）对缺血性脑卒中患者，一定要使用抗血小板药物。

（2）须依据患者的危险因素、并发症和经济能力去选择更为合适的药物，实行个体化治疗。

抗凝治疗的意义是什么？

正常人的血液中的某些物质具有使血液凝固的功能，抗凝血治疗通过影响凝固过程中某些凝血因子的药物，在一定程度上阻止血液凝固而达到防治血栓性疾病的目的。对于急性缺血性脑卒中患者来说，抗凝血治疗有一定的临床意义。因为大多数患者不容易做到在时间窗内溶栓治疗，对于血管阻塞风险高危者，抗凝治疗的绝对益处远超过出血等绝对危险因素。

常用的抗凝血药物有哪些？

（1）肝素与低分子肝素　肝素可能更多地用于重要血栓性疾病的急性期治疗，是在非常紧急状态下用于血栓的预防。它的优势是疗效比较确切，起效比较迅速。劣势是普通肝素抗凝引起的颅内外出血的发生率高，患者病死率高，目前国内外已基本禁止使用。第二类低分子肝素，是由普通肝素解聚制备而成的一类分子量较低的肝素的总称。低分子肝素的优势是使用比较方便，出血并发症比普通肝素的少。临床用于预防后血栓栓塞、预防及治疗深静脉血栓形成、肺栓塞。

（2）华法林　华法林为双香豆素类中效抗凝血药，其作用机制是使肝细胞中依赖维生素 K 的凝血因子无法活化，仅停留在前体阶段，从而达到较好的抗凝效果。华法林口服胃肠道吸收迅速而完全，生物利用度高达 100%，起效和作用时间可以预测，在健康个体，口服 90min 后血浓度达到高峰。华法林几乎完全经肝脏代谢清除，代谢产物具有微弱的抗凝作用。因此，肾功能不全的患者不必调整华法林的剂量。华法林的剂量反应关系变异很大，受许多因素影响，因此，需要严密监测。华法林影响外源性凝血因子Ⅶ的活性，口服华法林后通过监测其对外源性凝血系统的影响［凝血酶原时间（PT）］来调整剂量。临床使用标准化了的凝血酶原，即国际标准化比值来调整华法林的用药剂量。

抗凝作用一般在服药后 12～18h 起效，36～48h 达抗凝高峰，维持 3～6 天，$t_{1/2}$ 约 37h。有时抗凝作用的峰值可延长至 72～96h，因此华法林不宜单独用于急性抗血栓的情况。急性抗血栓应首先使用肝素或低分子肝素，两者交叉至少 4 天后才可停用肝素类（最好维持国际标准化比值于治疗范围 2 天以上），以便停肝素后华法林能达到有效的抗血栓水平。

哪些患者应该接受抗凝治疗？

（1）瓣膜病和瓣膜置换　瓣膜病（尤其二尖瓣狭窄）如果合并心房颤动或已发生了脑栓塞，或超声心动图发现左心房直径明显增大（＞55mm），应长期口服华法林，维持国际标准化比值于 2.0～3.0。强烈推荐所有机械瓣换瓣患者永久口服抗凝药物治疗，一般维持国际标准化比值于 2.5～3.5。如果患者同时存在心房颤动或者口服华法林抗凝过程中仍然发生了血栓栓塞，应考虑加用阿司匹林。生物瓣置换发生血栓栓塞的风险明显小于机械瓣，一般术后抗凝 3 个月即可，维持国际标准化比值于 2.0～3.0。如果生物瓣置换患者同时合并心房颤动或者手术时发现房内血栓，应长期口服华法林治疗。如果既往有血栓栓塞病史，抗凝治疗的时间应在 3～12 个月。其他情况长期口服阿司匹林即可。

（2）非瓣膜病性心房颤动　在非瓣膜病性心房颤动患者，华法林使脑卒中的危险率下降 68%，大出血的发生率没有显著性增加，抗凝使病死率下降 30%。

年龄越大，血栓栓塞的风险也越大。年龄大于 75 岁的持续心房颤动，应长期口服华法林抗凝治疗，华法林对于这类患者获益明显大于风险。高龄患者对于华法林的敏感性增加，不但体现在出血的风险增加，还表现在同样的国际标准化比值水平，老年人获得的实际抗血栓水平更高。因此，可以考虑用华法林将国际标准化比值调整为 1.6～2.5。

所有同时存在其他血栓危险因素的心房颤动患者都应接受华法林的治疗。这些危险因素包括先前的短暂性脑缺血发作、周围血管栓塞和脑卒中、高血压、左心室功能低下、风湿性二尖瓣病、瓣膜置换。其他包括较高龄、明显的冠状动脉疾病、糖尿病、甲状腺功能亢进症、超声发现左心室功能不全、左心房增大、左心房流速减慢、左心房内自发回声。有脑卒中或短暂性脑缺血发作病史的患者，脑卒中发生率可以达到 12%。年龄在 65～75 岁，如果不存在其他危险因素，口服华法林或阿司匹林都可以。年龄小于 65 岁，又不存在引起血栓栓塞的其他危险因素，口服阿司匹林即可。

强烈推荐有适应证的高危患者长期口服抗凝血药，维持目标国际标准化比值于 2.5

（2.0～3.0），阿司匹林的效果不如抗凝血药。阵发性心房颤动发生血栓栓塞的风险也高，是否应用华法林应该主要取决于患者是否存在引起血栓栓塞的其他危险因素。

（3）肺栓塞和深静脉血栓形成　一般的做法是，在肝素或低分子肝素治疗的基础上，24h 内同时给予华法林口服，待给肝素 4～5 天以上或连续 2 天国际标准化比值≥2.0，停用肝素，维持华法林口服 6 个月以上。对于某些高危患者，如反复发生深静脉血栓形成或肺栓塞，特发性深静脉血栓形成，遗传因素引起的深静脉血栓形成和癌症等，用药时间应相对延长，甚至终生抗凝。

『专家提示』　　　　　抗凝治疗的禁忌证有哪些？

痴呆、慢性肾功能衰竭、贫血、基础凝血酶原时间测定较对照延长、治疗后收缩压＞160mmHg 和（或）舒张压＞100mmHg、严重慢性酒精依赖且转氨酶高于正常上限值 3 倍、粪便和尿便潜血阳性的隐匿性出血、颅内出血病史、6 个月内有胃肠道及泌尿生殖系统出血、以往华法林治疗中有严重出血、头部外伤后和长期用非甾体消炎药物者，均不宜接受抗凝治疗。

如何安全地使用华法林？

中国人心房颤动的抗血栓研究中，华法林的维持剂量大约在 3mg。美国心脏病协会（ACC）和美国心脏病学院（AHA）指南中建议华法林初始剂量为 5～10mg，我国通常不主张给负荷剂量，中国人华法林的初始剂量建议 3mg，5～7 天后国际标准化比值可达 2.0，大于 75 岁的老年人和出血高危患者，应从 2mg 开始，每天 1 次，口服，目标国际标准化比值根据病情确定，一般为 2.0～3.0。用药前常规测定国际标准化比值，第 3 天也必须测定国际标准化比值，如果此时国际标准化比值在 1.5 以下，应增加 0.5mg/d；如果国际标准化比值在 1.5 以上，可以暂时不增加剂量，等待 7 天后国际标准化比值的测定结果；如果国际标准化比值与基础水平比较变化不大，可以增加至 1mg/d。

根据国际标准化比值值确定下次服用华法林剂量，第 1 周至少查 3 次国际标准化比值，1 周后改为每周 1 次，直至第 4 周。国际标准化比值达到目标值并稳定后（连续两次在治疗的目标范围），每 4 周查 1 次国际标准化比值。

如遇国际标准化比值过高或过低，或因某种原因改变了华法林的剂量，应根据国际标准化比值和剂量调整情况确定下次观察的时间。剂量调整应根据国际标准化比值，每次增减的剂量为 0.5～1mg/d。每次调整剂量之前，应仔细寻找国际标准化比值发生变化的原因，并应考虑先前一段时间测定的国际标准化比值。如果以往一直很稳定，偶尔出现增高的情况，只要不超过 3.5～4.0，可以暂时不调整剂量，3～7 天后再查，也不宜过勤。

许多因素，包括旅行、膳食、环境、身体状况、患其他疾病和用药，都会使国际标准化比值发生变化。当有影响用药反应的因素存在时，或因故停用药物以及服药不规则时，应额外多做几次国际标准化比值，以便及时调整药物剂量，维持国际标准化比值在治疗的目标范围以内。

口服华法林期间出血,应如何处理？

口服华法林在有适应证的患者能有效防止血栓栓塞的发生。合理用药和检测，较少发生严重出血（尤其脑出血）事件。

华法林引起的出血与国际标准化比值的高低有关，如在国际标准化比值小于3.0时发生出血，应寻找引起出血的危险因素。主要危险因素包括年龄大于65岁，先前发生过脑卒中或胃肠道出血、共存的肝肾功能不全和同时应用抗血小板药物等。

据观察，国际标准化比值中度升高（4.0～10.0），口服1.0～2.5mg维生素K_1，可在24h内使升高的国际标准化比值迅速下降。如果国际标准化比值大于目标值，但小于5.0，无出血，又不需要快速恢复，那么可只减少剂量或停药一次，待恢复目标值后减量应用，轻度国际标准化比值升高甚至不用减量。

如果国际标准化比值在5.0以上，小于9.0，没有明显出血，有两种处理方法：①如果没有其他引起出血的危险因素，停止口服华法林1～2次，国际标准化比值恢复到目标值后重新减量口服；②如患者存在出血的其他危险因素，应再停1次华法林的同时口服维生素K_1 1～2.5mg；如果需要快速逆转国际标准化比值，如手术或拔牙，可口服维生素K_1 2～4mg，以期使国际标准化比值在24h内明显下降，如果仍然很高，可再口服维生素K_1 1～2mg。

如果国际标准化比值超过9.0，临床没有出血，应口服大剂量维生素K_1 3～5mg，以期在24～48h内使国际标准化比值明显降低，如需要可重复口服；如果需要快速逆转国际标准化比值或出现了严重的出血或国际标准化比值超过20，那么应静脉滴注维生素K_1 10mg，适当补充新鲜血浆或凝血酶原浓缩物，维生素K_1静脉滴注可每12h重复1次。停止华法林（国际标准化比值2.0～3.0）后，大约需要4天，才能使国际标准化比值恢复至正常水平。

『专家提示』　　抗凝治疗还是抗血栓治疗？

针对心房颤动患者是进行抗凝血还是抗血栓的治疗，现仍有困惑，研究指出，口服抗凝治疗较双重抗小板治疗有优势。对于无法口服华法林的，有脑卒中高危风险的心房颤动患者在阿司匹林的基础上加用氯吡格雷与单用阿司匹林相比可以显著减少主要血管事件。双重抗血小板治疗的效果显然好于单独抗血小板治疗的，但是有增加出血的危险，如何在获益和风险之间做出正确的选择，临床医师会在遵循指南的情况下，结合其经验以及患者的具体情况作出最为适宜的治疗方案。

他汀类药物的作用有哪些?

目前临床常用的他汀类药物包括阿托伐他汀、瑞舒伐他汀、辛伐他汀、洛伐他汀、普伐他汀和氟伐他汀等。在相同剂量下,其降低低密度脂蛋白胆固醇作用依次递减。应根据患者低密度脂蛋白胆固醇的基线水平、治疗目标、耐受情况和治疗效果进行剂量个体化调整。常用他汀类药物每日最大剂量为 80mg(普伐他汀和瑞舒伐他汀除外)。从标准剂量起,剂量每增加一倍,低密度脂蛋白胆固醇水平仅进一步下降 6%~7%。所以,防治脑卒中应重视降血脂稳定斑块治疗。

他汀类药物除具有调节血脂作用外,还具有其他多种效应。下文介绍他汀类药物在脑卒中治疗中可能涉及的机制。

(1)抗血栓作用 目前研究已证实,他汀类药物可以增加组织型纤溶酶原激活剂的活性,可能通过调节纤溶平衡,促使斑块破裂时纤溶而减少血栓的形成。也可通过增加血管内皮细胞溶解纤维蛋白的活性,降低血小板的活性,起到抗血栓的作用。

(2)稳定斑块及延缓动脉粥样硬化进程 大脑动脉粥样硬化斑块的形成、破裂及血栓栓塞是导致脑卒中的重要因素,一系列研究表明,他汀类药物可以减轻大动脉的粥样硬化程度及提高斑块的稳定性,从而阻断脑梗死。

(3)改善脑血管舒缩功能 他汀类药物可以调节微动脉(直径<300μm)的血管舒缩功能。

(4)神经保护作用 他汀类药物可减少缺血性脑卒中的梗死面积,减轻脑卒中相关的症状及降低病死率,并且其作用于胆固醇水平无关。

(5)抗炎作用 炎症在大脑发生缺血前后有重要作用。他汀类药物作为一种抗炎药物,其作用机制可能是抑制脑缺血-再灌注损伤中起重要作用的多个炎症反应过程,降低神经功能的损伤程度。

『专家提示』 患者血脂正常,为什么还要接受调脂治疗呢?

有些患者说,为什么我的血胆固醇在正常值范围内,医生还给我开调脂药呢。对于不同的人来说,他的血脂水平应该是不一样的。比如说我们现在化验单上的正常值范围,只是对一般人群而言的。但是如果患者本身已经患有高血压病、心脑血管疾病,这个正常范围对他来说就是不正常的,所以对此类患者来说,不能以化验的正常值范围检验自己的血脂的水平。

他汀类药物在脑卒中一级预防中的作用有哪些?

(1)针对缺血性脑卒中或短暂性脑缺血发作的一级预防人群,胆固醇水平应该常规检测,如果低密度脂蛋白胆固水平大于 3.9mmol/L(150mg/dl),应进行生活方式的改善并启动他汀类药物治疗。他汀类药物用于脑卒中的一级预防，可显著降低脑梗死致死率，减少多种脑血管事件风险。

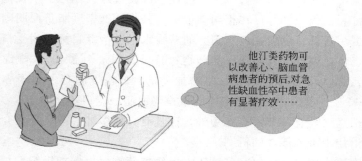

> 他汀类药物可以改善心、脑血管病患者的预后,对急性缺血性卒中患者有显著疗效……

（2）对于胆固醇水平正常伴有颅内和（或）颅外大动脉粥样硬化证据的患者，他汀类药物治疗以减少缺血性脑卒中的发生风险。阿托伐他汀 20mg/d 治疗 4.5 个月，斑块表面溃疡、炎症反应、巨噬细胞浸润等均明显改善。阿托伐他汀 80mg/d 强化降脂治疗 2 年，可逆转颈动脉斑块。

他汀类药物在脑卒中二级预防中的作用有哪些？

（1）对于胆固醇水平升高的缺血性脑卒中患者，应进行生活方式的干预和药物治疗。药物治疗建议应用他汀类药物，将低密度脂蛋白胆固醇水平降至 2.6mmol/L（100mg/dl）以下，或低密度脂蛋白胆固醇水平降低幅度 30％～40％。

（2）对于有多种危险因素（伴有冠心病、糖尿病、未戒烟、代谢综合征、颅内外动脉粥样硬化病变、周围动脉硬化疾病证据之一者）的缺血性脑卒中患者，如果低密度脂蛋白胆固醇大于 2.1mmol/L（80mg/dl），应将低密度脂蛋白胆固醇降至 2.1mmol/L（80mg/dl）以下，或低密度脂蛋白胆固醇水平下降幅度大于 40％。

（3）对于有颅内外大动脉粥样硬化性易损斑块或动脉源性栓塞的缺血性脑卒中患者，无论是否伴有胆固醇水平升高，推荐尽早启动强化他汀类药物治疗，建议目标低密度脂蛋白胆固醇小于 2.1mmol/L（80mg/dl）或低密度脂蛋白胆固醇水平下降幅度大于 40％。

长期服用降脂药物安全吗？

大量临床研究证据表明，他汀类药物可使心脑血管高危人群获得更多益处。长期使用他汀类药物总体上是安全的。在缺血性脑卒中一级预防中，长期使用他汀类药物在心脑血管显著获益的同时并不显著增加脑出血的风险。作为缺血性脑卒中的二级预防药物，对于有脑出血病史或脑出血高风险人群应权衡风险和获益建议谨慎使用。他汀类药物的不良反应主要涉及与肝肾功能、肌毒性等方面。他汀相关性肌病是他汀类药物主要的副作用，直接影响患者的生活质量及预后，但发生率极低。

他汀类药物的主要代谢器官是肝脏和肾脏，其中肝脏的作用更大。目前对降脂药物最关注的问题是会不会引起肝损害。降脂药确实会引起转氨酶增高，发生率在1‰～3‰，且与剂量相关，大剂量容易引起转氨酶升高，但这种转氨酶升高并不就是肝脏损害；停药后，转氨酶水平就会降下来。对于肝肾功能正常的老年人一般不需要特别调整调脂药物的剂量。但由于老年人常患有多种慢性疾病，需要长期服用多种药物，加上有药动学的改变，易于发生药物不良反应，因而对老年人的调脂治疗要个体化，起始剂量不宜过大，应予以严密监视。他汀类药物治疗前及治疗中，应定期监测临床症状及谷丙转氨酶、肌酸激酶变化，如出现监测指标持续异常并排除其他影响因素，应减量或停药观察。

什么是降低纤维蛋白原药物？ 它的作用是什么？

目前，国内外生产的降低纤维蛋白原药物均为蛇毒类凝血酶，由于其能显著降低血浆纤维蛋白原含量，故有抗凝血和抗血栓形成作用，主要用于预防血栓形成及其进一步增大。此类药物与纤溶酶不同，对已形成血栓内的不溶性纤维蛋白无直接溶解作用。由蛇毒提纯的降解纤维蛋白原制剂自 20 世纪 60 年代开始应用是临床治疗各种血管病，而真正应用于急性脑血管病是 20 世纪 80 年代。随着对蛇毒制剂的研究深入以及缺血性脑血管病发病机制和临床治疗的迫切需要，降纤治疗效果日益受到重视。

降低纤维蛋白原制剂是一种丝氨酸蛋白酶，属于胰蛋白酶、激肽释放酶家族。从不同蛇种提取的纯度、活性和氨基酸序列不同，但作用原理大致类似。常用的药物包括蛇毒降纤酶、巴曲酶、凝血酶样酶等。他们具有降解血栓蛋白原，增加纤溶系统活性、降低血液黏稠度、减少血小板聚集，从而改善微循环的作用，且具有清除自由基及抗脂质氧化作用，又可降低在灌流后脑组织中一氧化氮含量，降低一氧化氮的神经毒性作用，还可以降低兴奋性氨基酸的神经毒性作用及下调 C-fos 的基因表达作用，从而起到脑保护作用。

降低纤维蛋白原药物的适应证有哪些？

（1）降低纤维蛋白原治疗适合缺血性脑血管病的早期治疗（发病 6h 内），特别适用合并有高纤维蛋白原血症的患者。

（2）短暂性脑缺血发作者。

（3）脑栓塞。

降低纤维蛋白原治疗的注意事项有哪些？

（1）脑梗死后的出血与溶栓、降低纤维蛋白原治疗有一定关系，对一些缺血性脑卒中患者可减少推荐的常规剂量，在缺血性脑卒中早期，不能同时应用溶栓药、降低纤维蛋白原、抗凝药物，并且在使用降低纤维蛋白原药物的同时不能同时使用降血脂药物，因为可以增加出血的机会，在应用上述药物时要注意出血凝血时间的监测，以减少并发症发生。

（2）特别是栓塞，大剂量药物溶栓并发出血的风险很大，大面积梗死本身并发出血的机会就较大。因此，这类患者溶栓时，选用大剂量要慎重。降纤药物作为缺血性脑卒中早期首选溶栓药物或作为溶栓首选药不很适宜，我们认为超过时间窗时缺血性脑卒中患者可选用降纤药物，药物剂量要个体化，并要严密监测凝血酶原时间、活化部分凝血酶时间、血浆纤维蛋白原时间，不能完全按照厂商推荐的剂量。有些患者对降纤药物很敏感，为了防止出血。因此，主张用降低纤维蛋白原药物时必须每日检测血浆纤维蛋白原等凝血指标。

（3）一般认为，降低纤维蛋白原制剂对血小板计数、凝血因子无明显影响，但有降低血小板聚集的作用。降低纤维蛋白原酶可增加有症状颅内出血的危险性，但与溶栓药物相比，降低纤维蛋白原酶引起颅内出血的概率要低得多。与阿司匹林等药物相比，其引起出血的危险性并无明显增加。作为一种外源性大分子糖蛋白，降低纤维蛋白原制剂的连续使用可诱导产生免疫抗原性，因此还需要注意过敏症状。

什么是自由基清除剂？

自由基清除剂依达拉奉是一种脑保护剂，能降低脑自由基浓度，缩小缺血半暗带发展或梗死的面积，并抑制迟发性神经元的死亡。

脑梗死急性期给予依达拉奉的作用是什么？

脑梗死急性期患者给予依达拉奉，可抑制梗死周围局部脑血流量的减少。临床前研究提示，在缺血/缺血再灌注后静脉给予依达拉奉，可阻止脑水肿和脑梗死的进展，并缓解所伴随的神经症状，抑制迟发性神经元死亡。研究提示，依达拉奉可清除自由基，抑制脂质过氧化，从而抑制脑细胞、血管内皮细胞、神经细胞的氧化损伤。

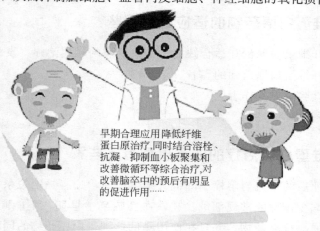

早期合理应用降低纤维蛋白原治疗,同时结合溶栓、抗凝、抑制血小板聚集和改善微循环等综合治疗,对改善脑卒中的预后有明显的促进作用……

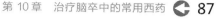

脑卒中后给予脱水药的作用是什么？

脑卒中发病后可以发生脑水肿、颅内压增高、脑疝形成、甚至危及生命。脱水药物的应用是重要的治疗措施之一，对降低致残率、病死率有重要价值。这种药物在体内不被代谢或代谢较慢，静脉给药后，可使血浆内渗透压迅速增高，引起组织脱水，又称渗透性利尿药。这些药物在相同浓度时，分子量越小，所产生的渗透压越高，脱水能力也越强。具有减轻或消除脑水肿、降低颅内压的作用。常用药物有甘露醇、甘油、甘油果糖、人血白蛋白、呋塞米（速尿）等。

常用的脱水药有哪些？

（1）甘露醇　脱水效果最好，甘露醇静脉滴注 30min 起效，120min 达药效高峰，每 8g 甘露醇可带出水分 100ml，持续 4～6h，6～8h 后可有 "反跳" 现象。意识障碍较重和神经功能缺损症状较重患者，脱水治疗应首选甘露醇。目前常用剂量 0.5～1.0g/kg 体重静脉推注或快速静脉滴注，每 4～6h 重复一次。颅内压不是很高可从最小有效剂量开始应用；颅内压高或中脑、间脑受压或手术前等，建议应用最佳有效剂量并连续用 1～2 周。20％甘露醇静脉滴注每日不超过 750 ml，或全疗程甘露醇总量不超过 1000g，大剂量甘露醇静脉滴注易出现急性肾功能衰竭、电解质紊乱、血容量不足等。

（2）甘油果糖　本药是在甘油溶液中加入 5％果糖，能明显降低甘油副作用，减少血红蛋白尿的发生。脱水效果与甘油盐水相似。

（3）利尿药　目前常用呋塞米，已有国外报道，应用呋塞米治疗脑水肿比甘露醇疗效更佳。近年来认为脑卒中的脑水肿形成与抗利尿激素分泌异常综合征有关，为利尿药的应用提供了理论依据。呋塞米对伴心力衰竭、肺水肿、急性肾衰竭及抗利尿激素分泌异常综合征的脑水肿患者最为适宜。有报道呋塞米与高渗性脱水药合用才有效。呋塞米常用量为 1mg/kg 体重，成人 40～60mg/次稀释静脉推注，5min 出现利尿作用，可维持 2～6h，每 4～6h 给药一次。呋塞米可引起电解质紊乱、血糖增高等不良反应。

此外，脱水药物还有甘油、白蛋白等药物，在临床使用过程中要注意脱水和补液的关系。脱水与补液既互相影响又互相依存，若液体入量过多则达不到脱水目的，反之可致血容量不足，甚至出现低血容量性休克。

应用血管扩张血管药的原则有哪些？

脑血管扩张药可解除脑血管痉挛，改善侧支循环，使缺血区供氧增加。血管扩张药是治疗缺血性脑卒中的常用药物之一。

（1）血管扩张药适用于未出现脑水肿之前和脑水肿消退之后。近年来有人研究指出，缺血性脑卒中后 24h 以内及病后 2 周，使用血管扩张药较适宜。这是因为发病 24h 以内尚未出现脑水肿，2 周后脑水肿已消退。此时使用血管扩张药，可使血管扩张并促进侧支循环建立。由于病变部位供血减少，组织缺血缺氧，糖的有氧氧化作用减弱，无氧酵解增加，组织内酸性代谢产物堆积，抑制了血管平滑肌收缩，致使血管扩张处于麻痹状态，若此时应用血管扩张药，仅能使病变组织周围的血管扩张，血压下降，甚至把病变区域内的血液引出，发生"盗血"现象，使病变部位的脑组织更加缺血缺氧。同时，还可导致病变组织内出血，即所谓梗死性出血。

（2）短暂性脑缺血发作可及时应用血管扩张药。而大面积脑梗死伴有脑水肿，颅内压增高时，则不宜使用。因为血管扩张药可使脑血液循环加快，血流量增加，血管渗透性增高，加重脑水肿，甚至发生脑疝，而危及生命。

（3）缺血性脑血管病当出现血压下降时，应慎重使用血管扩张药，以防血压继续下降，加重脑供血不足和缺氧，使病情进一步加重。

常用的血管扩张药有哪些？

（1）盐酸罂粟碱　对平滑肌有舒张作用，尤其是对脑血管有直接扩张作用。亦可降低外周血管阻力和脑血管阻力，增加脑血流量，改善脑血氧供应。常用量 30～60mg，每日 3 次，口服；或 60～90mg 加入 5％葡萄糖 500ml 内静脉滴注，每日 1 次，7～10 天为 1 个疗程，每日不宜超过 300mg。

（2）钙通道阻滞药　如氟桂嗪、尼莫地平等，能作用于细胞膜上的钙通道，阻止钙离子进入细胞内，解除血管平滑肌痉挛而起到扩张血管作用。并可选择性地作用于脑血管，增加脑血流量，改善脑部微循环。常用量：氟桂嗪 8～12mg，每晚服 1 次；尼莫地平 20～40mg，每日 3 次，口服。

（3）烟酸　具有扩张脑血管，增加血流量，促进神经细胞代谢和降低胆固醇的作用。常用量 50～100mg，每日 3 次，口服，或 200～300mg 加入 5％葡萄糖 500ml 内静脉滴注，每日 1 次，7～10 天为 1 个疗程。

（4）倍他司汀（培他定）　有较强的扩张脑血管，改善脑血液循环，提高脑血流量的作用。尤其对椎-基底动脉系统扩张作用更强。常用量 4～8mg，每日 3 次，口服。

（5）碳酸氢钠　可使血液中二氧化碳浓度增高，造成代谢性碱血症而使血管扩张，增加脑血流量，改善脑缺血。常用量 5％碳酸氢钠 250ml 静脉滴注，每日 1 次，7～10 天为 1 个疗程。

（6）长春西汀　可使血管平滑肌松弛，增加脑血流量，降低血液黏稠度和抑制血小板聚集。常用量 5～10mg，每日 3 次，口服；或每次 10mg，每日 3 次，以生理盐水稀释静滴。

（7）地芬尼多（眩晕停）　可增加椎-基底动脉血流量，调整前庭神经异常冲动。每次 25～50mg，每日 3 次，口服。

如何选择脑卒中的治疗药物?

目前，预防和治疗脑卒中的中药、西药物种类繁多，同时还有针灸、手术、介入等各类无创或有创方法，为脑卒中的有效治疗和预防提供了多种途径。但另一方面，面对太多选择也令人难以选择。面对各种广告和推销，怎样才能选出相对较好的药物和其他治疗方法而不被误导呢？为此，我们向大家介绍一些共同和基本的原则，希望对患者和医生选择治疗方法都有所帮助。

什么是好的治疗方法呢？我们认为有效、安全、经济和使用方便的药物或其他手段就是好的疗法。能满足上述四个方面的疗法是最理想的疗法。但如果一种疗法不能全部满足四个条件，那么疗效和安全性就是需要考虑的最重要的因素，即应选择利大于弊的疗法。如果有潜在疗效但还不能充分肯定，安全性就是最重要的因素。下面参考循证医学原则分别介绍怎样根据四个因素选择疗法。

（1）有效性　怎样才是有效的，应遵循科学研究证据并结合临床经验来判断疗效，而不是只根据个人的观点和看法。患者和亲属应该到正规的医院在医生指导下用药。不要轻信广告和推销，因为有些商业行为常常用词不实而过分夸大疗效，并回避副作用或其他不利因素（报喜不报忧）。

（2）安全性　很多药物或疗法都有或轻或重的副作用或风险性。在选择时要充分考虑。但也应该明白，完全没有副作用的药物或疗法几乎是不存在的，并非只要有副作用就不敢用了，关键是看副作用是否可以耐受，应该判断疗效和风险比例大小，以确定是否值得去冒一定的风险来获得某种疗效。如果某疗法发生副作用的机会很低，且不严重，疗效很显著就值得选用。但对创伤性疗法，例如手术和介入疗法的选择应向医生仔细了解其风险和效益的大小，慎重做出决定。

（3）价格　每种治疗方法或药物的价格差异可能较大，但并非价钱越贵，效果越好。在个体化选择治疗药物或疗法时，需同时考虑患者的经济承受能力。

（4）使用是否方便　使用方便的药物可增加服药的依从性从而保证药物发挥应有的作用，特别是需要长期使用的预防性药物。例如，每天一次口服的降压药或抗血小板药比每天口服 2 次或 3 次更方便；口服药比输液更方便等。

总的原则是应定期复查血常规，并在医生的指导下合理用药。

循证医学研究显示，更多的脑卒中药物为有潜在疗效但当前证据尚欠充分。例如市面上很多具有改善血流或神经保护机制的西药及活血化瘀的中药或中成药。用或不用这些药物当前尚无从证明是否恰当。对这类药物其选用原则为：根据当前可得到的最好证据及个体病情，选用人体研究相对较多且未显示有害证据的药物。除考虑其潜在的效果外，还要充分考虑副作用、经济承受能力、易使用性和患者及亲属的意愿等问题。

『专家提示』　　　　脑卒中找上门，用药三个"不"

脑卒中以后，该选什么药？这是患者及家属都十分关心的问题。临床实践发现，脑卒中是否再发，很大程度与服药习惯有关。然而，究竟怎么服药？如何服用？我们总结成三个"不"原则。

1. 不中途停药

脑卒中的患者，若能及时获得有效的治疗，绝大部分能度过急性期（危险期）。此后，再经过1～3个月的治疗，患者可基本痊愈，大多数人可不留或仅留轻微的后遗症，从此转入恢复期。恢复期普遍较长，一般需要3～6个月。期间，若患者症状如半身不遂、言语不清、口角歪斜等，经半年治疗仍不能恢复，则变成所谓的脑卒中后遗症。为了减少后遗症的发生，患者在这一年内就要坚持用药及进行康复治疗。但一年以后呢，是否可以不用药？回答是否定的。根据临床资料统计，脑卒中在第一年内的复发率为25%～30%；第二年为17%～20%；第三年为20%～23%；第四年为15%～18%；而到了第五年，则为5%～9%。由此可见，脑卒中患者的服药时间，最好坚持至少五年。如此，复发率可明显降低。

2. 不自己选中成药

从预防脑卒中复发和治疗后遗症的角度上，比较一致地认为，中药制剂能起到良好的效果。尤其是近年来，中药制剂不断发展，市场上出现大量的中成药，药物种类很多，但患者却不能轻易自行挑选。原因在于，中医的精华在于辨证施治、分证论治。脑卒中属于本虚标实证，重点在于虚与淤。在急性期（发病的时候）以祛瘀为主，治疗宜活血化瘀；其效果已基本得到肯定，也是目前采用最多的疗法。但进入恢复期的患者就不一样，多以虚证为主，故治疗上就变成以补虚、益气、活血、育阴、熄风等为主。而每一种中成药的作用均有侧重，这一点，并非患者所能辨别。患者在不懂得自己的病症也不太了解药物作用的情况下，就要避免自己挑选，而应该先咨询中医，让中医师根据病情和体质等有辨证论治，如此才能发挥药物的最佳效果，也能尽量避免错选药物的危害。

3. 不奢望"特效药"

不少脑卒中患者及家属求愈心切，总想找到一种或几种特效药，希望使用后能在短期内获得康复，或有效地防止复发。也有些人认为，进口药、贵重药就是好药、特效药，结果不惜一切代价给患者使用；有的人，则片面地听信广告。这样不仅达不到预期效果，而且可能对身体不利。其实，就脑卒中患者而言，由于发病因素非常复杂，如高血压病、血脂异常、高血糖等，都属于慢性疾病，决定了脑卒中的治疗也是一个漫长的过程。患者不但要治疗脑卒中，还应控制血压、血糖，调节血脂和降低血液黏度等。如此，才能有效预防二次脑卒中和治疗脑卒中后遗症。

第11章　治疗脑卒中的常用中药

中药在缺血性脑卒中的作用有哪些？

中药在缺血性脑卒中的作用越来越引起人们的重视，单味的人参、西洋参、党参、山药、甘草、丹参、白术、川芎嗪、黄芪、灵芝等具有活血化瘀、通脉活络、抑制血小板聚集、改善微循环、降低血黏度的功效，都能极好的清除自由基，提高细胞超氧化物歧化酶（SOD）活性，改善脑组织神经元在脑缺血再灌注后的结构破坏。

从三七中提取的三七总皂苷被认为使用三七皂苷后可有效降低脑缺血再灌注时脑梗死体积，明显减轻脑缺血区血脑屏障破坏的程度。银杏叶提取物可直接发挥抗氧化作用，可清除由于缺血组织所产生过量的自由基，抑制脂质过氧化反应，兼有SOD作用，能分解超氧阴离子，并具有稳定细胞膜的作用。葛根素具有扩张脑血管，改善微循环，降低血液黏滞度，以及抗氧化、抗氧自由基、抗神经细胞凋亡作用，经多重途径起到脑保护作用。

缺血性脑卒中的常用中成药有哪些？

常用的中成药有血塞通注射液、川芎嗪注射液、葛根素注射液、丹红注射液、苦碟子注射液、银杏达莫注射液、疏血通注射液等。

治疗脑卒中后口眼歪斜的偏方验方有哪些？

（1）全蝎粉

组成：全蝎 25g。

用法：将全蝎研成细末，每日 2 次。每服 0.5g，用开水或薄荷 10g 煎汤送服。

功用：祛风通络开窍。

（2）远志竹沥丸

组成：远志 60g，天南星 30g，天麻 50g，附子 25g。

用法：研成细末，以竹沥汁调和，做成丸药，每次 10g，每日 3 次。

功用：祛风化痰通络。

治疗气虚血滞，脉络瘀阻型半身不遂的偏方验方有哪些？

（1）凤仙花酒

组成：白凤仙花 60g，丹参 50g，泽兰 40g，黄酒 1000ml。

用法：放入黄酒中，浸泡 1 个月，每次 10ml，每日 2 次。

功用：通经活络。

（2）防风黄芪丸

组成：防风 150g，炙黄芪 120g，蜈蚣 20 条，秦艽 40g。

用法：一同研细，加入适量蜂蜜，制成丸剂，每次 8～12g，每日 3 次。

功用：补气活血，通经活络。

治疗肝阳上亢，脉络瘀阻型半身不遂的偏方验方有哪些？

豨莶草丸

组成：豨莶草若干。

用法：将其晒干研末，炼蜜为丸，每日 2 次，每次 12g。

功用：祛风通络。

治疗风痰阻络型言语不利的偏方验方有哪些？

菖蒲全蝎汤

组成：附子 10g，石菖蒲 12g，远志、天麻各 10g，全蝎 15g，羌活、天南星各 10g，木香 6g，甘草 5g。

用法：水煎服，每日 1 剂，1 日 2 次。

功用：祛风豁痰，宣通窍络。

治疗肾虚精亏型言语不利的偏方验方有哪些？

地黄饮子加减方

组成：熟地 12g，巴戟天、五味子各 10g，肉桂 6g，附子、菖蒲各 9g，远志 12g。

用法：水煎服，每日 1 剂，分 2 次服。

功用：补肾阳，益肾阴，化痰通络。

治疗肝阳上亢，痰邪阻窍型言语不利的偏方验方有哪些？

益肾化化痰汤

组成：熟地、枸杞子、山茱萸各 12g，橘红 10g，半夏 9g，茯苓 15g，石菖蒲 10g，郁金 12g，丹参、赤芍各 15g，鲜荷叶 10g。

用法：水煎服，每日 1 剂，早晚 2 次分服。

功用：益肾填精，平肝清热化痰。

脑卒中后活动不利，治疗骨节疼痛的偏方有哪些？

对于肾阳亏虚之脑卒中手足活动不利，骨节疼痛，肌肉麻木，活动不利，腰膝酸痛，不能仰俯，腿脚肿胀者可以选用虎骨乌蛇酒。

组成：石斛、天麻、川芎、淫羊藿（仙灵脾）、五加皮、牛膝、肉（桂心）、当归、牛蒡子、杜仲、制附子各 20g，狗骨（涂酥炙黄）32g，乌梢（微炒）、茵陈、狗脊、丹参各 20g，川椒（去闭口者微炒出汗）25g，好酒 1500ml。

用法：将药共捣碎细，酒浸瓮中密封，7 天后饮用。每日 1 小杯，不计时候温饮，令常有酒力相续。

功用：补肾阳，强腰膝，祛风通络。

第12章　各种脑卒中的治疗

短暂性脑缺血发作的治疗目的是什么？

短暂性脑缺血发作为反复发作性临床综合征，发作期间可出现明显的局限性脑功能障碍表现。从而影响患者的生活质量和工作能力，不同程度地削弱患者的社会适应能力。如果不能及时控制，大约三分之一的患者可能最后导致脑梗死，如果及时治疗则预后良好。治疗的目的是消除病因、减少及预防复发、保护脑功能。

短暂性脑缺血发作的病因治疗是什么？

对于有明确病因者应尽可能针对病因治疗，如高血压病患者应严格控制血压，使血压＜140/90mmHg，糖尿病患者伴高血压病者血压宜控制在更低水平（血压＜130/85mmHg）；有效地控制糖尿病、高脂血症（使胆固醇＜6.0mmol/L，低密度脂蛋白胆固醇＜2.6mmol/L）、血液系统疾病、心律失常等也很重要。对颈动脉有明显动脉粥样硬化斑、狭窄（＞70%）或血栓形成，影响了脑内供血并有反复短暂性脑缺血发作者，可行颈动脉内膜剥离术、血栓内膜切除术、颅内外动脉吻合术或血管内介入治疗等。

短暂性脑缺血发作的药物治疗有哪些？

（1）抗血小板聚集药　可减少微栓子的发生，减少短暂性脑缺血发作复发。可以选用阿司匹林（ASA）100～325mg/d，晚餐后服用；噻氯匹定125～250mg，1～2次/天，或氯吡格雷75mg/d，可单独应用或与双嘧达莫联合应用。这些药物宜长期服用，治疗期间应监测临床疗效和不良反应。

（2）抗凝药物　用于心源性栓子引起短暂性脑缺血发作、预防短暂性脑缺血发作复发，特别是颈内动脉系统短暂性脑缺血发作较抗血小板药物效果好；对渐进性、反复发作和一过性黑矇的短暂性脑缺血发作可起预防卒中的作用。可选用低分子肝素4000～5000IU，2次/天，连用7～10日。腹壁皮下注射，较安全。也可用华法林6～12mg，每晚1次，口服，3～5日改为2～6mg维持，剂量调整至每晨凝血酶原时间为对照组 1.5 倍或国际标准化比值为 3.0～4.0，用药 4～6 周后逐渐减量停药。

（3）溶栓治疗　对频繁发作的短暂性脑缺血发作被认为有微栓子存在，临床症状持续 1h 以上不缓解，或是脑梗死前期表现，应用溶栓药物对预防血栓形成起到了较好的效果。常用药物有重组组织型纤溶酶原激活物或尿激酶。

（4）降低纤维蛋白酶原治疗　降低纤维蛋白酶则可降低纤维蛋白原的浓度，降低血黏度。高纤维蛋白原血症可选用降低纤维蛋白酶原药改善高凝状态，对短暂性脑缺血发作的预防和治疗有一定作用。

（5）其他　包括中医中药，如丹参、川芎、红花等单方或复方制剂，以及血管扩张药（如脉栓通或烟酸占替诺静脉滴注、罂粟碱口服）、扩容药物（如右旋糖酐-40）。

（6）脑保护治疗　对频繁发作的短暂性脑缺血发作，神经影像学检查显示有缺血或脑梗死病灶者，可给予钙通道阻滞药〔如尼莫地平、氟桂利嗪（西比灵、奥力保克）〕脑保护治疗。

脑血栓形成的研究热点和难点是什么？

脑血栓形成是脑梗死最常见的类型，约占全部脑梗死的 60%。在各种原因引起的血管壁病变基础上，脑动脉主干或分支动脉粥样硬化和血栓形成导致管腔狭窄、闭塞，引起急性脑局部血流减少供血中断，使脑组织缺血、缺氧性坏死，出现局灶性神经系统症状和体征。脑卒中的超早期治疗和脑保护治疗仍是目前临床研究的热点，进展性脑卒中在临床上比较多见，其发病率约为脑卒中患者的 30%，发生机制欠清楚，因素复杂，控制较难，由于尚无有效的治疗方法，是脑血管病治疗的难点。

『专家提示』　　　　脑组织缺血、缺氧损伤

脑组织对缺血、缺氧性损伤非常敏感。脑血流中断 30s 就会发生脑代谢改变，1min 后神经元功能活动停止，超过 5min 即可造成脑组织死亡，再灌注可加重损伤。因此，脑缺血超早期治疗时间窗一般不超过 6h。对脑卒中做到早发现、早联系住院、早治疗对患者的预后有着关键的意义。

脑血栓形成的对症治疗有哪些？

主要为对症治疗，包括维持生命体征和处理并发症。主要针对以下情况进行处理。

(1) 血压　处理原则：①积极平稳控制过高血压；②防止降压过低、过快；③严密监测血压变化，尤其是在降压的过程中；④降压宜缓慢进行，急速大幅度降压易加重脑灌注不足，导致脑缺血加重；⑤降压要个体化治疗，要根据患者的基础血压、脑血管狭窄程度、对降压药物的敏感性及合并症等；⑥要维持降血压效果的平稳性；⑦降血压过程中，应注意保护靶器官。

急性期血压升高通常不需要特殊处理，除非收缩压＞220mmHg或舒张压＞120mmHg及平均动脉压＞130mmHg。即使有降压治疗指征，也需慎重降压，首选容易静滴和对脑血管影响小的药物（如拉内洛尔、尼卡地平等），最好使用微量输液泵，避免血压降得过低。避免舌下含服钙通道阻滞药（如硝苯地平）。否则不应在脑卒中发生后立即积极治疗高血压（主要指最初24h）。有高血压病史且正在服用降压药物者，如病情平稳，可于脑卒中24h后开始恢复使用降压药物。一般在脑卒中后2周再继续或开始高血压治疗。如果出现持续性低血压，需积极寻找和处理原因，必要时补充血容量和增加心排血量，如上述措施无效必要时可应用升压药。

(2) 吸氧和通气支持　轻症、无低氧血症的脑卒中患者无需常规吸氧，合并低氧血症患者（血氧饱和度低于92％或血气分析提示缺氧），应给予吸氧，对脑干卒中和大面积梗死等病情危重患者或有气道受累者，需要气道支持（气管插管或气管切开）和辅助通气。

(3) 血糖　应常规检查血糖，脑卒中急性期高血糖较常见，可以是原有糖尿病的表现或应激反应。当超过11.1mmol/L时应立即予以胰岛素治疗，将血糖控制在8.3mmol/L以下。偶有发生低血糖，可用10％～20％的葡萄糖口服或注射纠正。

(4) 发热　主要源于下丘脑体温调节中枢受损、并发感染或吸收热、脱水。体温升高可以增加脑代谢耗氧及自由基产生，从而增加脑卒中患者病死率及致残率。对中枢性发热患者，应以物理降温为主（冰帽、冰毯或乙醇擦浴），必要时予以人工亚冬眠。如存在感染应给予抗生素治疗。

(5) 脑水肿与颅内压增高　多见于大面积梗死，是急性重症脑梗死的常见并发症，是死亡的主要原因之一。脑水肿常于发病后3～5天达高峰。治疗目标是降低颅内压、维持足够脑灌注和预防脑疝发生。处理：卧床，避免和处理引起高颅压的因素，可应用20％甘露醇125～250ml/次，静脉滴注，6～8h 1次；可酌情同时应用甘油果糖250～500ml/次，静脉滴注，1～2次/日；还可用注射用七叶皂苷钠和白蛋白辅助治疗。

(6) 深静脉血栓形成　高龄、严重瘫痪和心房颤动均增加深静脉血栓形成的危险性，同时深静脉血栓形成增加了发生肺栓塞的风险。应鼓励患者尽早活动，下肢抬高，避免下肢静脉输液（尤其是瘫痪侧）。对有发生深静脉血栓形成和肺栓塞风险的患者可预防性药物治疗，首先低分子肝素4000IU皮下注射，1～2次/日；对

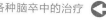

发生近端深静脉血栓形成、抗凝治疗症状无缓解都应给予溶栓治疗。

（7）心脏监测和心脏病变处理　脑卒中合并的心脏损伤是脑心综合征的表现之一，主要包括急性心肌缺血、心肌梗死、心律失常及心力衰竭。急性期脑卒中应密切观察心脏情况，必要时进行动态心电监测和心肌酶谱检查，及时发现心脏损伤，并及时治疗。措施包括：减轻心脏负荷，慎用增加心脏负担的药物，注意输液速度及输液量，对高龄患者或原有心脏病患者甘露醇用量减半或改用其他脱水药积极处理心肌缺血、心肌梗死、心律失常或心力衰竭等心脏损伤。

急性脑梗死静脉溶栓治疗的目的是什么？

静脉溶栓是目前恢复血流最重要的措施。其目的是挽救缺血半暗带，通过溶栓，使闭塞的脑动脉再通，恢复梗死区的血液供应，防止缺血脑组织发生不可逆的损伤。溶栓的治疗时机是疗效的关键。

急性脑梗死静脉溶栓治疗的适应证有哪些？

（1）年龄 18～80 岁。

（2）发病 3h 以内者用重组人组织型纤溶酶原激活物或发病 4.5～6h 以内者用尿激酶。

（3）脑功能损害的体征持续存在超过 1h，且比较严重。

（4）头颅 CT 已排除颅内出血，且无早期大面积脑梗死影像学改变。

（5）患者或其家属签署静脉溶栓知情同意书。

急性脑梗死静脉溶栓治疗的禁忌证有哪些？

（1）CT 证实颅内出血。

（2）神经功能障碍非常轻微或迅速改善。

（3）伴有明确癫痫发作。

（4）既往有颅内出血，包括可疑蛛网膜下腔出血、动静脉畸形或颅内动脉瘤病史。

（5）最近 3 个月内有颅内手术、头外伤或脑卒中史；最近 3 周内有消化道、泌尿系等内脏器官活动性出血史；最近 2 周内进行过大的外科手术史；最近 7 天内有腰穿或动脉穿刺史。

（6）有明显出血倾向：血小板计数$<100\times10^9/L$；48h 内接受肝素治疗并且活化部分凝血酶时间高于正常值上限；近期接受抗凝治疗（如华法林）并且国际标准化比值>1.7。

（7）严重心、肝、肾功能不全或严重糖尿病患者，血糖$<2.7mmol/L$，收缩压$>180mmHg$ 或舒张压$>100mmHg$ 或需要积极的降压来达到要求范围。

（8）CT 显示低密度$>1/3$ 大脑中动脉供血区（大脑中动脉区脑梗死患者）。

(9) 妊娠。

(10) 不合作者。

常用的静脉溶栓药物有哪些?

(1) 尿激酶　常用 100 万～150 万 IU 加入 0.9％氯化钠 100～200ml，持续静滴 30min，用药其间严密监测。

(2) 重组人组织型纤溶酶原激活物　一次用量 0.9mg/kg，最大剂量＜90mg，先予 10％的剂量静脉推注，其余剂量在约 60min 内持续静脉滴注。用药期间及用药 24h 内应严密监测和控制血压。

静脉溶栓的并发症有哪些?

(1) 脑梗死病灶继发出血或身体其他部位出血　尿激酶是非选择性纤维蛋白溶解剂，使血栓及血浆内纤溶酶原均被激活，故有诱发出血的潜在危险，用药后应监测凝血时间及凝血酶原时间。

(2) 致命的再灌注损伤及脑组织水肿也是溶栓治疗的潜在危险。

(3) 溶栓后再闭塞　再闭塞率可达 10％～20％，机制不清楚。

『专家提示』　　在时间窗内得到溶栓治疗就可以痊愈吗?

有些人认为在时间窗内得到溶栓治疗就可以痊愈。这种认识是错误的。对每一个个体而言，相对救治时间延误者比在有效时间窗内得到救治的疗效要好得多，但预后与个人具体发病情况、年龄以及合并疾病等多种因素相关。

急性脑梗死动脉溶栓治疗的目的是什么?

对大脑中动脉等大动脉闭塞引起的严重脑卒中患者，如果发病时间在 6h 内（椎-基底动脉血栓可适当放宽治疗时间窗），经慎重选择后可进行动脉溶栓治疗。

急性脑梗死动脉溶栓治疗的药物有哪些?

常用药物为尿激酶和重组人组织型纤溶酶原激活物，与静脉溶栓相比，可减少用药剂量，需要在数字减影血管造影的监测下进行。

急性脑梗死动脉溶栓治疗的适应证、禁忌证及并发症有哪些?

动脉溶栓的适应证、禁忌证及并发症与静脉溶栓基本相同。

脑血栓形成的特殊治疗有哪些?

(1) 抗血小板聚集治疗 不符合溶栓适应证且无禁忌证的缺血性脑卒中患者应在 48h 之内尽早给予抗血小板聚集治疗,可降低病死率和复发率。常用抗血小板聚集剂包括阿司匹林 $150\sim325mg/d$ 或氯吡格雷 $75mg/d$。溶栓治疗者,应在溶栓 24h 后开始给予抗血小板药物。

(2) 抗凝治疗 目的在于防止血栓扩展和新血栓形成。常用的药物有肝素、低分子肝素及华法林等。可用于进展性脑卒中、溶栓治疗后短期应用防止再闭塞,一般不推荐急性缺血性脑卒中后急性期应用抗凝药物来预防脑卒中复发、阻止病情恶化或改善预后。但对于长期卧床,特别是合并高凝状态有形成深静脉血栓和肺栓塞的趋势者,可以使用低分子肝素预防治疗。对于心房颤动的患者可以应用华法林治疗。治疗期间应监测凝血时间和凝血酶原时间,还须备有维生素 K、硫酸鱼精蛋白等拮抗药,以便处理可能的出血并发症。

(3) 降低纤维蛋白原 很多研究显示脑梗死急性期血浆纤维蛋白原和血黏度增高,蛇毒酶制剂通过降解血中纤维蛋白原,增强纤溶系统活性,抑制血栓形成,对于高纤维蛋白血症,可选用降纤治疗,应严格掌握适应证和禁忌证,降低纤维蛋白原药物有降纤酶、巴曲酶、安克洛酶等。但缺乏肯定有效的临床证据,使用中应注意出血并发症。

(4) 脑保护治疗 目的是在缺血瀑布启动前超早期针对自由基损伤、细胞内钙离子超载、兴奋性氨基酸毒性作用、代谢性细胞酸中毒和磷脂代谢障碍等进行联合治疗。脑保护剂包括自由基清除剂(过氧化物歧化酶、维生素 E 和维生素 C、甘露醇、激素如 21-氨基类固醇、巴比妥类等)、阿片受体阻断药、电压门控性钙通道阻滞药、兴奋性氨基酸受体阻滞药和镁离子等,可通过降低脑代谢、干预缺血引发细胞毒性机制减轻缺血性脑损伤。依达拉奉是一种抗氧化剂和自由基清除剂,能改善急性脑梗死的功能结局并安全。胞磷胆碱是一种细胞膜稳定剂。

(5) 扩容 脑梗死急性期缺血区血管呈麻痹状态及过度灌流,对一般缺血性脑卒中患者,血管扩张药可导致脑内盗血及加重脑水肿,不推荐扩容或扩血管治疗。对于低血压或脑血流低灌注所致的急性脑梗死如分水岭梗死可酌情考虑扩容,但应注意可能加重脑水肿、心功能衰竭等并发症,此类患者不推荐使用扩血管治疗。

(6) 其他 神经细胞营养剂包括三类:影响能量代谢,如三磷腺苷、细胞色素 C、胞磷胆碱、辅酶 A、辅酶 Q_{10} 等;影响氨基酸及多肽类,如 γ-氨基丁酸、脑蛋白水解物注射液、小牛血去蛋白提取物注射液等;影响神经递质及受体,如溴隐亭等。最新的临床及实验研究证明,脑卒中急性期不宜使用影响能量代谢的药物,可使本已缺血缺氧的脑细胞耗氧增加,加重脑缺氧及脑水肿,应在脑卒中亚急性期(病后 2～4 周)使用。I 类新药有丁苯酞和人尿激肽原酶(尤瑞克林)。几项评价急性脑梗死患者口服丁苯酞的多中心研究显示:丁苯酞治疗组改善神经功能缺损和生活能力评分较安慰组对照组明显改善，安全性好。评价急性脑梗死患者静脉使用人尿激肽原酶的多中心研究显示：尤瑞克林治疗组的功能结局较安慰组明显改善并安全。

（7）中药制剂　临床中应用丹参、川芎、三七和葛根素等，以通过活血化瘀改善脑梗死症状，中医药治疗很有应用前景，但目前尚缺乏大规模临床试验证据。

脑栓塞的治疗有哪些？

（1）一般治疗　与脑血栓形成相同：颈内动脉或大脑中动脉栓塞导致大面积脑梗死，引起严重脑水肿和继发脑疝，小脑梗死易发生脑疝，应积极脱水、降颅压治疗，必要时去颅瓣减压术。心房颤动者可用抗心律失常药物；心源性脑栓塞发病后数小时内用血管扩张药罂粟碱、烟酸占替诺（600～900mg）静脉滴注。

（2）抗凝治疗　对心房颤动或有心源性栓子、动脉夹层或高度狭窄患者，可用肝素或低分子肝素预防再栓塞，定期监测凝血功能并调整剂量。

腔隙性脑梗死的治疗有哪些？

由于 CT 和 MRI 的普及应用，有人统计腔隙性脑梗死发病率相当高，占脑梗死的 20%～30%。凡脑深部穿通动脉闭塞引起的脑梗死，经巨噬细胞吞噬作用使留下梗死灶直径小于 1.5～2cm 者，称为腔隙性脑梗死。该病预后良好，病死率及致残率较低，但易复发。

目前尚无有效的治疗方法。

（1）有效控制高血压和脑动脉粥样硬化可减少腔隙性脑梗死的可能性，是预防本病的关键。

（2）没有证据表明抗凝治疗会带来任何益处，阿司匹林效果也不确定，但由于这些治疗发生严重并发症风险较低，故也经常应用。

（3）其他可适当应用扩血管药物如复方三维亚油酸等增加脑组织血液供应，促进神经功能恢复；应用钙通道阻滞药如尼莫地平、盐酸氟桂利嗪等减少血管痉挛，改善脑血液循环，降低腔隙性脑梗死的复发率。

（4）活血化瘀类中药对神经功能恢复可有所裨益。

（5）控制吸烟、糖尿病和高血脂症等可干预危险因素。

脑出血的治疗原则是什么？

治疗原则为安静卧床、脱水降颅压、调整血压、防治继续出血、加强护理防治并发症，减轻血肿造成的继发性损害，促进神经功能恢复以挽救生命，降低病死率、残疾率和减少复发。患者出血量不多，神经功能损害较轻，或者患者一般情况较差不能手术治疗的患者可选择内科非手术治疗。

脑出血的一般治疗是什么？

一般卧床休息 2～4 周，给患者营造安静的环境，避免室内喧哗。减少对患者的不良刺激，有利于稳定患者的血压及颅内压，减少再出血。清除患者烦躁不安的原因，应先查找是否有不良刺激，如颅内高压所致的头痛、膀胱胀满、高血压、体位不适、床铺不适等。排除了以上原因导致的烦躁不安，患者仍然烦躁则可用镇静药治疗。可适当用地西泮、苯巴比妥类、氯丙嗪等药物，但剂量不宜太大，以免影响对意识状态的观察，慎用吗啡类药物以免抑制呼吸。

如何控制脑出血患者的高血压？

高血压可导致脑出血的发生。控制高血压至正常的上线或稍高于正常，可大大减少再次脑出血的危险。若血压被降为患者平时血压以下，则会发生脑血流减少，导致脑梗死。因此血压不宜降得过低，应参考原来的血压水平。选用适当的降压药，使血压逐渐下降到脑出血前原有水平或稍高水平。多选择静脉给药途径，可选用硝酸甘油注射液 5～10mg 或硝普钠注射液 50mg 用 5％葡萄糖液 250ml 稀释缓慢静滴或用微量泵缓缓泵入，每 15min 或半小时监测一次血压，根据血压高低来控制降压药的滴速，直至血压降至收缩压正常的上线或稍高于正常。一般将收缩压（即高压）控制在 130～150mmHg。急性期亦不主张降血压降低得太快。

『专家提示』　　　**治疗脑出血应遵循的原则**

（1）脑出血患者不要急于降血压，因为脑出血后的血压升高是对颅内压升高的一种反射性自我调节，应先降颅内压，再根据血压情况决定是否进行降血压治疗。

（2）血压≥200/110mmHg 时，在降稳降血压治疗，使血压维持在略高于发病前水平或在 118/105mmHg 左右；收缩压在 170～200mmHg 或舒张压 100～110mmHg，暂时尚可；不必使用降压药，先脱水降颅内压，并严密观察血压情况，必要时再用降压药。血压降低幅度不宜过大，否则可能造成脑低灌注。收缩压＜165mmHg 或舒张压＜95mmHg，不需要进行降血压治疗。

（3）血压过低者应进行升压治疗，以保持脑灌注压。

如何保持脑出血患者的呼吸道通畅，预防肺部感染？

脑出血患者多数有意识障碍，极易出现舌后坠，同时口腔、咽喉、气管内分泌物亦较多，不易排出，呼吸道不通畅，容易缺氧而发生肺部感染危及生命。脑出血昏迷患者预防肺部感染成为治疗脑出血过程中不可缺少的救治措施。保持侧卧位，可防止呕吐物倒吸入气管加重肺部感染；及时吸痰清除呼吸道分泌物，七叶皂苷钠药物控制肺部静脉渗出，吸氧，预防性应用抗生素、支持营养等综合治疗方能起效。一部分患者肺部感染重，血氧饱和度长时间低于90%，经上述综合措施不能纠正缺氧，则需行气管切开来控制肺部感染。

如何控制脑出血患者的脑水肿？

急性脑出血常伴有不同程度的脑水肿，脑水肿在5～7天内达高峰，可引起脑疝危及生命，故积极控制脑水肿，降低颅内压是治疗脑出血的重中之重。方案如下：①20%甘露醇250ml静脉滴注，30min内滴完，视病情每6～8h一次。由于脑水肿达高峰后还持续3～5天，所以甘露醇用量宜在发病后的12～14天开始减量，3～5天后停用。②利尿药：常与脱水药合并使用增强降颅压效果。一般用呋塞米20～40mg静脉滴注，每日2～3次，连用3～5天。副作用易致低钾，应注意纠正。

脑出血患者是否不用或少用止血药？

虽然一般认为脑内出血难以用药物治疗制止，但对点状出血、渗血，特别是并发消化道出血时，或伴有凝血障碍和出血倾向时，止血药物可能发挥一定的作用，故临床上脑出血患者可适当使用。如氨甲苯酸、卡巴克络等。现代研究认为：血凝酶是引发和加重脑水肿的主要原因。盲目地应用止血药有使动脉硬化发生缺血性脑卒中或心肌梗死的危险，且有加重脑水肿，发生脑疝危及生命可能。因此应根据情况判断是否需用止血药物。

如何保持脑出血患者的营养、水电解质、酸碱平衡？

昏迷禁食的成年患者每日静脉补液不可过多过快，每日摄入量不超过2500ml，其中0.9%氯化钠500ml，并发心脏病、心功能差者液体入量应限制在1500ml。按化验指标调整水电解质和酸碱平衡。48h后可鼻饲流质，并补充各种维生素、矿物质、蛋白、脂肪、碳水化合物（从米面中获取）。鼻饲管应每周更换一次，以防引起食管炎。

如何积极防治脑出血的并发症？

脑出血患者的并发症多，如肺部感染、尿路感染、中枢性呼吸衰竭、褥疮、消化道出血、心律失常、肾功能衰竭等，在积极抢救的同时，注意发现和及时治疗这些并发症。24h后头颅CT常规复查，目的在于早期发现有无再出血及再出血的量，及时调整治疗策略。复查理由是24h内再出血概率极高。应遵循"早复查，早发现，早治疗"的原则。

急性期蛛网膜下腔出血的治疗目的是什么？

急性期治疗的目的是防治再出血，降低颅内压，防治继发性脑血管痉挛，减少并发症，寻找出血原因、治疗原发病和预防复发。

如何保持蛛网膜下腔出血患者的生命体征稳定？

蛛网膜下腔出血确诊后有条件应争取监护治疗，密切监测生命体征和神经系统体征的变化；保持气道通畅，维持稳定的呼吸、循环系统功能。

如何降低蛛网膜下腔出血患者的颅内压？

适当限制液体入量、防止低钠血症、过度换气等都有助于降低颅内压。临床上主要是用脱水剂，常用的有甘露醇、呋塞米、甘油果糖或甘油氯化钠，也可以酌情选用白蛋白。若伴发的脑内血肿体积较大时，应尽早手术清除血肿，降低颅内压以抢救生命。

如何纠正蛛网膜下腔出血患者的水、电解质平衡紊乱？

注意液体出入量平衡。适当补液补钠、调整饮食和静脉补液中晶体胶体的比例可以有效地预防低钠血症。低钾血症也较常见，及时纠正可以避免引起或加重心律失常。

蛛网膜下腔出血患者如何对症治疗？

烦躁者予镇静药，头痛予镇痛药，注意慎用阿司匹林等可能影响凝血功能的非甾体消炎药物或吗啡、盐酸哌替啶等可能影响呼吸功能的药物。痫性发作时可以短期采用抗癫痫药物如地西泮、卡马西平或者丙戊酸钠。

如何加强护理蛛网膜下腔出血患者？

就地诊治，卧床休息，减少探视，避免声光刺激。给予高纤维、高能量饮食，保持尿便通畅。意识障碍者可予鼻胃管，小心鼻饲慎防窒息和吸入性肺炎。尿潴留者留置导尿，注意预防尿路感染。采取勤翻身、肢体被动活动、气垫床等措施预防褥疮、肺不张和深静脉血栓形成等并发症。如果数字减影血管造影检查证实不是颅内动脉瘤引起的，或者颅内动脉瘤已行手术夹闭或介入栓塞术，没有再出血危险的可以适当缩短卧床时间。

『专家提示』　　　　　如何应对肺炎及肺水肿？

约5.6％脑卒中患者合并肺炎。误吸是脑卒中合并肺炎的主要原因。意识障碍、吞咽困难是导致误吸的主要危险因素，其他危险因素包括呕吐、不活动等。肺炎是脑卒中患者死亡的主要原因之一。发病第1个月，脑卒中合并肺炎约增加3倍的病死率。急性脑卒中可并发急性肺水肿。神经源性肺水肿见于30％～70％重症蛛网膜下腔出血和脑出血患者，偶可见于脑梗死患者。

早期识别和处理脑卒中患者的吞咽和误吸问题，对预防吸入性肺炎有显著作用。许多脑卒中患者存在亚临床误吸，有误吸危险时应考虑暂时禁食。吞咽困难的患者可通过鼻饲预防吸入性肺炎。鼻饲前需清除咽部分泌物。有分泌物和呕吐物时应立即处理，防止误吸和窒息。患者应采用适当的体位，保持呼吸道通畅，使发生呼吸道并发症的危险性降到最低。一般可采用侧卧位，平卧位时头应偏向一侧，以防止舌后坠和分泌物阻塞呼吸道。经常改变在床上的体位，定时翻身和拍背，加强康复活动，是防治肺炎的重要措施。

肺炎的治疗主要包括呼吸支持（如氧疗）和抗生素治疗。药物敏感试验有助于抗生素的选择。

神经源性肺水肿应针对原发的脑卒中进行病因治疗，以降低颅内压和保护脑细胞为主要手段。一般对症治疗主要包括面罩吸氧、静脉注射吗啡（1～5mg，每日1～2次）和呋塞米（0.5～1.0mg/kg）等措施。如果低氧血症严重或二氧化碳明显潴留，则需要行气管插管术和辅助通气。

如何防治蛛网膜下腔出血患者再出血？

（1）安静休息　绝对卧床4～6周，镇静、镇痛，避免用力和情绪刺激。

（2）调控血压　去除疼痛等诱因后，如果平均动脉压＞125mmHg或收缩压＞180mmHg，可在血压监测下使用短效降压药物使血压下降，保持血压稳定在正常或者起病前水平。可选用钙离子通道阻滞药、β受体阻滞药或血管紧张素转换酶抑制药类等。

（3）抗纤溶药物　目前对止血药在蛛网膜下腔出血治疗的作用仍有争论。一般认为，抗纤溶药物能减少50％以上再出血。但抗纤溶可促使脑血栓形成，延缓蛛网膜下隙中血块的吸收，易诱发缺血性神经系统并发症和脑积水等，抵消其治疗作用。因此，对早期手术夹闭动脉瘤者，术后可不必应用止血药。对延期手术或不能手术者，应用止血药，以防止再出血。但在有妊娠、深静脉血栓形成、肺动脉栓塞等时为禁忌证。常用氨基己酸，初次剂量4～6g溶于100ml 0.9％氯化钠或者5％

葡萄糖中静滴（15～30min）后一般维持静滴 1g/h，12～24g/d，使用 2～3 周或到手术前，也可用卡巴克络或氨甲环酸。抗纤溶治疗可以降低再出血的发生率，但同时也增加脑血管痉挛和脑梗死的发生率，建议同时使用钙通道阻滞药。

如何防治蛛网膜下腔出血患者脑动脉痉挛及脑缺血？

（1）维持正常血压和血容量　血压偏高给予降压治疗；在动脉瘤处理后，血压偏低者，首先应去除诱因如减量或停止脱水和降压药物；予胶体溶液（白蛋白、血浆等）扩容升压；必要时使用升压药物，如多巴胺静脉滴注。

（2）早期使用尼莫地平　常用剂量为 10～20mg/d，静脉滴注 1mg/h，共 10～14 天，注意其低血压的副作用。

（3）腰穿放脑脊液或脑脊液置换术　多年来即有人应用此等方法，但缺乏多中心、随机、对照研究。在早期（起病后 1～3 天）行脑脊液置换可能有利于预防脑血管痉挛，减轻后遗症状。剧烈头痛、烦躁等严重脑膜刺激征的患者，可考虑酌情选用。注意有诱发颅内感染、再出血及脑疝的危险。

如何防治蛛网膜下腔出血患者的脑积水？

轻度的急、慢性脑积水都应先行药物治疗，给予醋氮酰胺等药物减少脑脊液分泌，酌情选用甘露醇、呋塞米等。

哪些脑出血适合采用内科非手术治疗？

患者出血量不多，神经功能损害较轻，或者患者一般情况较差不能耐受手术治疗，可选择内科治疗。内科非手术治疗的原则：脱水降颅压、减轻脑水肿、调整血压、防止再出血、减轻血肿造成的继发性损害、促进神经功能恢复、防止并发症。

（1）一般治疗　安静休息，一般绝对卧床休息 2～4 周。保持呼吸道通畅，防止舌后坠，必要时可行气管切开，有意识障碍、血氧饱和度下降的患者应吸氧。危重患者应予以心电监测，进行体温、血压、呼吸等生命体征的监测。

（2）控制血压　脑出血患者血压会反射性升高，而过高的血压会引起出血继续增加，过低的血压又会影响脑组织的正常血供，所以对于脑出血患者，应该选用较为有效的降压药物将血压控制在发病之前的基础血压水平。

（3）控制脑水肿，降低颅内压　颅内压升高可引起患者明显的症状，如恶心、呕吐等，严重者还会引起脑疝以危及生命。所以降低颅内压控制脑水肿是脑出血治疗的主要措施，发病早期可用甘露醇脱水，并辅助以呋塞米进行脱水，同时注意监测患者肾功能，注意复查血电解质情况防止水电解质紊乱。

（4）预防并发症　可预防性使用抗生素以及降低胃酸分泌的药物，以防止肺部感染及上消化道应激性溃疡的发生。早期可行胃肠减压一可观察是否存在应激性溃疡，二可减轻患者胃肠道麻痹引起的腹胀，避免胃内容物因呕吐而发生吸入性肺炎。

为什么要注意治疗脑卒中并发症？

脑卒中发病后，可导致多种临床并发症，加之患者往往年纪较大，多数有高血压、糖尿病、冠心病等慢性病史，有时治疗上一些药物使用不当也可能产生一定的不良反应，极易合并心、肺、肾等脏器功能障碍，这些并发症如不及时处理，常可导致病情的加重甚至死亡，亦影响日后神经功能的康复，因此，脑卒中并发症的处理恰当与否，是否及时在很大程度上影响患者的神经功能的康复和生活质量的提高。

总之，急性脑卒中患者可有潜在的各系统的并发症，必须早期认识并及时有效地处理这些并发症，以降低其发病率和病死率。

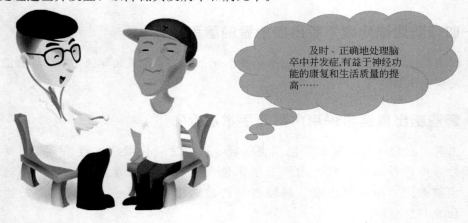

及时、正确地处理脑卒中并发症，有益于神经功能的康复和生活质量的提高……

如何处理脑卒中发热？

发热是临床上最常见的症状之一，主要因素有 4 个方面：

（1）感染性发热，包括呼吸道感染、泌尿道感染、褥疮和血栓性静脉炎。

（2）中枢性发热，多因病变累及丘脑下部所致。

（3）脱水热。

（4）吸收热。

防治措施：

（1）加强护理，积极预防导致感染的三大并发症。

（2）抗感染，及时合理给予足量有效的抗菌药物。

（3）合理使用脱水剂，对中枢性发热的防治尤其有效。

（4）有效降温，以物理降温为主，慎用解热药，必要时可用亚低温疗法。

如何处理脑卒中消化系统并发症？

（1）消化道出血　应激性溃疡和消化道出血是脑卒中的常见并发症。消化道出血常与脑卒中的严重程度有关。其原因认为主要是与脑卒中后下丘脑及脑干功能受损有关；另外，与大量使用肾上腺皮质激素、溶栓治疗、胃管损伤等有关。

防治措施：

① 减轻脑损害，积极治疗原发病。

② 积极保护胃肠道，合理应用制酸药、胃黏膜保护剂，慎用肾上腺皮质激素。

③ 合理使用止血药。

④ 加强支持治疗，必要时输血。

⑤ 必要时内镜下止血或外科手术治疗。

（2）呕吐和呃逆　持续且顽固的呕吐应警惕有无颅后窝或腹部的病变存在，呕吐时使患者侧卧，防止呕吐物吸入气管和肺内。顽固性呃逆患者应怀疑膈肌附近的刺激性病变、累及延髓呼吸中枢的颅后窝病变以及脱水、氮质血症等，处理可予以氯丙嗪、甲氧氯普胺或奋乃静予以对症治疗。

如何处理脑卒中循环系统并发症？

（1）脑-心综合征　脑卒中累及下丘脑、脑干及边缘系统所引起的类似心肌缺血、心肌梗死、心律失常或心力衰竭，称为脑-心综合征。主要表现为心电图改变，脑部病变好转后异常心电图亦随之好转。

防治措施：

① 进行心电检查和监护，及时鉴别和处理心源性或脑源性心电异常。

② 及早保护心脏，加强心肌的保护治疗，特别注意甘露醇的应用和纠正电解质紊乱。

（2）肺栓塞及深静脉血栓形成　肺栓塞与深静脉血栓形成有关，是脑卒中的常见并发症。临床上深静脉血栓形成的发生率可高达60%，多在脑卒中第1周内即可发生，而合并肺栓塞的患者为10%～30%。

防治措施：应鼓励患者尽早活动，给患肢多行主动、被动活动，防止血液浓缩，穿紧身裤袜。缺血性脑卒中可早期使用抗凝血药预防血栓形成，一旦血栓形成必要时给予溶栓治疗。出血性脑卒中患者不能抗凝治疗时则应使用下肢静脉腔滤过器。高龄、严重瘫痪和心房颤动均增加深静脉血栓形成的危险性，同时深静脉血栓形成增加了发生肺栓塞的风险。

如何处理脑卒中呼吸系统并发症？

（1）肺部感染　脑卒中患者容易发生呼吸道、肺部感染，可导致病情加重，是脑卒中后最常见的死亡原因之一。合并肺部感染与意识障碍、长期卧床、肺淤血、吞咽困难、呛入或误入食物和上呼吸道分泌物等因素有关。

防治措施：

① 患者应采用适当的体位，早期评估和处理吞咽障碍和误吸的问题；经常翻身拍背，鼓励患者用力咳嗽。

② 避免着凉，必要时雾化吸入预防肺部感染。

③ 一旦发现肺部感染及时应用抗菌药物。

④ 进软质食物，进食水宜慢，防吸入气管。

（2）肺水肿　偶见于大面积脑梗死患者，主要是由于交感神经介质的大量释放而致体循环高压和急性心肌损害，引起急性左心衰竭；输液过快、脑卒中后继发抗利尿激素的不适当分泌皆可成为肺水肿的原因，必须紧急处理，保持呼吸道通畅，高流量吸氧，同时应用强心、利尿药。

如何处理脑卒中高渗性昏迷？

脑卒中患者可出现应激性血糖增高，这是由于脑损害导致血皮质醇、儿茶酚胺和生长激素等明显升高，诱发了糖异生，降低了糖原利用，当血糖≥33.3mmol/L，血浆渗透压≥350mmol/L 时即可出现高渗性昏迷，血糖越高，脑卒中的死亡机会越大。

防治措施：

① 减轻脑损害及其所致的应激反应，积极治疗原发病。

② 注意及时调整补液量，定期监测血浆渗透压。

③ 定期监测并及时有效的控制血糖，将血糖控制在 1～5mmol/L 为宜，必要时应用胰岛素治疗。

④ 纠正低钠血症。

如何处理脑卒中泌尿系统并发症？

（1）急性肾功能衰竭　脑血管病患者大多有慢性高血压病史，长期的高血压作用可以导致肾小动脉硬化，不同程度地使肾功能受损。使用脱水剂、血容量不足和应用某些肾毒性药物等多种因素的共同参与，可导致急性肾功能衰竭。

防治措施：

① 强调预防为主，防止脱水过度，注意补足血容量。

② 慎用或禁用肾毒性药物。

③ 加强营养，及时纠正水电解质紊乱和酸碱平衡失调。

④ 必要时予透析治疗。

（2）尿路感染　多见于女性患者，主要继发于尿失禁和留置导尿。临床表现为尿频、尿急、尿痛或尿失禁。应保持会阴清洁，鼓励患者自主排尿，尽可能避免插管和留置导尿，间歇导尿和酸化尿可减少尿路感染，导尿者严格无菌操作，一旦发生应及时根据细菌培养和药物敏感试验应用敏感抗生素。

（3）尿失禁　脑卒中后尿失禁有多种原因，常见的有旁中央小叶等排尿中枢受损，意识障碍患者，部分是由于表达障碍而膀胱功能障碍者。

防治措施：

① 加强护理，非意识障碍男性患者可使用阴茎套，也可局部热敷或按摩，尽量避免留置导尿。

② 意识障碍者应该留置导尿。

③ 加强护理，防止褥疮的发生。

④ 必要时应用抗生素防治泌尿系感染。

如何处理脑卒中症状性癫痫？

脑卒中后癫痫的发病率在 10％左右，可能与局部瘢痕形成有关，癫痫导致过量兴奋性氨基酸的释放，造成神经元继发性缺氧缺血，使神经功能障碍加重，病死率增加。脑卒中后急性期一般不使用预防性抗癫痫治疗，如有癫痫发作或癫痫持续状态时可给予相应处理。孤立发作一次或急性期痫样发作控制后不建议长期使用抗癫痫药物。脑卒中 2～3 个月后如发生癫痫，应进行长期抗癫痫治疗。

如何处理脑卒中肩-手综合征？

肩-手综合征是指脑卒中后 3 个月内瘫痪上肢的肩部及手指腕关节的疼痛、肿胀、活动受限等临床症状群，其发生机制可能与患肢反射性神经血管功能障碍有关，也有人认为额、颞、顶叶病灶易诱发此病。肩-手综合征多见于瘫痪严重的上肢，以患者肩胛区持续性疼痛和运动受限为首发症状，患侧上肢外展、外旋明显受限，继之出现手部疼痛和肿胀，手指屈曲受限，晚期肌肉可明显萎缩，手部关节挛缩畸形。

肩-手综合征治疗最有效的手段是早期预防，使患肢保持其功能位，加强患肢特别是多做肩部和手部的被动与主动活动，疼痛严重时可应用镇痛药。

如何处理脑卒中后吞咽困难？

吞咽困难是脑卒中后常见的并发症，吞咽困难与致残率和病死率的增高有关，脑卒中后存活 4～5 年的患者约 10％可有吞咽困难。脑卒中后吞咽困难大多与口咽功能障碍有关。

防治措施：

① 通过对舌或咽门进行机械刺激或通过冷、酸和电刺激增强吞咽前感觉冲动

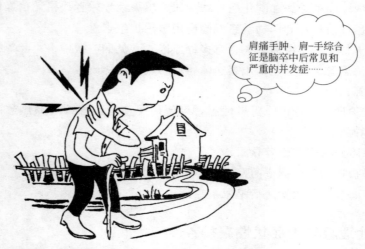

肩痛手肿、肩-手综合征是脑卒中后常见和严重的并发症……

的传入，可降低咽运动启动的阈值，缩短咽反应的延迟时间。

② 有试验提示，药物治疗（硝苯地平）可能有效，但需进一步研究。

③ 采取颏向下（颏内收）会厌向后，使咽部入口变窄，增强对气道的保护，对咽期延迟有一定的作用。

④ 必要时予以鼻胃管或鼻肠管 以保证患者的胃肠营养。

如何处理脑卒中后抑郁症？

脑卒中后有 30％～50％伴有不同程度的抑郁症，在病后 1 周至 2 年内皆可发生。表现为头痛、失眠、悲哀、沮丧、睡眠障碍、不安、思虑、失望甚或有自杀企图等。脑卒中后抑郁症的发生与额叶或左基底结等前部脑损害有明显联系。治疗上除心理治疗外，可选用丙咪嗪或阿米替林等抗抑郁药。

如何处理脑卒中电解质紊乱？

脑卒中合并电解质紊乱的原因很多，包括不恰当的补液与禁食，脱水剂及肾上腺皮质激素的应用，病变累及下丘脑致抗利尿激素分泌异常等，应及时化验电解质，发现电解质紊乱应及时予以纠正。

如何处理脑卒中多器官功能衰竭？

多器官功能衰竭是指两个以上脏器同时或相继发生功能衰竭，病死率可达70％以上。据统计，若仅一个脏器发生衰竭，死病率为 30％，两个则为 60％，三个可达 80％，四个则近乎 100％。

处理措施：

① 积极加强护理，对重要器官实行监护。

② 积极抗感染和抗休克治疗。

③ 加强营养支持，保证能量供应。

④ 积极防止脑部原发病的进一步进展，防治下丘脑及脑干功能障碍。

⑤ 严格掌握脱水剂、降压药物、肾上腺皮质激素等药物的应用指征，避免应用肾毒性药物。

⑥ 维持水、电解质和酸碱平衡，对防止多器官功能衰竭非常重要。

第13章　脑卒中的介入治疗

颈动脉狭窄的治疗原则是什么？

（1）对无症状性颈动脉狭窄患者一般不推荐手术治疗或血管内介入治疗，首选阿司匹林等抗血小板药和他汀类药物治疗。

（2）对于重度颈动脉狭窄（>70%）的患者，在有条件的地方可以考虑行颈动脉内膜切除术或血管内介入治疗术。

什么是颈动脉内膜剥脱术？

颈动脉内膜剥脱术（CEA）是将堵塞在颈动脉内的动脉粥样硬化斑块去除的外科操作过程。此手术可以改善或恢复缺血区域脑组织的血流，起到预防脑卒中或缓解脑卒中症状的作用。具体来说，是切除增厚的颈动脉内膜粥样硬化斑块，恢复大脑血供，消除栓子来源，预防由斑块脱落引起的脑卒中。该手术比较成熟，开展至今已有50多年历史。国际上已有多项研究证实了颈动脉内膜剥脱术的有效性。手术适应人群主要为颈动脉狭窄>70%的症状性患者，以及合并其他危险状况，且颈动脉狭窄>60%的无症状患者。

美国每年做颈动脉内膜切除术者约为10万人，颈动脉内膜切除术开展较早，可降低颈动脉狭窄的脑中风发生率。但它是开放性手术，创伤大，难度大。

什么是颈动脉血管成形和支架置入术？

颈动脉血管成形和支架置入术（图13-1）可作为颈动脉内膜剥脱术治疗的一种替代方法。

颈动脉支架置入术有哪些优点？

近十年来随着血管腔内介入技术的发展，颈动脉腔内成形、颈动脉支架置入技术日臻成熟，特别是脑保护技术的发展，为颈动脉支架技术提供了更加安全的条件。颈动脉支架技术是一种利用特殊器材通过血管腔在颈动脉的狭窄处放置金属支

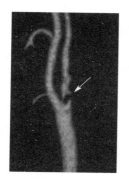
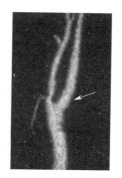

(a) 术前(箭头显示狭窄粗处)　　　　　(b) 术后(箭头显示管腔通畅)

图 13-1　颈动脉血管成形和支架置入术前后

架扩张和支撑狭窄部的微创治疗技术。它损伤小、操作方便、并发症少、效果与传统手术相当，是一种很有优势的治疗颈动脉狭窄、预防脑卒中的新技术。

　　通常在局麻下进行手术，术中患者完全清醒，在大腿根部穿刺股动脉做血管造影，用球囊导管扩张，再用支架输送导管将支架送至狭窄部位并释放，这样就完全恢复了颈动脉正常血流和解剖结构的完整性。具有微创性、疗效好和恢复快等特点。

　　该项技术的发展需要在有条件的医院进行，手术创伤小但技术要求高，医生需要接受过专业培训，同时需要一支专业的队伍和相应的医疗设备，以确保患者获得及时、安全和有效的诊治。

　　支架手术的优点：微创，容易被患者接受；局麻下进行，操作上相对简单；适合于危重患者；适合于外科手术难以到达的病变；在我国，这项技术开展时间较短，但很有前景。

颈动脉血管成形和支架置入术的适应证有哪些？

　　（1）无症状者，血管管径狭窄程度＞80％，有症状者（短暂性脑缺血发作或脑卒中发作），血管管径狭窄程度＞50％。

　　（2）血管管径狭窄程度＜50％，但有溃疡性斑块形成。

　　（3）某些肌纤维发育不良者，大动脉炎稳定期有局限性狭窄。

　　（4）放疗术后狭窄或内膜切除术后、支架置入术后再狭窄。

　　（5）急性动脉溶栓后残余狭窄。

　　（6）由于颈部肿瘤等压迫而导致的狭窄。

如何合理选择颈动脉内膜剥脱术、颈动脉血管成形和支架置入术？

颈动脉内膜剥脱术和颈动脉血管成形和支架置入术都是恢复颈动脉血流的很好

方法，两者各有利弊。一般来说，当狭窄病变位于颅外段手术可及的部位时，首选颈动脉内膜剥脱术。如果出现如下情况，应考虑采取颈动脉血管成形和支架置入术：①当狭窄病变位于颈部较高位置；②狭窄病变位于颅内段，通过手术方法无法达到；③病变位于手术可及的区域，但患者合并有严重的临床状况，不能耐受手术；④出现颈动脉内膜剥脱术后再狭窄。

（1）对于过去6个月内发生过短暂性脑缺血发作的患者，如果同侧无创性成像显示颈内动脉狭窄＞70％或导管血管造影显示狭窄＞50％，且围手术期并发症和死亡风险评估＜6％，则推荐行颈动脉内膜切除术治疗。颈动脉血管成形和支架置入术可作为颈动脉内膜剥脱术治疗的一种替代方法。血管内支架治疗目前应用较广泛，它主要的优势是对患者的创伤小，能同时处理多处狭窄病变，因而特别适合不能耐受或拒绝手术、手术后血管狭窄又复发、多支血管狭窄及狭窄部位手术无法抵达的患者。无早期血运重建禁忌证时，最好在2周内行颈动脉内膜剥脱术或颈动脉血管成形和支架置入术。如果管腔狭窄小于50％时，我们可以服用药物治疗，主要是阿司匹林和他汀类药物，这种疗法简称PAS疗法。此外，有短暂性脑缺血发作的患者，如突然的肢体无力、黑矇等，持续时间很短，或还没有出现任何脑卒中症状的患者，检查发现颈动脉狭窄在70％～99％，也适合接受颈动脉内膜剥脱术。

（2）在缺血性脑卒中的患者中，大约22％的缺血性脑卒中是由颅外段颈动脉狭窄或闭塞所致，作为最常见的原因之一，针对颈动脉狭窄的治疗非常重要。对于脑梗死患者，机械去栓治疗的时间窗为8h，一般在动脉溶栓无效时使用，也可合并其他血管内治疗包括经皮腔内血管成形术和血管内支架置入术等。血管内治疗是新近问世的技术，目前尚没有长期随访的大规模临床研究，故应慎重选择。

什么是脑动脉瘤？

脑动脉瘤可定义为颅内动脉壁上的脆弱部分向外膨出/扩张而形成的薄壁球状物。最常见于动脉分叉，尤其是大脑底动脉环。脑内动脉瘤破裂往往会引起严重的神经功能障碍，甚至危及生命，故而常被称为颅内的"定时炸弹"。动脉瘤破裂是脑出血最为常见、也是最具有致死性的病因。一般而言，动脉瘤确立诊断后，建议积极处理。

脑动脉瘤的治疗目的是什么？

脑动脉瘤的治疗目的是将动脉瘤隔绝在正常脑循环之外。

脑动脉瘤的治疗方法有哪些？

其治疗方法目前有两种：血管内介入治疗（动脉瘤栓塞术）和开颅手术（动脉瘤夹闭术）。

血管内介入治疗有哪些优点？

血管内介入治疗无需开颅和全身麻醉，对循环影响小，近年来已经广泛应用于颅内动脉瘤的治疗。术前须控制血压，使用尼莫地平预防血管痉挛，行数字减影血管造影检查确定动脉瘤部位及大小形态。在患者大腿根部穿刺血管，将很细的管子放到动脉瘤内，往动脉瘤内填入弹簧圈从而闭塞动脉瘤，达到治疗效果（图 13-2、图 13-3）。

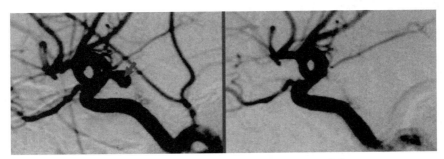

(a) 术前　　　　　　　　　　　　　　(b) 术后

图 13-2　动脉瘤介入治疗前后影像

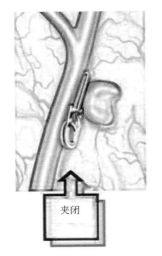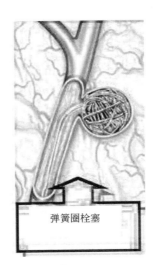

夹闭　　　　　　　　　　弹簧圈栓塞

图 13-3　动脉瘤介入治疗前后示意

血管内治疗的优点是手术时间短、不需要打开颅腔、康复快、且可同时治疗左右不同部位的多个动脉瘤。但缺点是花费较大，复发率相对较高，并且对某些需要放置支架辅助栓塞的患者，需要终身服用抗凝血药物。

介入手术的并发症在 10% 左右，主要包括栓塞不成功或复发、血栓形成或脑血管痉挛导致脑梗死、术中动脉瘤破裂、弹簧圈移位等，多数可以纠正或恢复。介入手术病死率仅 1% 左右。

什么是脑血管畸形？什么是颅内动静脉畸形？

脑血管畸形是脑血管先天性、非肿瘤性发育异常。颅内动静脉畸形是指脑血管发育障碍而引起的脑局部血管数量和结构异常，并对正常脑血流产生影响。其破裂出血主要表现为脑内出血或血肿。其多见于年轻人，得到确诊年龄平均为 20～40 岁。

颅内动静脉畸形的临床表现有哪些？

临床上有多种类型，其中以动静脉畸形多见，根据畸形血管团直径的大小，临床分为大、中、小型病变。多见于男性，青年多见。临床表现以畸形血管破裂出血为最常见症状，部分患者以癫痫为首发症状；由于"盗血"现象，局限性脑缺血可致脑萎缩，可存在智力减退、精神不正常。如出血严重，出现脑疝，如不及时救治，常可致死。

如何治疗颅内动静脉畸形？

颅内动静脉畸形有适应证者也可以采用介入治疗闭塞病变动脉。

第14章　脑卒中的外科治疗

为什么脑梗死患者要进行外科治疗？

常规内科药物治疗历来是治疗脑梗死的主要方法，对一部分大面积脑梗死的患者，虽经积极内科治疗，仍因颅高压而致病情进行性加重，若不及时进行外科手术治疗，患者会有生命危险，因此许多学者将此时进行的外科手术称为"救命"性手术。

脑梗死的手术方式主要有哪些？

手术方式主要为去骨瓣减压术。

脑梗死患者行去骨瓣减压术的适应证有哪些？

适应证：①幕上大面积脑梗死伴有严重脑水肿、占位效应和脑疝形成征象者，可行去骨瓣减压术；②小脑梗死使脑干受压导致病情恶化时，可行抽吸梗死小脑组织和颅后窝减压术以挽救患者生命。

为什么脑出血患者要进行外科治疗？

手术治疗能及时清除血肿，减轻血肿对周围脑组织的压迫，降低颅内压，使被挤压的脑组织及时复位，改善局部血液循环，使继发性脑水肿及脑缺氧状况减轻，尽最大努力地保证神经功能，减少或防止脑出血后一系列继发性病理变化，明显降低病死率，提高生存质量；随着外科技术的发展，中、重度脑出血采用手术治疗优于非手术治疗已成定论。

脑出血手术治疗的目的是什么？

手术的目的是消除血肿，降低颅内压，减轻脑组织受压，尽最大努力地保证神经功能，防止和减轻出血后的一系列继发性病理变化，阻断威胁生命的恶性循环。

脑出血手术治疗的适应证是什么?

由于对手术指征选择的不同,因此所获的治疗效果也不相同。

(1)病情分级:根据意识障碍程度并结合神经系统体征分为5级。

Ⅰ级:苏醒或嗜睡,伴有不同水平偏瘫及(或)失语。

Ⅱ级:嗜睡或朦胧,伴不同水平偏瘫及(或)失语。

Ⅲ级:浅昏迷,伴偏瘫、瞳孔等大。

Ⅳ级:昏迷伴偏瘫、瞳孔等大或不等大。

Ⅴ级:深昏迷,去大脑强直或四肢软瘫、瞳孔单侧或双侧散大。

综上所述,不管年龄大小及血肿部位的Ⅰ级患者,一般不需要手术治疗;Ⅴ级患者因病情危重,不能采取手术治疗;Ⅱ、Ⅲ级患者若一般情况较好、出血少,也可首选内科非手术治疗,根据病情变化再决定是否需手术治疗;Ⅲ、Ⅳ级患者是外科治疗的绝对适应证。

(2)部位:浅部出血应考虑手术,如皮质下、小脑出血。急性期脑干出血不考虑手术。

(3)出血量:大脑出血量>30ml,小脑出血量>10ml,可考虑手术。

(4)病情的演化:出血后病情停顿疾速,短时间内即进入深昏迷,提示出血量大,部位深,预后差,不适合手术。

(5)其他:如发病后血压过高(≥26.6/16kPa)、眼底出血、有严重心、肺、肾疾病患者,术后恢复艰难,效果差。此外关于非优势半球出血可恰当放宽手术指征;应用甘露醇或甘油果糖注射后病症明显改善可作为手术适应证的根据。

如何确定脑出血手术治疗的手术时机?

按发病后7h内为超早期,8~72h为早期,3天以上为延期。过去对手术机遇的选择争论较大,近年来手术机遇的选择多数手术者趋向于早期或超早期(出血后7h内),许多研讨证明高血压脑出血常在发病后20~30min构成血肿,6h后血肿四周发作水肿并逐步加剧,血肿压榨时间越长,四周脑组织不可逆损伤越严重,病死、病残率越高。因此在出血后6~7h如能及时进行血肿清除术,可使周围的脑组织所遭受的继发性损害降到最低程度。早期手术(出血后7~48h)和延期手术(出血48h后)虽能减少二次出血的发生率,但由于脑水肿已较严重,加上血肿本身释放的有害物质等因素导致脑组织损伤,使受压神经元恢复的可能性也小。高血压脑出血的手术时机选择在发病后6~24h较为理想,既能达到较好的手术疗效,又能减少术后再出血率。但如何解除血肿压迫,如何中断病理损害过程,是治疗首要考虑的问题。过分等待病情稳定,势必会使多数患者失掉手术机会,导致死亡或残废。

如何评价脑出血的不同手术治疗方法及其效果？

各种手术治疗方法各有其优缺点，手术方式的选择需要综合评价，目前还不能说何种手术方式更好，必须根据病情发展、意识状态、血肿情况、全身状况、手术时机等多方面的因素而决定。

（1）开颅血肿清除术 开颅血肿清除术为传统手术，可分为皮骨瓣成形开颅术及小骨窗血肿清除术。

开颅手术多用于出血部位不深，出血量大，中线移位严重，术前病情分级为Ⅲ级以上并已有脑疝形成但时间较短，且患者一般情况好，心、肺等重要脑器无严重功能障碍，能耐受手术的患者，其优点是在直视下彻底清除血肿及液化坏死的脑组织，止血满意，能达到立即减压的目的，如术前病情严重，脑水肿明显，术毕时颅压下降不明显，可继续行去骨瓣减压，以顺利渡过术后反应期。缺点是需全麻麻醉，具有一定的危险性，手术病死率较高，经济负担重。

改进的小骨窗（直径 2～3cm）血肿清除术的优点是可局麻下进行，对血肿周围正常脑组织损伤小，入颅快。缺点为视野小，深部血肿清除受限。多用于病情较轻，出血量不大的皮质下或壳核出血。

血肿量较少（25～59ml）者采取微小骨窗开颅血肿清除效果较好，而血肿量＞60ml 或者 CT 血肿不规则者，再出血可能性大及有脑疝形成者，宜选择大骨瓣血肿清除去骨瓣减压。

（2）微创手术 近年来，随着显微镜技术的发展，显微镜下脑内血肿清除术已取得较好的疗效，有逐渐取代大骨瓣开颅术的趋势，微创外科手术指征较前明显扩大。

① 穿刺抽吸血肿术：这种治疗方式适用于各部位脑出血，深部脑出血尤为适用，主要方法是 CT 导向立体定向血肿穿刺碎吸术，创伤小，操作简便，目前日益受到瞩目并被广泛采用，主要应用于基底节区、丘脑、脑叶及小脑出血，血肿较大者。对于患者一般情况差，有重要脏器功能障碍，不能耐受开颅手术的更为适合。作者认为与传统开颅手术比较，该手术具有创伤小，操作简单，术后并发症少，可减轻脑组织损伤、减轻患者致残率，改善患者预后及生存质量等优点。临床实践证实，首次穿刺如能吸出血肿总量的 60%～70%，即可达到减压目的，也可避免脑压波动过大及中线移位过快出现的损伤，残余血肿可通过置管、血腔内注入尿激酶或重组链激酶等进行溶解，以利于引流排出。

② 侧脑室穿刺引流术：高血压脑出血常可破入脑室，形成脑室内血肿，病情进展快，预后不好。病情恶化的原因是脑室内积血阻塞脑室系统，形成梗阻性脑积水，脑室急剧膨胀，颅内压迅速升高，脑疝形成，使下丘脑脑干受压损伤及脑深部结构破坏，引起高热、上消化道出血、呼吸循环功能障碍等多器官功能衰竭。因此，快速消除脑室内积血，解除压迫，阻断其恶性循环，是抢救

患者生命的关键所在，传统的开颅血肿清除术手术时间长，创伤大，病死率较高。目前多行锥（钻）颅脑室外引流，脑室内注入纤维蛋白溶解剂治疗，优点是手术简便，创伤小，可在局麻下操作，早期可迅速缓解梗阻性脑积水和清除部分血肿，缓解颅内高压，缓解早期脑疝，为后期治疗赢得时间，术后结合腰穿脑脊液置换治疗，明显改善预后。

脑出血手术后的处置有哪些？

与神经外科重症处置相同：①监测生命体征；②控制血压，血压过低超越脑血管自动调理的下限时，脑血流量将随脑灌注压降落呈线形减少，将招致脑缺血梗死，避免过高形成再出血；③控制颅内压增高，减少高颅压形成的继发性损伤；④预防和治疗并发症，坚持水电解质均衡，补充营养，增强护理等。术后最常见的并发症是肺部感染、消化道出血，当患者度过急性期后，可恰当给予高压氧、针灸治疗，逐渐进行言语、肢体功能的康复性治疗。

影响脑出血手术效果的因素有哪些？

（1）意识状态　患者术前意识状态是决定患者预后最重要的、也是被大家公认的因素，有无意识障碍及其程度，可直接反映脑实质受损情况。意识障碍越重，格拉斯哥（GCS）评分越低，预后越差。对意识障碍恶化的速度越快，预后越差，发病后即出现意识障碍或意识障碍进行性加重的患者，主张尽快手术，及时解除血肿对脑组织的压迫。术前出现脑疝，则预后更差，病死率大大增高，因为脑疝是颅内压极度升高的不良结果，所以应争取在脑疝出现前尽早手术，提高患者预后、提高存活质量。

（2）出血量、出血部位　是影响预后的很重要因素之一，出血部位尤其重要，这与脑的各部位功能不同有关。脑深部出血因其直接影响其重要结构，预后差，丘脑出血很差。出血量增加，血肿量大，中线移位明显，可使丘脑、脑干受到挤压，产生扭曲，移位越大，脑组织受机械性损伤及缺血缺氧的可能性越大，病死率越高。

（3）出血是否破入脑室　血肿未破入脑室者较破入脑室者预后好。血肿破入脑室后，可出现严重的脑血管痉挛，脑组织血供不足，可引起脑室系统梗阻、脑积水，压迫丘脑下部及脑干，引起高热、呼吸循环功能障碍等，使脑功能障碍进一步加重。能否及时解除梗阻，改善脑脊液循环降低颅高压，是决定预后的关键。及时行脑室穿刺脑脊液外引流术可明显改善患者的预后和降低患者的病死率，脑室外引流术可使积血排出体外，改善脑脊液的循环，降低血性脑脊液中致脑血管痉挛的物质，减少脑积水、癫痫等并发症的发生。

（4）年龄　高血压脑出血多发于50～70岁，此时患者一般状况差，机体抵抗能力、应激能力差，常伴有全身其他脏器疾病。一般情况下年龄越大，术后并发症越多越严重，预后越差，但不主张因为年龄大而放弃手术治疗，认为患者的临床病情分级才是决定是否手术的重要因素。

蛛网膜下腔出血的手术治疗方式有哪些？

确诊蛛网膜下腔出血之后，应尽早行脑血管造影或 CT 血管成像（CTA）检查明确病因，颅内动脉瘤破裂或血管畸形破裂出血，应尽快选择介入治疗或手术治疗。

蛛网膜下腔出血手术治疗的方式有脑室穿刺、脑脊液外引流术、脑脊液分流术、动脉瘤开颅手术和显微手术切除术。

蛛网膜下腔出血什么情况下采用脑室穿刺脑脊液外引流术？

脑脊液外引流术适用于蛛网膜下腔出血后脑室积血扩张或形成铸形，出现急性脑积水经内科治疗后症状仍进行性加剧，有意识障碍者；或患者年老、心、肺、肾等内脏严重功能障碍，不能耐受开颅手术者。紧急脑室穿刺外引流术可以降低颅内压、改善脑脊液循环，减少梗阻性脑积水和脑血管痉挛的发生，可使 50%～80% 的患者临床症状改善，引流术后尽快夹闭动脉瘤。可联合应用脑脊液外引流术脑脊液置换术。

蛛网膜下腔出血什么情况下采用脑脊液分流术？

慢性脑积水多数经内科治疗可逆转，如内科治疗无效或脑室脑脊液外引流效果不佳，CT 或 MRI 见脑室明显扩大者，要及时行脑脊液分流术，如脑室-心房或脑室-腹腔分流术，以防加重脑损害。

蛛网膜下腔出血什么情况下采用动脉瘤开颅术？

动脉瘤开颅手术需要综合考虑动脉瘤的复杂性、手术难易程度、患者临床情况的分级等以决定手术时机。包括动脉瘤的位置、形态、数目、大小、与周围组织和血管的关系、患者年龄、患者的一般情况、患者及家属的经济状况等。脑动脉瘤破裂的病死率近 70%。是临床最危重的疾病之一，仅非手术治疗的病死率仍在 50% 以上，因此有条件的医院和患者应当积极手术治疗（介入栓塞或开颅夹闭）。手术治疗的成功率在 95% 以上。

① 动脉瘤性蛛网膜下腔出血倾向于早期手术（3 天内）夹闭动脉瘤；一般 Hunt-Hess 分级≤Ⅲ级时多主张早期手术。Ⅳ、Ⅴ级患者经药物非手术治疗情况好转后可行延迟性手术（10～14 天）。

② 在脑组织之间的自然间隙分离脑组织，从血管外暴露动脉瘤，用一种特制

的夹子夹闭瘤颈（动脉瘤泡和脑血管连接的部位），这样脑血管中的血流就不会再进入动脉瘤，从而达到治疗的目的。这种方法历史悠久，随着显微神经外科手术技术的提高，疗效也在不断的提高。优点是如果动脉瘤夹闭完全，则复发率很低，对于合并有颅内较大血肿的患者也很合适，夹闭动脉瘤的同时可以进行血肿清除。缺点是需要打开颅腔，创伤相对较大，对开刀医师的要求也较高。

蛛网膜下腔出血什么情况下采用显微手术切除术？

对脑动静脉畸形反复出血者，年轻患者、病变范围局限和曾有出血史的患者首选显微手术切除术。

第 5 篇

预　防

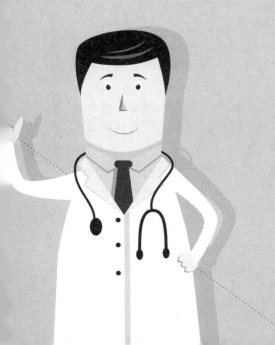

第15章

脑卒中的预防

脑卒中可以预防吗?

脑卒中是可以预防的!

由于脑卒中多起病急,发展快,病情重,若抢救不及时或措施不当,病情很快恶化,危及生命,治疗效果并非十分理想。所以预防脑卒中的发生比治疗脑卒中的意义更大。脑卒中的预防包括一级预防和二级预防。

什么是脑卒中的一级预防?

一级预防是指通过早期改变不健康的生活方式,积极主动地控制各种危险因素,降低人群发生脑卒中的危险,改善和消除危险因素,旨在降低无症状人群脑卒中的发生率或推迟患者的发病年龄。目前除了年龄、性别、种族和家庭遗传等危险因素不可干预外,已明确的脑卒中危险因素包括高血压病、糖尿病、高脂血症等,应予控制。

『专家提示』　　　　　偶尔漏服药没关系吗?

一些老年人由于记忆力差,常忘记服药,觉得漏服一两次没关系,其实这是非常危险的,有可能诱发脑卒中。建议服用降压药、降糖药、强心药等中老年患者,把它们分开包装,上面注明服用日期及早中晚服药的具体时间,或者把每日用药种类按时间写在一张纸上,贴在家中醒目处作为备忘录。工作繁忙的患者应备三套药,办公室、家里、手提包内各一套,随时提醒自己自己服药。

此外,还需戒烟、戒酒、控制体重、避免过度肥胖等。

什么是脑卒中的二级预防?

脑卒中的二级预防是指已经发生一次或多次脑卒中的患者通过寻找脑卒中事件发生的原因,治疗可逆性病因,纠正所有可干预的危险因素,以达到预防脑卒中再发的全部过程。研究表明：脑卒中后再次脑卒中的发生率很高。25％脑卒中幸存者在 2 年内再次脑卒中；5 年内 42％男性及 24％女性患者再次发病，70％～80％患者常因再次脑卒中导致严重的致残或死亡。二级预防包括控制血压、血糖、血脂、肥胖、抗血小板聚集、抗血凝、手术治疗、介入治疗以及改变生活方式等，其目的是预防或降低脑卒中患者再次发生脑中风的危险性。

国内外二十余年的研究证明，对脑卒中和其他血管意外的高危患者采用阿司匹林、降压、降脂的长期治疗，各自分别可使血管意外的发生率降低约 1/4，如果联合应用这些措施，其血管意外的发生率可降低达 2/3～3/4，加上戒烟、膳食和生活习惯的调节、少量饮酒、监测血糖或治疗糖尿病、减轻体重及加强锻炼等多种措施潜在的效果，预防血管意外的效益将更加显著。

（1）控制脑卒中的危险因素　　高血压、糖尿病、心脏瓣膜病、血液的高凝状态、高脂血症、高血小板聚集等目前均被视为脑卒中的独立危险因素，积极治疗相关疾病是二级预防的重要内容。对于高血压患者，应将血压控制在一个合理水平。因为血压过高，易使脑内微血管瘤及粥样硬化的小动脉破裂出血；而血压过低，脑供血不全，微循环淤滞时，易形成脑梗死。所以应防止引起血压急骤降低，脑血流缓慢，血黏度增加，以及血凝固性增高的各种因素。

『专家提示』　缺血性脑卒中后预防再发脑卒中常规使用的药物有哪些？

一般缺血性脑卒中（不伴心房颤动者）后预防再发脑卒中（二级预防），推荐常规使用降压药、他汀类降脂药物、抗血小板药物。

（1）降压药　　最重要的是要能很平稳地降低血压，减少血压大幅波动，可选用一天服用一次的降压药物［如氨氯地平（络活喜）等］。降压需要达标，如服用一种药效果不理想时，应该联合使用降压药，联合利尿药如吲达帕胺，联合血管紧张素转换酶抑制药（ACEI）如培哚普利等。

（2）他汀类降脂药物　　现已有充分的证据证实他汀类药［如阿托伐他汀（立普妥）等］可用于多数患者，可减少脑卒中患者的复发和患其他心血管病的危险。

（3）抗血小板药物　　首选阿司匹林或氯吡格雷，强调早期开展二级预防。也可选用阿司匹林＋双嘧达莫（潘生丁）缓释剂的复合制剂。

预防脑卒中用中成药好还是西药好？

很多患者出院时并不希望带太多的西药，认为吃太多的药对身体不好，因而过多地信赖中成药。其实对于像阿司匹林等抗血小板聚集药、他汀类等降脂药物经过大规模的临床验证对预防脑卒中有肯定的作用，具有循证医学的证据；中成药汲取了数千年中国中医理论的精华，对于改善脑循环亦有重要作用，所以也是可以运用的。

（2）改变不良生活习惯，保持健康的生活方式　改变不良生活习惯，适度的体育活动有益健康。避免不良嗜好，如吸烟、酗酒、暴饮、暴食。要以低脂肪低热量，低盐饮食为主，并要有足够优质的蛋白质、维生素、纤维素及微量元素。饮食过饱不利于健康，霉变的食品、咸鱼、冷食品，均不符合食品卫生的要求，要禁食。长期保持健康的生活方式将有助于降低脑卒中的发病率，特别是中年人群，由于工作压力大，应酬多，久坐的生活方式，烟酒过量及生活不规律等原因，极易造成高血压病、动脉粥样硬化，为以后的心脑血管疾病埋下病根。因此提倡良好的生活习惯，如规劝人们合理饮食，避免暴饮暴食，要避免饱食，饮食中宜低脂、低糖、低盐，多食富含维生素的蔬菜水果与蛋白质饮食等，适当补充钙剂，减少吃盐量，戒烟、酒，适当控制体重与动物脂肪摄入，加强体育锻炼，保持良好的身体素质，生活有规律，劳逸适度，保持心情舒畅，心理平衡。通过控制危险因素及保持健康的生活方式，75％的脑卒中是可以预防的。

（3）定期做神经系统体检　定期到医院检查血压、血脂、血糖、心电图、血黏稠度等，尤其是那些有过脑卒中先兆的患者及具有高血压病、动脉粥样硬化、糖尿病的患者，即使是自认为健康的中老年人，也应该定期根据医师的建议，选择必要的辅助检查和化验检查，及时发现。以免错失预防和早期治疗的良机。

（4）积极治疗短暂性脑缺血发作　短暂性脑出血发作为反复发作性临床综合征，发作期间可出现明显的局限性脑功能障碍表现，影响患者的生活质量和工作能力，不同程度地削弱患者的社会适应能力。由于部分短暂性脑出血发作患者的症状可以自行缓解，故容易被忽视，失去最好的治疗和预防机会。

一般认为：短暂性脑缺血发作后脑梗死发生率第1个月为4％～8％，第1年为12％～13％，在5年后达24.29％，第1个5年内每年的脑血管病的发生率为5.9％。患病后，患者对于疾病的预后极为担心，从而导致焦虑、多疑、抑郁等情感障碍。负性情绪可影响神经内分泌系统，加重心理状态的改变。

另外，短暂性脑缺血发作的预后与高龄体弱、高血压病、糖尿病、心脏病等均有关系，若不能及时控制，可能最后导致脑血管病发作，若及时治疗则预后良好。

针对短暂性脑缺血发作形式及病因采取不同的处理方法。偶尔发作或只发作1次在血压不太高的情况下可长期服用小剂量肠溶阿司匹林，或氯吡格雷。阿司匹林的应用时间视患者的具体情况而定，多数情况下需应用2～5年，如无明显副作用出现，可延长使用时间，如有致短暂性脑缺血发作的危险因素存在时，服用阿司匹林的时间应更长。同时应服用防止血管痉挛的药物，如尼莫地平，也可服用烟酸肌醇酯。

频繁发作即在短时间内反复多次发作的应作为神经科急症。发作频繁者如果得不到有效的控制，近期内发生脑梗死的可能性很大，应积极治疗，其治疗原则是综合治疗和个体化治疗。

（5）讲究精神心理卫生，许多脑梗死的发作，都与情绪激动有关。

（6）当气温骤变，气压、温度明显变化时，由于中老年人的特别是体弱多病者，多半不适应而患病，尤其是严寒和盛夏时老年人的适应能力差，免疫能力降低，发病率及病死率均比平时高，所以要特别小心。

如何把好预防脑卒中的"三条防线"？

美国有杂志报道，脑卒中发生的高危因素大致可包括有家族史、吸烟、心房颤动、高血压病、糖尿病、血脂异常、颈动脉狭窄和缺乏体力活动等。如果具备了上述一种甚至几种因素，那可能就是脑卒中的高危人群。

第一，干预生活方式。通过调整饮食结构，改变生活方式，防止高血压病、高脂血症、高血糖和动脉粥样硬化症状出现；对于有高危因素的中老年人，更应定期到医院检查，做好颈动脉筛查。

第二，若出现一过性头晕、头痛、口角歪斜、肢体麻木等症状，应尽快到医院就诊，积极治疗，避免发生脑梗死。

第三，一旦出现一过性黑矇，或曾有脑卒中发作，应尽早住院进行系统检查和治疗，变被动治疗为主动预防，防患于未然。

尽管脑卒中一般起病较急，发病时间只有数分钟或数小时，但其还是有其逐步发展演变的过程。在起病初期50%的患者会或多或少表现出一些异常情况，即出现一些有预兆的前驱表现，这些症状或综合征是预示脑血管疾病可能发生或即将来临的先兆。也称前驱症状或前驱综合征。这时如能仔细观察，就能及时发现异常，并到医院争分夺秒地进行治疗，从而控制疾病发展，避免严重后果。了解和掌握疾病早期信号，对疾病的早期发现、早期诊断治疗以及预防有重要意义。

为什么会出现脑梗死患者住院后"越治越重"的情况？

有些脑梗死患者发病后住院治疗过程中会出现"越治越重"的情况，患者及家属着急，甚至会对治疗产生怀疑。为什么已经开始积极治疗的前提下仍然会出现这种状况呢？主要原因如下：

脑梗死的临床分型中有一种类型称为进展性脑卒中，在最初发生缺血性脑卒中后神经功能缺失较轻微，临床症状较轻，但狭窄的血管腔使血流减速甚至停滞，进一步加重原有管腔的狭窄，甚至闭塞，局限性脑缺血、神经功能缺失症状逐渐进展，呈阶梯式加重，可持续6h至数天，最终导致梗死逐渐扩大，在临床上表现为呈症状渐进性加重趋势，患者表现为治疗过程中病情逐渐恶化，脑梗死的原发神经症状和体征加重，如出现肢体瘫痪加重、言语障碍加重、意识障碍加重等。进展性脑梗死是急性脑梗死中常见而严重的临床亚型，占全部脑梗死的 26%～43%。

此外，脑血管狭窄、高血压病、糖尿病、高脂血症及高纤维蛋白原血症、感染、发热以及低灌注与进展性脑卒中也有着密切关系。

在侧支循环不良的部位发生脑梗死后，如果这时血压降得太快太低，可加重这部分缺血，因此，提倡脑梗死急性期，如果血压不是太高，不应太过急于降压治疗，以保证足够的侧支循环血量。

糖尿病患者发生脑梗死时，高血糖和缺血缺氧，导致细胞内外酸中毒，加重局部脑细胞缺血，水肿和坏死，从而使半暗带区转化为不可逆损伤，糖尿病患者血浆糖蛋白、纤维蛋白原增高、血小板聚集性高、合并高脂血症导致血黏度增高，易造成临床症状加重。

颅内外血管闭塞是进展性脑梗死不可忽视的原因，大多数进展性脑梗死患者闭塞的动脉位于颈内动脉或大脑中动脉，动脉闭塞而侧支循环不良或根本无侧支循环，故出现临床症状加重。

高脂血症、纤维蛋白原增高可使血黏度增高，可促进血栓形成和扩展，高脂血症可加速动脉粥样硬化，加速大血管闭塞，可造成脑梗死的临床症状进一步加重。

综上所述进展性脑梗死的发生是多种因素，多种机制共同作用的结果。一旦患者发病后出现"走着进医院的，输液后原有症状更加重"的情况，也不要惊慌，应积极配合治疗，度过进展期。

脑梗死复发的常见原因有哪些？

（1）中断可靠的药物治疗 脑梗死的病理基础是动脉粥样硬化。在血栓消退后脑动脉粥样硬化并未消退，脑梗死仍然可能重新形成。所以，不能中断抗动脉粥样硬化、抗血栓形成药物对脑梗死病因的有效治疗。尤其是抗血小板药物如阿司匹林肠溶片（拜阿司匹林）及硫酸氯吡格雷，能够有效抗血小板聚集，能减少复发危险。

（2）降压过度 是诱发脑梗死的重要原因。因此，必须正确应用降压药。用药过程中要坚持定期测量血压，调节剂量，切不可自己随便加大剂量。

（3）劳累过度或休息不好 易引起血压波动或血流动力学发生改变，易引起脑梗死的形成。

（4）生活不规律 道理同劳累过度一样，是导致脑梗死复发的诱因之一。

（5）嗜烟 尼古丁可损害血管内膜，并能引起小血管收缩，管腔变窄，因而容易形成血栓。

（6）酗酒 大量饮用烈性酒，对血管有害无益。据调查，酗酒是引起脑梗死的诱因之一。

（7）暴怒或忧郁 情绪恶劣，尤其是暴怒或长期忧郁、焦虑，可引起血管神经调节失常，或导致脑血管收缩，是诱发脑梗死的重要诱因。

（8）寒冷刺激，季节变换　不仅可引起小血管收缩，还可引起血液黏稠度增加，易诱发脑梗死。

（9）高脂肪、高热量饮食　若连续长期进高脂肪、高热量饮食，可使血脂进一步增高，血液黏稠度增加，容易导致脑梗死复发。

（10）剧烈呕吐和腹泻引起的脱水　由于脱水可使血液黏稠度增高，因而，各种原因导致的脱水，都可以诱发脑梗死复发，患者及其家属应对此提高警惕，若出现脱水倾向应及早治疗。

『专家提示』　　　　正确认识脑梗死的治疗

脑梗死的治疗不能一概而论，应根据不同的病因、发病机制、临床类型、发病时间等确定针对性强的治疗方案，实施以分型、分期为核心的个体化治疗。在一般内科支持治疗的基础上，可酌情选用改善脑循环、脑保护、抗脑水肿降颅压等措施。通常按病程可分为急性期（1 个月），恢复期（2～6 个月）和后遗症期（6 个月以后）。重点是急性期的分型治疗，腔隙性脑梗死时不宜脱水，主要是改善循环；大、中梗死应积极抗脑水肿降颅压，防止脑疝形成。在＜6h 的时间窗内有适应证者可行溶栓治疗。

如何防治脑梗死复发？

脑梗死是"发病率高、病死率高、致残率高、复发率高、并发症多"的慢性疾病。目前我国脑梗死复发率高达 40%，很多患者频繁发生梗死，难以摆脱脑梗死的纠缠。脑梗死患者往往复发一次病情加重一次，甚至危及生命。对脑梗死患者而言，坚持科学合理的二级预防就是提高患者生存质量、降低高复发率的最有效措施。

（1）定期查体和咨询　患脑梗死后，患者应定时检查血压、心电图、血糖和血脂等，并根据自己的检查结果咨询神经内科医师，帮助解决遇见的各种问题。

（2）改变不良生活方式　彻底戒烟，控制饮酒量。男性脑梗死患者每天平均饮酒量不应超过 1 两，女性患者不应超过半两，当然能不饮酒则最好。

（3）控制体重　肥胖是脑梗死的危险因素。应通过控制饮食（尤其是高能量的食物）和体育锻炼控制体重。膳食营养要均衡，多吃蔬菜、水果和谷类食品，减少饱和脂肪酸和胆固醇的摄入；食盐摄入每天控制在 6g 以下。坚持锻炼能降低 20% 的复发危险，每天至少进行 30min 中度体力活动，例如散步、慢跑、太极拳、骑自行车等，每周 5～7 次。另外，调整自己的心态，正确对待自己和他人，尽量保持积极、豁达、轻松的心情。对于有抑郁倾向者应加用抗抑郁药物治疗。

（4）规范化给予二级预防的药物治疗　主要包括控制血压、血糖、血脂水平的药物治疗、坚持抗血小板药物治疗。

有过脑梗死的患者，一定要避免复发的诱因，坚持口服药物，适度活动，定期复查，预防该病复发。相信通过自身的努力，在医生的指导下脑梗死是可以治愈的。

怎样正确认识腔隙性脑梗死？

一是对腔隙性脑梗死的极端恐惧、紧张，自以为患上了非常严重的疾病，思想压力很大。实际上腔隙性脑梗死比脑出血和较大面积脑梗死的危险性要小，预后一般良好，经治疗后多数可在一至数周内好转或痊愈，甚至恢复正常工作、学习和生活。

二是因为症状轻微甚至无症状而被轻视，漠不关心，麻痹大意，不去治疗，如此类患者多次发生腔隙性脑梗死和多个小病灶的融合后，就有可能发展为多发性和较大的腔隙性脑梗死，导致病情逐渐加重或发展成为严重的脑梗死，引起持续性肢体麻木或瘫痪、吞咽或言语障碍等临床症状，甚至智力衰退和血管性痴呆等严重后果。反复的小梗死可是大麻烦、大问题。

三是关于发现腔隙性脑梗死的提示意义。多数情况下，腔隙性脑梗死并不预示一种严重的疾病即将到来，但有时候却是。医生们经常碰到这样的例子：在头颅CT上看到有个很小的腔隙性脑梗死，但进一步检查他的脑内血管和颈部血管，结果却非常严重，脑动脉的一支主干已经狭窄到快要闭塞的程度！如果这样的腔隙性脑梗死不进行强有力的治疗，后果可能会很严重。

『专家提示』　　腔隙性脑梗死一定都需要输液治疗吗？

由于腔隙性脑梗死早期的临床症状轻，患者自己往往不重视。然而，如果脑内逐渐出现广泛多灶性腔隙性梗死，使脑血流量减少，脑组织缺血缺氧，会形成广泛性的小的软化灶，导致智能减退。病情继续加重，呈阶梯式进展，便会发展为智力衰退。这就是通常所说的因脑血管性病变造成的血管性痴呆。所以，一旦出现腔隙性脑梗死症状或已确诊者，应积极治疗，但不一定都需要输液治疗，应该根据病情需要，控制病情发展，预防血管性痴呆的发生。

腔隙性脑梗死的预防策略是什么？

那么，既然腔隙性脑梗死这么不简单，如果发现了，应该怎么对付呢？有哪些预防策略呢？现在，医学对于这种疾病已经有了足够的认识，形成了一整套的诊疗体系。如果你在查体中发现了腔隙性脑梗死，应该尽快到值得信赖的脑血管病专科医师那里去就诊，他会安排一些评估检查，以了解腔隙性脑梗死的病情发展情况和有利于防治方案的及时调整；同时还应定期进行血压、血脂、血糖、同型半胱氨酸、尿酸、血液流变学和血小板计数等上述致病危险因素的检测，以提高预防效果。然后根据具体的情况，制订相应的治疗策略。不值得提倡：一发现腔隙性脑梗死就去输液。首先是治疗没有针对性，其次是没有连续性，再次是没有安全性。在生活上，应保持良好的心态平衡和健康的生活方式，注意劳逸结合，避免吸烟、酗酒，防止肥胖，坚持低盐和低脂饮食习惯等，这些都是积极预防和控制病情发展的重要措施。

脑血栓形成和脑栓塞是一个病？

　　脑血栓形成和脑栓塞都属于缺血性脑卒中，两者症状相似，常易混淆，但两者病因不同，不可混为一谈。

　　（1）脑血栓形成多发生在中年以后，起病缓慢，常于数十小时或数日内病情达到高峰。一般在发病前有先兆症状。而脑栓塞多见于 40 岁以下的青壮年，起病急骤，数秒钟至 2～3min，症状便全部出现，且多无前驱症状。

　　（2）脑血栓形成是由于脑血管自身的狭窄或闭塞，导致脑组织缺血、软化、坏死而产生偏瘫、失语等一系列中枢症状。而脑栓塞则是由于脑血管被血流中所带来的固体、气体、液体等栓子阻塞而引起，发病在脑内，病根却在脑外。

　　（3）脑血栓形成常在安静和睡眠状态下发病，醒来后发现自己不能随意活动或失语。脑栓塞发病前常有剧烈运动和情绪激动病史，突然发病。

　　（4）脑血栓形成多有动脉硬化、糖尿病等病史。脑栓塞既往病史多种多样，但主要见于术后、外伤等，心房颤动最常见。

　　（5）脑血栓形成以半身不遂和语言不利为主要症状，多无呕吐等。脑栓塞发病后常有头痛、呕吐、意识障碍、失语、偏瘫等临床表现。

为什么心房颤动的患者容易出现脑栓塞？

　　风湿性心脏瓣膜病或冠心病的患者可以出现心房颤动，在临床上容易发生脑栓塞，这是因为心房颤动时心房丧失收缩功能，血液容易在心房内淤滞而形成血栓，这种附壁血栓容易脱落形成栓子，脱落的栓子可随着血液至全身各处，导致脑栓塞（脑卒中、偏瘫）、肢体动脉栓塞（严重者甚至需要截肢）等。在不伴有其他疾病年龄小于 60 岁的心房颤动患者，脑卒中的年发生率为 1％左右，而在 60～75 岁以上患者，脑卒中的年发病率为 2％。如果伴有其他栓塞高危因素，则脑卒中的年发生率可达 4％。心房颤动患者脑卒中的高危因素包括以前有栓塞病史、高血压病、糖尿病、冠心病、心力衰竭、左心房扩大、年龄超过 65 岁等。

　　心房颤动患者应及时就诊，积极治疗，预防血栓栓塞和心力衰竭的发生。目前，我国的心房颤动患者已超过 1000 万，而且有逐年上升的趋势。心房颤动最大的危害是导致心脏内形成血栓，引发脑动脉栓塞，从而导致脑卒中。国内外的研究证实，60 岁以上的心房颤动患者其脑中风的发生率是无心房颤动患者的 6～8 倍。脑卒中具有较高的致残率和一定的病死率，且现阶段尚缺乏特效治疗。

所以，一定要提高对脑栓塞的认识，有心房颤动者一定要积极就医，预防脑栓塞。

换季节输液预防脑卒中有依据吗？

每到秋冬季节，一些有脑梗死病史的中老年人就会到医院要求输液，"疏通血管"以预防脑卒中再发，这种现象已持续多年，无论在大、中、小医院均是如此，目前医学界主流观点认为"输液预防脑梗死"不可取，而现实中换季输液现象却相当盛行。目前对于这一现象的主流态度是否定的，主要基于以下原因：

（1）输液预防脑梗死没有科学依据　患者预防性输液主要是采用一些活血化瘀、降低血液黏稠度、抗自由基及抗血小板聚集的药物，这些药物从理论上讲可能对防治脑血管病有一定作用，但是一个方案的可行性需得到循证医学的验证。目前"常规"输液预防方法尚没有得到科学、严谨、大规模的临床验证。

（2）输液增加感染机会和输液反应　输液是直接静脉给药，这就增加了发生感染和输液反应等（如发热、肺水肿、静脉炎、空气栓塞等）的机会。输液过程中，进入血管内的杂物可引发血液感染，造成血管内皮损伤，损伤之处可导致脂质沉积，使动脉粥样硬化，久而久之形成新的栓塞。

（3）输液不适宜作为二级预防措施　脑血管病的二级预防多需要长期乃至终生用药，输液只是一种暂时的给药方式，因而不适宜作为二级预防措施。

每年输两次液可以预防脑卒中？

脑卒中急性发作往往有生命危险。许多人为了预防脑卒中，坚持在每年春、秋换季时去医院输液，认为"输液能活血化瘀"，这样就不会出现脑血管意外。输液活血能预防脑卒中？

（1）输液预防不可靠　国内目前输液药物通常是中成药提取剂，如血栓通、血塞通、银杏叶制剂等，作用大同小异，主要在于改善血液流变学，以活血化瘀、减轻血液黏稠度为主。个别药物有轻微抗血小板聚集的作用，但作用非常有限。

从医学道理分析，这类中成药对改善脑供血有一定作用，如果患者有头晕、偏身麻木症状，输液对改善供血有一定帮助，头晕症状会随之减轻，但对预防脑卒中起不到有效作用。

从另一个角度分析，输液药物直接进入到血液，减少了口服药经胃肠道吸收环节，起效更快，但反之代谢也很快，输入体内的药物很快会代谢掉排出体外，一般患者要输十天到半个月，寄希望于十余天的药物在半年甚至一年都起效是毫无道理的。

（2）输液不当反而弊大于利　输液不仅起不到预防脑卒中的作用，反而还可能给身体带来风险。不少老年人稍事活动就气喘吁吁，实际已经处于慢性心功能不全状态，但自己并不知道。对正常人而言，输入 250ml 液体对身体影响不大，但对心功能不全的老年人来说，增加液体后会导致心力衰竭。如果输液时速度控制不好、速度过快很可能突发心力衰竭。另外，无论西药还是中成药，进入体内都要经过肝脏、肾脏的代谢，输液也会增加肾功能不全患者的负担。输液属于人为方式将药物注射到人体的血液循环系统，即便消毒措施再严格，理论上也存在感染的风险。临床上，因输液引发局部发生静脉炎的病例屡见不鲜，还有很多患者对药物本身或因中成药提纯不够出现输液反应，轻者，出现寒颤，重者，会发生喉头水肿导致呼吸困难甚至休克。

（3）预防脑卒中复发应从发病环节入手　想预防复发，关键要从脑卒中的发病环节入手，防止血小板聚集，并且及时干预脑卒中的高危因素。

脑血管病患者想要预防复发，医学上称为二级预防。这些脑卒中患者在就诊过程中对自身存在的危险因素一般都很明确，需要针对这些危险因素进行针对性治疗。医生首先评估危险因素的严重程度，即进行危险分层（属于高危、中危还是低危）。危险程度不同，血压、血糖、血脂要达到的预期目标值也各不相同。另外患者的治疗方案并非一成不变，需在医师指导下服药，并定期复查，根据生活方式、饮食习惯，血压、血糖值的改变及时调整。

怎样判断您的家人可能得了脑出血？

怎样判断是否得了脑出血了呢？当患者因情绪激动、用力等诱因，突发剧烈头痛、恶心呕吐、言语不清、小便失禁、肢体活动障碍和意识障碍、血压升高时，发生脑出血的可能性比较大。脑出血的症状与出血的部位、出血量、出血速度、血肿大小以及患者的一般情况等有关，位于非功能区的小量出血可以表现为头痛及轻度的神经功能障碍，而大量出血以及大脑深部出血、丘脑出血或者脑干出血等可致患者迅速昏迷，甚至在数小时及数日内死亡。典型的基底节区出血可出现突发肢体无力或麻木，语言不清或失语，意识障碍，双眼向出血一侧凝视，也可有剧烈疼痛，同时伴有恶心、呕吐、小便失禁症状；丘脑出血常破入脑室，患者有偏侧颜面和肢体感觉障碍，意识淡漠，反应迟钝；而脑桥小量出血时可有出血一侧的面瘫和对侧肢体瘫，而大量出血时可迅速出现意识障碍、四肢瘫痪、眼球固定，危及生命；小脑出血多表现为头痛、眩晕、呕吐、构音障碍等小脑体征，一般不出现典型的肢体瘫痪症状，血肿大量时可侵犯脑干，出现迅速昏迷、死亡。

脑出血后可以搬动患者吗？

脑出血是中老年人的多发病，它是因血压突然升高，致使脑内微血管破裂而引起的出血。在出血灶的部位，血液能直接压迫脑组织，使其周围发生脑水肿，重则继发脑移位、脑疝等危及生命。

脑出血较为典型的表现：一侧肢体突然麻木、无力或瘫痪，这时患者常会在毫无防备的情况下跌倒，或手中的物品突然掉地；同时，患者还会出现口角歪斜、流口水、语言含糊不清或失语，有的还有头痛、呕吐、视物模糊、意识障碍、大小便失禁等现象。患者发生脑出血后，家属应进行紧急救护。

（1）保持镇静并立即将患者平卧。千万不要急着将患者送往医院，以免路途震荡，可将其头偏向一侧，以防痰液、呕吐物吸入气管。

（2）迅速松解患者衣领和腰带，保持室内空气流通，天冷时注意保暖，天热时注意降温。

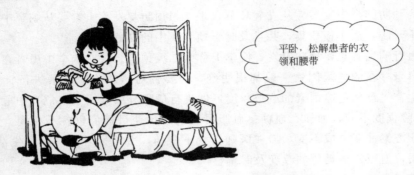

平卧，松解患者的衣领和腰带

（3）如果患者昏迷并发出强烈鼾声，表示其舌根已经后下坠，可用手帕或纱布包住患者舌头，轻轻向外拉出。

（4）可用冷毛巾覆盖患者头部，因血管在遇冷时收缩，可减少出血量。

（5）患者大小便失禁时，应就地处理，不可随意移动患者身体，以防脑出血加重。

（6）在患者病情稳定送往医院途中，车辆应尽量平稳行驶，以减少颠簸震动，同时将患者头部稍稍抬高，与地面保持 20°角，并随时注意病情变化。

如何预防脑出血？

预防脑出血，要从以下几个方面做起：

（1）积极控制高血压　必须长期、有效、积极地控制血压。因为，高血压病是发生脑出血的重要原因，70%～80%的脑出血是由高血压病引起的。高血压病是终身性疾病要终身服药。血压反复反弹极易导致血管破裂，发生脑出血。

（2）积极治疗易引起脑出血的原发病　糖尿病所致的脂代谢异常易发生动脉粥样硬化，糖尿病患者动脉粥样硬化的患病率比无糖尿病患者高两倍。另外，高脂血症，特别是低密度脂蛋白的增高，是引起动脉粥样硬化的危险因素，纠正高脂血症可明显降低脑血管病的危险。

（3）保持良好的精神情绪　保持良好的心态，保持乐观情绪，避免过于激动，做到心境平静，减少烦恼，悲喜勿过，淡泊名利，知足常乐。当精神紧张、情绪不稳定或激动时，血压会突然升高，从而诱发脑出血。当中老年人在生活中遇到外界的不良刺激时，要避免焦虑、烦躁、忧虑、悲伤等情绪波动，始终保持心境开阔、情绪乐观、幽默平和的心理状态，有助于调节大脑皮质的自主神经功能。

（4）增加自身保健意识　40 岁以上中年人应每年定期体检一次，及时发现高血压及糖尿病等。不要因为工作繁忙而遗漏，即使错过体检机会，也应及时补上，至少要测血压，做心脏、血脂和血糖化验等项检查。

（5）养成良好的生活习惯　饮食应低脂低盐低糖，少吃动物的内脏，多吃蔬菜水果豆制品，配适量瘦肉鱼蛋品。中老年人要做到生活起居规律有序。每日保持充足的睡眠，晚间不要长时间沉溺于电视、麻将、舞会等娱乐活动中，防止大脑皮质过度兴奋而影响睡眠。戒烟酒，常锻炼，动静相结合。中老年人可选择散步、体操、太极拳，这些活动对中老年人来说是一种极好的脑部软体操，是预防脑动脉粥样硬化、脑萎缩的药物所不可替代的好方法。

（6）预防便秘　要养成定时排便的良好习惯，防止因便秘、排便时腹腔压力过大，造成血压升高。大便燥结、排便用力不但腹压升高，也同时血压和颅内压上升，极易使脆弱的小血管破裂而引发脑出血，要预防便秘应多吃一些富含纤维的食物，如青菜、芹菜、韭菜及水果等，适当的运动及早晨起床前腹部自我保健按摩或服用适合的药物如麻仁丸、蜂蜜口服，外用甘油（开塞露），可有效防治便秘。

（7）防止劳累　体力劳动和脑力劳动不要过于劳累，超负荷工作可诱发脑出血。平时要尽量避免做猛然弯腰、低头、抬举重物等动作，尤其是有高血压病的老年人，防止脑部血流压力突然过高而发生脑出血。

（8）注意天气变化　冬天是脑卒中的好发季节，血管收缩血压容易上升，要注意保暖使身体适应气候变化，还要根据自己的健康状况进行一些适宜的体育锻炼如散步做广播体操等以促进血液循环。

（9）经常动左手　日常生活中尽量多用左上肢及左下肢，尤其多用左手可减轻大脑左半球的负担又能锻炼大脑的右半球，以加强大脑右半球的协调功能。

（10）密切注意自己的身体变化　脑卒中会有一些先兆症状如无诱因的剧烈头痛、头晕、晕厥，有的突感肢体麻木、乏力或一时性失视、语言交流困难等，应及时就医进行检查、治疗。

脑卒中患者如何预防废用综合征？

大多数废用综合征的表现可以通过积极的康复训练得到预防。

对"废用状态"比较明显的患者，应酌情进行被动关节活动训练，增大萎缩肌肉容积的处理；针对骨质疏松的处理，提高心肺功能的处理，增加神经肌肉反应性的处理（如利用保护性反应、姿势反应、平衡反应、多种感觉刺激、适当的手法治疗等）以及及时地处理各种并发症等。在积极控制废用综合征的同时，介入主动性康复运动程序，并使患者得到正确的康复训练。但是，如果已经出现了废用综合征的表现，再进行积极的康复训练，也只能逆转一部分废用表现。

脑卒中患者如何预防误用综合征？

如果在患病早期就开始正确的训练，可完全或部分预防。

脑卒中患者如何预防肩痛？

在脑卒中早期即开始被动训练，脑卒中后 24～48h 即可进行，越早越好。

注意纠正患者的坐、卧体位和进行患肢被动，自主运动。

同时还应由治疗师实施有效的抗痉挛活动，使肩周各组肌群间的张力逐步恢复平衡，并促使肩胛骨与肱骨间的协调和同步运动。

同时使肩关节内旋、内收的痉挛状态得到明显改善。

脑卒中患者如何预防肩关节半脱位？

预防是最主要的。可以实施以下措施：

（1）在软瘫时做好肩部关节的保护，如帮助瘫痪肢体做被动活动时，要克服急于求成的心理，避免对瘫痪肩的过分牵拉。

（2）患侧卧位虽可增加感觉刺激，但时间也不宜过长，以免在无知觉时将肩压伤。

（3）在硬瘫时，做肩外展上举运动时宜掌面向上使肩外旋，让肱骨大结节避开肩峰的挤压。

（4）同时须配合做肩胛骨的被动活动，增加肩胛骨的活动范围。要增加一些对肩不伤害，又起到恢复肩部力量和控制的练习，如练习磨砂板、直臂侧推和前推等动作。

脑卒中患者怎么预防直立性低血压？

预防应强调早期起坐；起立动作要缓慢进行；可穿弹性长袜；有条件时可以利用起立床（斜床）训练，逐渐提高倾斜角度达到 90°，延长训练时间至 30min。

脑卒中患者怎么预防深静脉血栓？

① 抬高下肢，使其与床面形成 20°～30° 角，避免将软枕单独垫在患者的腘窝下或小腿处，防止深静脉回流障碍。

② 补足液体，并建议患者多饮水，使血液得到稀释，避免脱水而增加血液黏

稠度。

③ 观察下肢的血液回流情况，如皮肤颜色、皮温、肿胀程度。

④ 鼓励患者早期行肢体活动及功能锻炼。截瘫患者以被动运动及按摩为主，以促进下肢静脉血液回流。

脑卒中患者怎么预防发生肺部感染？

① 发现有吞咽功能障碍时，应及时下鼻饲管。

② 定期室内空气消毒，每天开窗通风半小时，保持室内清洁卫生，严格控制陪护及探视人数。

③ 胸部物理治疗：采用一定的手法振动和叩击患者胸背部，每 4h 进行 1 次辅助排痰。

④ 呼吸训练：卧床期间鼓励患者每小时重复做深呼吸 5～10 次。呼吸训练可保证所有可利用的呼吸肌都得到均衡使用，使肺的各部分都得到适当的通气。呼吸训练应从缓慢、放松的膈式呼吸开始，逐渐过渡到用手法将一定阻力施加于患者膈肌之上的呼吸方式。最后当患者试图保持良好的膈肌活动度时，给患者上腹部增加一定的重量（如放置沙袋等），每次训练 15min。

⑤ 助咳技术：将手掌放在患者剑突下并用一个向内、向上的动作对患者腹部加压，以促使患者腹肌收缩，从而增加咳嗽力量，这个动作应和患者用力呼气相协调，可与雾化吸入和负压吸引配合使用。

脑卒中患者怎么预防发生泌尿系感染？

① 如病情允许，保证每日饮水量在 3000ml 以上，尿量在 1500ml 以上，尿液清亮。

② 通常每 4～6h 开放排尿一次，以刺激神经反射性排空和防止膀胱过度充盈及尿失禁。尽可能地缩短导尿管的留置时间，采用习惯的排尿姿势。

③ 每半个月更换一次导尿管，并注意无菌操作。

④ 注意会阴部的清洁。留置导尿管期间，每日行会阴抹洗 2 次。

随着现在医学的发展，康复医学已经成为医学中一个重要分支，西方国家康复医学的发展基本成熟，我国的起步相对较晚，从而导致人们对康复的认识较少。什么是康复？康复的作用是什么？目前很多患者以及少数医生，都不太重视康复，都以为打打针、吃吃药，就能把脑卒中患者治好。最后导致偏瘫患者的异常运动模式加强，从而影响到了患者的生活自理能力，增加了家庭负担。现代康复理论和实践证明，脑卒中后进行有效的康复能够加速康复的进程，减轻功能上的残疾。但是脑卒中康复不是随意的，只有通过规范化的脑卒中康复方案才能将患者的功能障碍程度降至最低水平，最大限度地获得生活自理能力。

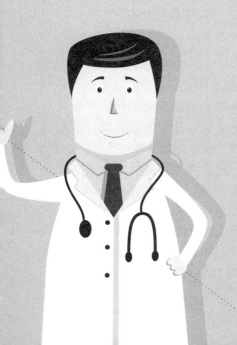

第16章　脑卒中康复治疗概论

脑卒中康复的原理是什么？

脑卒中的康复治疗是利用神经系统的可塑性和功能重组的原理，促进上位中枢对运动控制，抑制异常的、原始的反射活动，改善运动模式，对抗痉挛形成，重建正常的运动模式，同时增强肌力。

脑卒中患者神经功能损伤后中枢神经系统结构和功能上具有代偿和功能重组能力，即"脑的可塑性"，其他的脑细胞将通过轴突的再生、树突的"发芽"以及突触阈值的改变来做为"脑的可塑性"的生理、生化和形态学改变的基础，但这种可塑性需要进行特殊的功能锻炼及反复的练习活动而获得。脑卒中患者中枢神经受损后，大脑脊髓有一定的可塑性，大脑尚有区域性功能重组特性，特别是当瘫痪肢体进行有目的的活动时，其相应支配的脑功能区的血流量明显增加，这是药物治疗所不能达到的，也是任何药物不能替代的。

脑损伤后恢复的可能机制包括：①神经细胞轴突的再生发芽；②功能重组；③突触改变；④功能替代；⑤大脑皮质兴奋性改变；⑥特殊技巧学习。

脑卒中康复的目的是什么？

脑卒中后几天或几个月里，许多患者的神经系统症状会有部分恢复或有时是完全恢复。但大约75%的患者会遗留有神经病学、认知和行为方面的异常（损伤），患者的活动能力受到限制，常需要他人的帮助才能完成其日常生活活动（活动受限），这给患者参与正常社会生活造成了极大的障碍（参与的局限性）。

临床实践和研究结果显示：康复医疗能够在一定程度上预防残疾的发生，并帮助和加快受损功能的恢复；主动地再训练和矫形支具等康复措施能使患者更好地利用个人和环境的资源，以实施其各种日常生活活动，最大限度地减轻残疾的影响；康复能使患者最大限度地恢复并参与社会生活和提高其生活质量。近年来，循证医学的发展已经证实：康复医疗是脑卒中组织化管理（卒中单元）中重要的组成部分。所以康复的目的是：①预防残疾的发生和改善运动、言语交流、认知以及其他受损的功能（身体水平上）；②尽可能地恢复患者的日常生活活动能力（活动水平上）；③使患者在精神心理和社会上再适应，以恢复其自立的能力、社会的活动和人际间的关系，提高患者的生存质量——与脑卒中有关的生活质量（参与水平上）。

如何选择脑卒中的康复时机？

关于脑卒中的康复时机，国际上没有明确的限定。在康复治疗时机的把握上，过去，人们普遍把在发病半年内接受康复治疗归属于较早接受康复治疗之列，其实，对于中枢神经损伤的再生和修复过程而言，为时已晚。脑卒中患者的功能恢复主要发生在病后 6 个月内，尤其是头 3 个月内，实践证明，脑卒中在发病的半年之内，是肢体功能恢复的最佳时期，切不可忽视，要重视合理的康复治疗，尽早进行。脑卒中的康复治疗要根据病情越早越好，一般来说，缺血性脑卒中患者，只要神志清楚，生命体征平稳，病情不再发展，48h 后即可进行康复，而脑出血患者则相对较晚（病后 2～3 周）。康复治疗在脑卒中发病后前 3 个月效果最显著，如不早期康复，肢体的运动可呈现异常行走模式，即误用综合征或废用综合征的形成，出院后再进行康复，常常事倍功半，不能达到预期目标，而脑卒中的早期康复治疗可以最大限度地减少残疾对正常生活的影响。对伴有严重的合并症或并发症，如血压过高、严重的精神障碍、重度感染、急性心肌梗死或心功能不全、严重肝肾功能损害或糖尿病酮症酸中毒等，应在治疗原发病的同时，积极治疗合并症或并发症，待患者病情稳定 48h 后方可逐步进行康复治疗。需要注意的是急性期患者肢体良肢位摆放和患肢进行被动活动十分重要。

怎么进行脑卒中分级康复治疗？

脑卒中康复治疗包括以下三级：

一级康复是在发病开始 1 个月内，主要内容包括正确的体位摆放，被动的关节活动度训练，开始床上的主动活动训练及床上自理活动。

二级康复一般为病后第 2 个月初至第 3 个月末。这一期患者的主动性运动开始恢复，但由于联合反应、共同运动的存在和抗重力肌的痉挛而使运动不能很好地随意协调进行，完成不了精细快速的运动。这一时期康复的目的是降低肌张力以缓解痉挛，打破共同运动的运动模式，尽可能训练肌肉关节能够随意独立的运动，提高各关节的协调性。内容主要包括站立训练、站立平衡、单腿站立、行走训练和上下楼梯训练，以解决患者行走问题。

三级康复为恢复后期及后遗症期。患者多回到社区或家中进行康复，这一时期康复的主要目的是如何使患者更加自如地使用患侧，如何通过训练更好地掌握各种家庭日常生活能力，在保证运动质量的基础上提高速度，最大限度地提高生活质量，使患者回归家庭、社会及工作。许多患者及家属并不知道应该怎样开展脑卒中的康复治疗。其实，脑卒中发病后可通过体位摆放、被动运动等，预防或减轻肢体痉挛及后遗症的发生，待病情稳定后即可开始主动训练。由于翻身和关节被动运动只能预防褥疮、肺炎和关节挛缩，并不能预防废用性肌萎缩等其他后遗症，也没有明显促进功能恢复的作用，所以对患者还要尽早开始下一阶段的主动训练。

怎么进行脑卒中的功能评定？

（1）躯体功能评定　肌力（四肢、颈部和躯干肌）评定、关节活动度评定、痉挛的评定、感觉评定（包括疼痛评定）、协调与平衡功能评定、日常生活活动（ADL）能力评定、步态分析、神经电生理评定、心肺功能评定、泌尿和性功能评定等。

（2）精神功能评定　认知功能评定、情绪评定、失用和失认的评定、智力测定、性格评定等。

（3）言语功能评定　失语评定、构音障碍评定、言语失用评定、言语错乱评定、言语发育迟缓评定。

（4）社会功能评定　社会生活能力评定、生活质量评定、就业能力评定等。

康复评定应该通过采用国际认可标准的评价技术对患者进行多方面、多层次的定量和定性评定，为康复医生及康复治疗人员分析障碍存在的原因、制订康复处方、检验治疗效果、预后预测及判定残疾等级提供了科学、客观的依据和指导。

脑卒中后常见的功能障碍有哪些？

（1）失去肢体正常功能　脑卒中使高级中枢神经元受损，下运动神经元失去控制，反射活动活跃，患者的肢体不能完成在一定体位下单个关节的分离运动和协调运动，而出现多种形式的运动障碍。

① 联合反应：是指偏瘫时，即使患侧肢体不能做任何随意运动，但当健侧上下肢紧张性随意收缩时，其兴奋可波及患侧而引起患侧上下肢发生肌肉紧张产生相似的运动。

② 协同运动：是指偏瘫患者期望完成某项活动时不能做单关节的分离运动，只有多关节同时活动时才能将动作完成。

（2）反射亢进　脑损伤后，高级与低级中枢之间的相互调节、制约受损，损伤平面以下的各级中枢失去了上一级中枢的控制，正常反射活动丧失，原始的、异常的反射活动被释放，夸张地出现，引起反射性肌张力异常，表现为平衡反射、调整反射能力减弱，出现病理反射、脊髓反射、肌紧张反射（姿势反射）亢进，造成躯体整体和局部平衡功能的失调，影响了正常功能活动的进行。

（3）肌张力异常　当脑血管病发生在某些特定部位如皮质、内囊时，皮质对运动的下行抑制作用丧失，而脑干脊髓束是完整的，它对运动的下行易化性指令可能异常活跃，导致脊髓反射亢进，肌张力异常增高而出现肌痉挛。此外脊髓颈段横断性损伤时，下运动神经元对外周刺激的敏感性增高也可引起。

（4）协调运动障碍　高级中枢对低级中枢控制的失灵，损伤平面以下的反射异常，肌张力过高，肢体各肌群之间失去了相互协调，正常的精细、协调、分离运动被粗大的共同运动或痉挛所取代，一般上肢较下肢重，远端比近端重，精细动作比粗大动作受影响明显，运动协调障碍在动作的初始和终止时最明显，尽管偏瘫侧肢体有肌肉收缩活动，像出现用力屈肘、握拳等动作，但这些动作是屈肌共同运动中伴随着痉挛出现而产生的，不能协调进行复杂的精细动作，无法随意恢复到原先的伸展位。

（5）平衡功能异常　平衡功能的产生需要有功能完整的深感觉及前庭、小脑和锥体外系等的参与，由各种反射活动、外周本体感觉和视觉调整以及肌群间的相互协作才能完成。

（6）感觉障碍　感觉是其他高级心理活动的基础，它是对客观事物个别属性的反映，如颜色、质地、形状等，这些个别属性整合起来构成事物的整体形象——知觉。感觉器官由感受器、神经通路、大脑皮质感觉中枢构成。这些组成部分中任一部位发生病变时，都会出现感觉障碍。

（7）认知障碍　认知是机体认识和获取知识的智能加工过程，涉及学习、记忆、语言、思维、精神、情感等一系列随意、心理和社会行为。认知障碍指与上述学习记忆以及思维判断有关的大脑高级智能加工过程出现异常，从而引起严重学习、记忆障碍，同时伴有失语、失用、失认中的一种改变的病理过程。

（8）语言障碍　是由脑损伤后引起的语言和作为语言基础的认知过程的障碍。语言障碍粗略分为理解及表达两个方面。因为交流可透过语言或者文字进行，所以受到影响的能力包括语言表达、语言理解、书写及阅读等几个方面。

（9）吞咽障碍　表现为流口水、喂食时食物常停留在口腔内、喝水呛咳。遇到吞咽障碍的患者，喝水时要将其头歪向肢体正常的一侧，将食物加工成糊状，这样一般可以减轻症状。

（10）情感障碍　脑卒中患者因偏瘫、失语等后遗症，生活不能完全自理，不少患者会有悲观、易怒、暴躁或抑郁、焦虑等不同表现的心理障碍。在这种情况下，要积极进行心理疏导，稳定患者的思想情绪，通过沟通、说理、教育、暗示、心理分析、音乐、运动、放松静默等多种心理治疗方法，使患者树立康复信心，解除心理障碍。

脑卒中康复训练的常用方法有哪些？

康复训练方法包括多种，常用的有以下几种：

（1）运动疗法　是通过主动运动、被动运动来改善运动障碍的治疗方法的总称。主要内容包括关节活动度训练、增强肌力训练、姿势矫正训练和神经生理学疗法等。脑卒中后患者多有肌张力增高，肢体呈痉挛性瘫痪状态，即上肢前臂内收屈曲、手指紧握，下肢不自主抽动并呈过度伸直状态，如果能尽早进行被动及主动的运动疗法，会有效预防痉挛状态发生，之后的肢体运动功能恢复也将比较容易进行。

① 被动活动：完全由外力进行，无任何主动肌肉收缩。外力可由重力、机械、他人或自己的另一肢体作用所产生。常用于患者不能完全活动自己的患肢时。

② 主动和主动助力活动：自己或借助他人某些程度的帮助来完成肢体的运动。由于患者肢体运动的协调性和控制能力比较差，所以必须通过训练来发展运动的协调性和提高功能活动的技能。主动助力活动可提供足够的帮助，以产生应有的关节活动度。

③ 牵张活动：通过对关节持续牵引来增加关节活动，主要用于挛缩的关节。

（2）作业疗法　是针对上肢运动能力、协调性和手的精细活动进行的康复治疗，目的是恢复患者的日常生活活动能力。

（3）物理治疗　如功能性电刺激、生物反馈治疗和相应的理疗，改善偏瘫肢体的肌肉和循环问题。

（4）言语治疗　对伴有言语功能障碍的患者进行治疗，以改善患者的言语沟通能力。

（5）吞咽障碍的治疗　吞咽障碍评定，低频电刺激治疗、球囊扩张术、口腔功能控制训练、吞咽手法训练、吞咽反射及吞咽协调训练、食物的选择与调制、进食指导。

（6）心理治疗　脑卒中偏瘫患者常伴有抑郁、焦虑情绪，需要给予适当的心理干预。

（7）康复工程　对于偏瘫肢体可以配置适当的矫形支具，以阻止肢体变形，辅助功能活动。

（8）康复护理　患者发病早期或卧床期的肢体功能位摆放和被动活动，预防呼吸道、泌尿道和胃肠道的并发症等。

脑卒中康复训练的注意事项有哪些？

（1）无论是主动或被动关节活动，均不应妨碍受损组织的愈合及使疼痛增加。

（2）根据患者的耐受能力进行运动量的调整，对于耐受力差的患者只宜做大关节的被动活动和远端小关节的主动活动，且必须审慎轻柔。

（3）被动活动和牵张活动不同，不应混淆。但牵张活动对帮助改善活动度更为有利。

（4）无论哪种关节活动均应注意动作柔和、平稳，且具有节律性。一般每一动作宜重复 5～10 次，重复次数应根据治疗目的、患者情况和训练后的反应进行调整。

怎么评定脑卒中偏瘫？

偏瘫患者在运动治疗开始前，治疗者及家人对患者的瘫肢恢复程度要有一个合理的预测。即恰当的治疗结果预测，以便做到心中有数，患者也能振作精神主动进行运动训练。

（1）瘫侧上肢功能恢复预测

① 发病 1 周内瘫肢预后评测：患者瘫痪虽然较重，但在发病 1 周内手指能做轻微伸屈动作者，经 1～3 个月的治疗，一般能全部恢复正常。

② 发病 1 个月内瘫肢预后评测：发病后 1 个月内瘫侧上肢手指部分能做伸屈者，经 1～3 个月的综合治疗，约 80％的患者可恢复正常，20％左右的患者停留在辅助手阶段。

③ 发病 2 个月内瘫肢预后评测：发病后 2 个月内，瘫侧上肢手指能做伸屈运动者，经运动疗法等综合治疗，能使 50％左右的患者恢复正常，约 30％可恢复到辅助手水平，20％成为废用手。

④ 发病 3 个月内预后评测：发病 3 个月内瘫侧上肢活动受限，不能抬至下颌及前额部，手指仅能做部分运动者，经 1～3 个月运动治疗后，约 40％的患者可恢复正常功能，约 30％恢复到辅助手水平，约 30％的患者成为废用手。

⑤ 发病 4～6 个月内预后评测：发病 4～6 个月瘫侧上肢活动受限，但手指能做屈伸动作者，经运动疗法综合治疗，约 35％的患者能恢复到正常水平，约 30％可恢复到辅助手水平，约 35％的患者成为废用手。发病 4～6 个月手指不能做伸屈动作者，经运动疗法综合治疗，约 20％可恢复到正常功能，约 30％可恢复到辅助手水平，约 50％成为废用手。

（2）瘫侧下肢功能恢复预测

① 发病 1 周内预后评测：发病 1 周内瘫侧下肢能抬离床面并能做伸髋、膝的动作。患者 100％能恢复正常行走，其中约 90％能恢复到独立行走，约 10％的患者能借助拐杖行走。

② 发病 20 日内预测：发病 20 日内患侧下肢在伸展时能抬离床面，髋、膝关节能屈曲活动，经运动疗法综合治疗，约 95％的患者能恢复行走（其中约 80％能独立行走，15％能恢复到辅助行走），约 5％不能行走而成为废用腿。

③ 发病 30 日内预测：发病 30 日内瘫侧下肢伸展能抬离床面，能做伸屈髋、

膝关节者，经运动疗法综合治疗约 93％能恢复步行（其中约 80％的患者能恢复到独立行走，约 13％能恢复到辅助行走），约 7％不能步行而成为度用腿。发病 30 日内不能伸屈髋、膝运动者、经运动疗法综合治疗约 85％能恢复步行（其中约 70％能恢复到独立行走，约 15％能借助拐杖行走），约 15％的患者不能行走而成为废用腿。

④ 发病后 1～3 个月内预测：发病后 1～3 个月内瘫侧下肢能抬离床面者，经运动疗法综合治疗，约 75％能恢复到步行（其中约 60％能恢复到独立行走，约 15％能恢复到辅助行走），约 25％的患者不能行走成为废用腿。

⑤ 发病 4～6 个月内预测：发病 4～6 个月内，瘫侧下肢能抬离床面，经运动综合治疗，可使约 70％的患者恢复到步行（其中约 50％可恢复到独立行走，约 20％恢复到辅助行走），约 30％的患者成为废用腿。

总之，脑卒中偏瘫发病后瘫侧上下肢开始活动的时间越晚，造成废用手或废用腿的系数越高。尤其是发病半年后的偏瘫患者，其运动疗法的效果不太理想。故应重视患者的早期康复运动治疗。

家庭护理在脑卒中患者康复过程中的重要作用有哪些？

（1）脑卒中患者最渴望的就是能够独立做事、生活自理，这样不仅能提高其生活质量，也可延长寿命。所以患者家属一定要记住：帮助患者学会独立做事、生活自理，远比替他（她）做事更重要。

（2）对脑卒中患者的家庭护理，一定要同时具备两个要点：一是爱心、耐心；另一点是讲究科学。

（3）脑卒中患者的康复是全方位的。患者因为疾病而减少了与社会的接触和交流，这时家属一定要设法尽可能地与之沟通，帮助患者解除思想负担，摆脱烦恼，积极进行康复锻炼，创造一个舒适、安静、方便的休养环境，包括客观环境和主观环境。

客观环境是尽可能地按照患者喜好的风格，在不违背脑卒中患者家居布置的基本要领下进行合理布置；主观环境是指与家人融洽相处，气氛和谐，这是对患者更好的情感支持，这种作用不亚于任何物质性的治疗与营养。作为患者的家属，千万不要轻视对患者生活起居的科学安排与照顾。

（4）脑卒中后患者心理改变非常复杂，抑郁、焦虑等情感障碍很普遍，也与个人的性格和家庭环境有关。性格豁达乐观及家庭积极支持者，容易较快达到适应期，走出情感障碍的阴影，尽快尽可能地康复。

（5）脑卒中患者的家属亲友应该掌握科学的脑卒中康复护理方法，用心去理解、关爱、体贴、帮助和护理患者，让患者生活在温暖、欢乐、祥和的环境中，树立康复的信心和正确的人生观，积极走上健康之路。

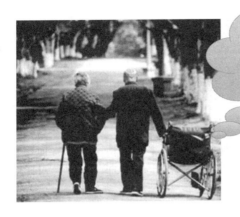

家庭成员对患者恢复起非常重要的作用，如果脑卒中老人能得到细心照料，多数人可在一年内恢复，其中半数人可以达到生活自理……

如果家里人患有脑卒中该怎样护理？

如果老人得了脑卒中，生活不能自理，作为老人的子女有责任和义务照顾好病重的老人。那么，作为子女该从何做起呢？

（1）要劝说老人树立信心，锻炼四肢，以免肌肉和神经发生萎缩。经常按摩各个关节和肌肉，是防止关节僵硬和肌肉萎缩的好方法。待肢体可以主动活动时，就应鼓励老人经常坐在床上或椅子上，用脚蹬床档或踩地面，或手里转动核桃（症状轻者可用健身球）。再进一步，则可搀着老人练习站立和行走了。

有些子女怕脑卒中的老人摔倒发生不幸，于是不让老人进行活动，这样并不妥。其实，越是早期开始活动，肢体功能的恢复就能越快越好，病死率也就越低。据统计，卧床不起的脑卒中老人在 5 年内的病死率为 54.7%，而能活动的脑卒中老人仅 12.1% 死亡。

（2）为了防止畸形，瘫痪老人的肢体应当用绷带、沙袋或枕头固定在"功能位"。肘部应呈 90°，腕部要手掌向前（即旋前位）。老人易发生足下垂，千万别拿被子直接压在脚背上，最好用支架把被子托起来，脚下再垫个枕头，使踝关节呈 90°。

（3）预防褥疮非常重要。老人瘫痪后，翻身不便，往往由于骨头突出部位和床褥相压而使皮肤发生坏死性溃疡，因而要勤翻身。一般应每两小时翻一次身，翻身后用酒精或滑石粉轻轻按摩骨头凸出部位，以利于血液流通；用气垫或泡沫塑料垫在骨凸部位，可减轻压力。另外，还要经常为老人擦洗皮肤，在皱褶处、会阴区和臀部扑些痱子粉，以保持清洁、干燥。一旦出现褥疮，可用红外线灯泡烤干患部，涂抹胰岛素和庆大霉素混合液，或撒中药生肌散，并压迫疮面。

（4）老人长期卧床，食欲不好，应吃些蛋羹、豆浆、牛奶、藕粉、粥、水饺、鸡汤、细面条等易嚼、易消化而富有营养的食物。喂饭要有耐心，咽下一口再喂一口，切不可过急，以免发生吸入性肺炎。

（5）如果瘫痪老人不习惯于卧位排尿，出现排尿困难，可用手轻轻按摩下腹，或用热水袋敷下腹，会收到一定效果。

（6）对右侧半身不遂，出现听障碍的老人，要劝其慢慢讲话，多听收音机，多让儿孙和他（她）交谈，以重建语言功能。当然，这个过程较慢，需要极大的耐心。

（7）脑卒中的老人在恢复期死亡的原因约 60％是肺炎。所以，注意内通风，适时增减衣服、做好保暖，防止发生感冒。

对脑卒中的老人就像照顾自己的孩子一样细心呵护。如果脑卒中老人能得到细心照料，多数人可在一年内恢复，其中半数人可以达到生活自理。

第17章 脑卒中的康复治疗

脑卒中突然发病后，根据脑组织受损的程度不同，临床上可有相应的中枢神经受损的表现。脑卒中康复主要是针对患者的功能问题进行相应的处理，只有早期康复介入、采取综合有效的措施，并注意循序渐进和患者主动参与，才能最大限度地减轻其中枢神经受损的功能，为提高脑卒中患者的生活质量创造条件。

脑卒中急性期通常是指发病后的1~3周，此期患者从患侧肢体无主动活动到肌肉张力开始恢复，并有弱的屈肌与伸肌共同运动。康复治疗是在神经内科常规治疗（包括原发病治疗，合并症治疗，控制血压、血糖、血脂等治疗）的基础上，患者病情稳定48h后开始进行。此期康复治疗的目的是通过被动活动和主动参与，促进偏瘫侧肢体肌张力的恢复和主动活动的出现，以及肢体正确的摆放和体位的转换（翻身），预防可能出现的褥疮、关节肿胀、下肢深静脉血栓形成、泌尿系和呼吸道感染等。同时，偏瘫侧各种感觉刺激和心理疏导以及相关的康复治疗（如吞咽功能训练、发音器官运动训练、呼吸功能训练等），有助于脑卒中患者受损功能的改善。

『专家提示』　　　　　褥疮的护理注意事项

（1）定时翻身　偏瘫患者自己不能翻身时，定时更换体位是预防褥疮的最好、最简单的方法。根据患者的情况，可每2h翻身1次。恢复期的偏瘫患者通过自行翻身，可预防褥疮，同时达到康复训练的目的。

（2）定时减压　一部分患者，虽然能坐轮椅，但其生活完全不能自理，无法解除久坐发生的受压也会造成褥疮，一般情况下，应半小时减压1次。坐轮椅时，可拉刹闸后帮助患者抬起臀部，改善其受压部位的血液循环，预防褥疮的发生。

（3）均衡营养　营养不良也是引起褥疮的因素之一。需根据病情，合理膳食，多吃高维生素、易消化的食物，少吃高胆固醇、高脂肪、高糖的食物。

（4）清洁卫生　每周为患者修剪一次手指甲、趾甲，避免因皮肤抓破引起感染。要勤更换衣服、裤子、床单、被罩，应平整、无渣屑。患者要沐浴，沐浴时水温不能过高或过低，冬季每周1~2次，夏季每日1次，无条件或病情不允许时应每日擦澡。

（5）按摩骨突部位　按摩骨突部位可以改善局部血液循环。长期卧床患者及老年患者，全身血液循环差，尤其是骨骼凸出的部分，局部肌肉较少，血液循环更差，局部按摩可以促进血液循化，防止褥疮的发生。

（6）一旦发生褥疮，可采用药物、激光治疗及外科手术治疗。

脑卒中早期康复治疗的正确体位及练习是什么？

脑卒中后卧床时采取良好的肢体位置的目的是预防患肢痉挛，也即预防异常姿势的出现。脑中风后卧床可取仰卧位、健侧卧位、患侧卧位三种姿势轮换，多向健侧卧位为佳，切忌长期向患侧卧位（图17-1）。

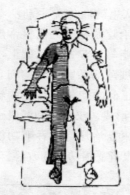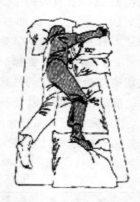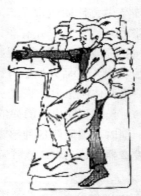

(a) 仰卧位肢体摆放　　　(b) 健侧卧位肢体摆放　　　(c) 患侧卧位肢体摆放

图17-1　脑卒中后卧床姿势

① 仰卧位

a. 头：正中位或面向患侧。

b. 上肢：（患侧）肩胛骨尽量前伸，肩垫一软枕。

c. 肩关节：外展、外旋与躯干呈45°角，躯干与上臂间可置一毛巾卷。

d. 肘关节：伸展，前臂旋后，手的位置高度要超过心脏。

e. 腕关节：背伸。

f. 手指：伸展略分开，拇指外展。

g. 下肢：（患侧）髋、腰部：下方放置软枕，髋关节稍内旋。

h. 膝关节：屈曲。

i. 踝关节：略呈背屈，足底平放于床上。

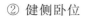

② 健侧卧位

a. 上肢（患侧）：肩向前伸，肘及腕关节均保持伸展位，腋下的胸侧壁置一软枕，使肩及上肢保持外展位。

b. 下肢（患侧）：髋略屈，前挺，屈膝，踝略背伸。健侧肢体可以自然放置。

③ 患侧卧位

a. 上肢（患侧）：肩向前伸，肘伸直，前臂旋后，腕伸展，手掌向上，手指伸开。

b. 下肢（患侧）：健肢在前，患肢在后，膝屈曲，踝背伸，足掌与小腿尽量保持垂直。

脑卒中患者如何进行翻身练习？

脑卒中患者急性期要经常变换体位，每 2h 翻身一次，体位变换可以防止出现褥疮及预防肺部感染。偏瘫患者多愿意向患侧卧位，因脑卒中早期瘫痪肢体多有感觉障碍，患肢长时间受压，不感痛苦，实则因为患侧肩关节与髋关节的长时间压迫，极易产生患肢肩、髋关节的疼痛与挛缩，为日后功能恢复带来隐患。因此，应仰卧位、患侧卧位三种体位经常变换为佳。

（1）偏瘫患者的翻身方法

① 由护士或家属帮助翻身：脑卒中后数日内，由于肢体瘫痪较重，需由他人帮助翻身。

a. 由仰卧位向患侧翻身较为容易，家属首先将患侧上肢保护好，患肢肩部向前伸，伸肘，伸腕，家属用左手掌顶住患肢手掌，右手拉住患者健手，即可翻向患侧，而后将患肢置于良肢位。

b. 由仰卧位向健侧翻身：家属首先将患侧下肢屈曲，双手分别置于患侧肩部与臀部，用适当力量将患者翻向健侧，并将患肢置于良肢位。

② 患者自己翻身：瘫痪肢体的功能稍有恢复即可自行翻身。

a. 能伸肘时用摆动翻身法：患者取仰卧位，双手十指交叉，患侧拇指放在健侧拇指上方。向上伸展上肢，屈膝，将双上肢摆向健侧，再摆向患侧，可重复摆动一次，借助惯性，将身体翻向患侧。

b. 不能伸肘时用健腿翻身法：仰卧位，用健手将患肢屈曲置于胸前，并以健手托住肘部，将健腿插入患腿下方，借助身体向健侧转动的同时，趁势用健腿搬动患腿，翻向健侧。

（2）翻身练习的禁忌证

① 头部向前轻屈即出现瞳孔散大。

② 病变侧瞳孔散大，对光反射消失。

③ 呼吸不规律，忽快忽慢，忽深忽浅。

④ 频繁呕吐。

⑤ 频发全身痉挛。

⑥ 低血压。收缩压在 13.3kPa（100mmHg）以下。

⑦ 双侧松弛性麻痹。

⑧ 去大脑强直发作（四肢阵阵挺直，角弓反张）。

⑨ 发病后 1h 内深昏迷。

怎样进行关节的被动运动？

瘫痪肢体的被动运动是预防关节挛缩的主要手段。如肩关节三周内不活动，就可出现关节周围软组织粘连，引起疼痛，从而使活动受限，进一步发展可导致肩关节挛缩。关节的被动活动开始越早越好，其原则为：

（1）患者取舒适卧位，全身放松。

（2）被动活动手法要轻柔，缓慢，避免暴力。

（3）由近端大关节到远端小关节循序渐进。

（4）被动活动应在正常关节活动范围内进行，如肩上举 150°～170°、肩前屈 70°～90°、髋前屈 80°～90°、肩后伸 40°、髋后伸 5°～10°、肩外展 80°～90°、髋外展 35°～45°、肩内收 20°～40°、髋内收 20°～30°、肩旋外 40°～50°、前臂旋外 80°～90°、髋旋外 45°、肩旋内 70°～90°、前臂旋内 80°～90°、髋旋内 45°、肘屈曲 135°～150°、腕屈曲 50°～60°、膝屈曲 130°～140°、踝屈曲 0°～35°、肘伸展 5°～10°、腕伸展 35°～50°、膝伸展 0°～5°、踝伸展 0°～25°、踝外翻 0°～20°等，以不引起疼痛为原则。若活动时引起疼痛，可用温热等物理疗法，缓解疼痛后再进行。

（5）关节的被动活动每日 2～3 次，每次各关节活动 5 回。

① 上肢的被动运动：肩关节上举、前屈、后伸、外展、内收、旋外、旋内。肘关节屈曲、伸展。腕关节背伸、掌屈。手指屈曲、伸展，拇指外展。

② 下肢的被动运动：髋关节屈曲、伸展、内收、外展、旋外、旋内。膝关节屈曲、伸展。踝关节背伸、底屈、内翻、外翻。足趾屈曲、伸展。

瘫痪患者如何进行康复训练？

『专家提示』　　　　康复训练中的观察事项

应观察患者在康复训练中的意识变化、对语言的反应、脸色、坐位平衡情况、血压情况、脉搏的变化；患者有无自觉症状，如头晕、恶心、精神不振等。如出现上述情况应立即中止康复训练，恢复平卧。如患者在轮椅坐位时发生直立性低血压，因迅速通过家属的身体支撑放平轮椅的靠背，使患者尽量保持平卧位的状态，直到患者面色红润，不适症状消失。

（1）床上训练　为站立和步行打基础。如：翻身，起坐，坐平衡三级训练，髋、膝、肩、踝等关节抗疼挛训练以及双腿或单腿搭桥训练，然后坐立位转换到立位三级平衡训练，重点是重心向患侧移位的训练。

（2）语言训练　首先教会患者及家属运用数字（1～10）和简单的字重复训练。采用口形法向患者示范口形，让其仔细观察每一个音的口形变化，纠正错误口形进行正确发音等训练。从简单数字、句子说起，再循序渐进地加深复杂的语句，鼓励其经常与家人进行语言交流，为患者创造良好的语言环境，让患者完成单一的课题，增强患者的信心，逐步提高患者的语言表达能力。

（3）起坐训练

① 起坐训练的时间选择：坐位训练是步行和日常生活动作训练中最基本的，如果患者能坐起，对于进食、大小便、上肢活动均带来很大方便。坐位进食可以防止呛咳或气管窒息，坐式有利于大便的排出，坐位穿衣方便，坐着轮椅可以四处活动，另外坐位锻炼对预防肺炎、褥疮、泌尿系统感染等均有良好作用。一般神志转清的老年脑血栓患者，发病后 7～10 天；无意识障碍的，在发病第二天；脑出血的老年患者在发病后 20～30 天，都可以进行坐位训练。

② 进行起坐训练的方法：家属在床上放好靠垫，患者以健侧上肢支撑，缓慢坐起。开始时，可以半卧位（30°左右），每天两次，每次尽量坚持 5min。如果老年患者无头晕、恶心等不适，可以隔天提高半卧位角度，每次 10°；也可隔天延长半卧位时间，每次延长 5min。这样交替进行，直至可坐起 80°，维持 1h。

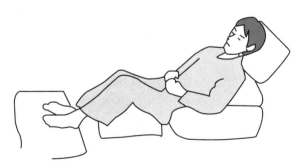

在起坐训练的同时，还要训练坐位平衡，即用枕头或其他垫子垫在偏瘫一侧上肢外方，背部靠垫。但在开始时家属要轻轻扶持，否则老年患者在开始时易向患侧后外方倾倒。如果能在家属扶持下，背部不靠，静坐 1h，就可让其坐在床沿，两足着地，或者床前放个小凳，让患者两足踩在小凳上。也可让患者用健侧手握住床架，家属双手扶住患者两肩，每次保持此姿势 20～30min，每天 3～5次。再过渡到家属可以放开双手，患者自己能扶床保持平衡坐位，直至患者完全能自行坐稳、站起。也可以在后床架上系上布带，让患者借力于拉布带练习坐起。

（4）站立前准备训练　每天可做 3～4 次，每次做 10 遍，做 10 天左右。

第一节，患者坐在床沿，两腿分开，两脚着地，以手撑床。在上肢支持下，身体慢慢地向左右倾斜。

第二节，姿势同第一节，用健侧上肢将偏瘫一侧上肢托起，然后以健侧下肢托起偏瘫侧下肢，交替进行。每次托起要保持 5～6s，然后在手支撑下做躯干左右旋转运动。

第三节，姿势同第一节，使头及身体尽量前屈，每次 15min。

第四节，姿势同第一节，家属扶住患者两上肢肘部，患者两上肢在胸前交叉，患者使自己臀部略离床沿，身体稍向前屈，并向左右两侧做弯腰动作，每次 5s。

第五节，家属扶住患者两肘，使臀部离床站立。

（5）站立训练　训练方法及步骤如下：

训练时，家属一定要注意患者站立的姿势，大腿不能内收或外旋，膝关节不能屈曲或过度伸屈，足部不可内翻或下垂，足趾不能屈曲、内收。否则，对下一步的步行训练将带来不利。每次练习 10～20min，每天 3～5 次。

患者可以在家属帮助下坐在椅子上。然后，家属以两手支持患者两侧腰部，帮助患者由坐位起立，至其能自行站立，再进行以下锻炼。也可从床上坐位练习站立。

靠墙站立，家属两手扶持患者双肩。若偏瘫一侧膝关节不能伸直，家属可用膝顶住患者膝部，使其靠墙站立，然后逐渐放开扶患者的手，直至患者能自己靠墙站立。

扶床站立：在患者独自靠墙站立的基础上，开始让患者扶床站立并逐渐放开手，不扶物而站立。

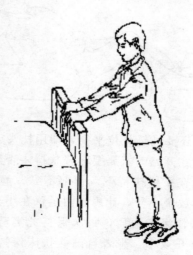

平衡训练：两手扶床栏或桌站立，身体做左右旋转运动，再做左右弯腰动作，再交替提起两足，在手扶的情况下，患者单独站立，维持 6s 以上，再扶床开始做

横向慢慢移步，患者经过以上站立训练后，下一步就可开始进行训练了。

（6）步行训练　训练迈步困难要有耐心。

重度瘫痪者：由家属协助，患者患侧上肢搭在家属肩上，家属一手扶腰，一手拉住患者的手，两人先迈外侧下肢后迈内侧下肢。如患肢向前迈步有困难时，开始可以先原地踏步，逐渐慢慢练习行走，然后再训练独立行走，家属下肢可拖抬患者患肢向前迈步，每次 5～10m。

中、轻度瘫痪者：可扶手杖练习，开始阶段手杖先出去一步，第二步患肢迈步，第三步健足跟上。轻度瘫痪者可把手杖及患肢作为一支点，健足为另一支点，两者交替前进，患肢着力时手杖辅助支撑体重。

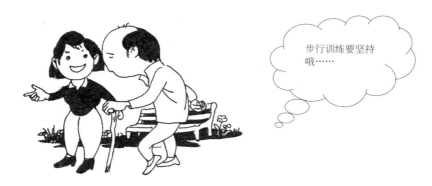

步行训练要坚持哦……

（7）上下台阶训练　上台阶练习：第一步健手扶住楼梯栏杆，使体重着力点落在健手上；第二步健侧下肢上台阶，同时家属搀扶患者，避免患者摔倒；第三步患肢跟上健肢，同时站在一个台阶上，以后重复以前的步子，开始时，不要超过 5 个台阶，以后逐渐增加。

下台阶练习：第一步健手向前扶好；第二步患侧下肢向下迈一个台阶，此时助手要搀扶好；第三步健肢迈下台阶。两足站在同一台阶上或三步动作两个支点。家属在旁要注意防护。

患者在步行练习中，如出现头晕、胸痛、发绀，运动后心率 135～140 次/分，伴有心律失常，运动后面色苍白出虚汗者，说明运动量过大，应立即停止练习，或者减量练习。

为什么脑卒中患者要进行日常生活动作训练？

脑卒中日常生活动作训练和其他一些康复锻炼是分不开的，脑卒中日常生活动作训练必须在坐位锻炼、上肢锻炼、下肢锻炼的基础上进行。因为日常生活动作是更加复杂、要求更高的运动，要求活动有灵巧性、稳定性与协调性。家庭康复的主要目的是恢复患者日常生活活动能力和生活自理能力。日常生活活动虽然都是患者身边的一些琐碎小事，起床、清洁卫生、脱衣、穿衣、饮食、如厕、乘坐轮椅等，但这些动作的完整性却是维持患者独立生活所不可缺少的，更重要的是可以减少患者精神压力，增加生活乐趣，提高患者的生活质量。脑卒中患者的家属，要为患者日常生活活动训练创造一些有利的条件，准备一些辅助工具，特制器具、家具、衣服、扶杖等，使患者能借助它们，提高日常生活活动能力。

怎么进行饮食训练？

（1）饮水动作训练　饮水不只是简单的咽部吞咽动作，也要依靠口腔复杂的动作协同完成。若考虑到把水送到嘴边的过程，还需要手的握持，上臂的举物等动作以及上肢的平稳、准确动作。因为拿杯子、瓶子与水壶的动作比用汤匙及端碗容易，所以饮水的动作根据难易程度，开始为管饮、壶饮，进而用杯、用匙。用杯、用匙又需坐位完成，故难度较大。一手持匙、一手持碗的动作就更加困难了。

（2）进餐动作训练　进餐活动的完成，除了口的咀嚼与吞咽能力以外，手臂动作训练是很重要的。患者（病前习惯用右手做经常性活动，如用筷子、写字、用工具等）若为脑卒中后左侧偏瘫者，对进餐影响较小，只需右手固定餐具即可。若为右侧偏瘫就极为困难，这时必须由轻到重、由简单到复杂，不断进行系统训练，一直到右手能恢复各种主要动作的进餐能力为止。最好同时也用左手学习进餐动作。

在取食入口的动作中最简单的是用抓取，只要手臂有了一些基本活动能力即可，如手指的夹（并指动作）、捏（拇指与其他手指的屈曲对指动作）、握以及前臂的伸屈和肩部的内收、屈曲等。但因为手取食只限于固体食物，如馒头、面包、包子、糕点等，而半流食及流食，如粥、牛奶、汤、酱之类，则必须用餐具送食入口，所以饮食动作应包括餐具使用训练。在所有餐具中，匙、勺使用最为方便，也最容易学习、掌握。使脑卒中偏瘫患者患手握持更方便的办法是加粗勺、匙柄，直径达 3～4cm 为宜，这样便于患手握持。随着患手握持能力增加，手柄逐渐减细。加粗手柄的材料应松软、不滑，一般多用轻质木材制作。在放置食物的盘子边缘可安置一个挡圈，卡在盘子边缘，用以挡住滑动的食物，便于用匙取食。

使用筷子需要较高的技巧，所以需要较长时间的训练，要耐心地，反复地练习。脑卒中患者因把持能力和协调性差开始时不能很好地完成进食动作，最初可不用任何食物，仅练习手指动作和模仿进食，练习用筷、用匙。经过反复练习后，再摄取饮食。饮食活动中其他一些有关的动作，也需要练习与掌握，如开汽水瓶，可以双膝夹瓶身，一只手持扳手；开牛奶瓶盖，可用四指与掌固定瓶颈部，拇指向上推动瓶盖的下缘。

有偏盲者，家属送食物时，一定要把食物放在患者健侧，否则因其患侧视野缺损，只能看到部分食物或根本看不到食物。

『专家提示』　　　**瘫痪患者出现呛咳或噎食怎么办？**

由于患者吃东西时会忘记咀嚼，下咽时容易发生呛咳或噎食。处理方法是当患者出现呛咳时，护理者应扶住患者使其弯腰低头，使其下颌靠近胸部，在两侧肩胛骨之间快速连续叩击，使患者将食物残渣咳出。当发生噎食时，患者不能呼叫，但可以从其涨红的面容和痛苦、慌乱的表情中得到提示。这时不要惊慌，可以站在患者身后，双手环抱于患者下腹部，用力将手向上、向内按压，然后再松开，重复做5～6次，直至患者能将食物吐出为止。

怎么进行洗漱训练？

重度瘫痪患者不能行走，可坐在床上洗漱。中度、轻度瘫痪患者，要能逐步步行到卫生间，开始时用健手洗脸、漱口、梳头，以后逐渐锻炼患手或者用健手协助患手。洗脸时要固定好洗脸盆，以防弄翻。洗脸水宜用温水，患手泡在水中，健手协助按摩，并去掉指甲间污垢。

怎么进行更衣训练？

更衣动作的基本条件是起码能保持坐位姿势及一侧上肢具有一定的活动能力。因此，应早期对患者健侧上肢各关节进行最大范围的活动与肌力训练。

上身衣服，如背心、棉毛衫、毛衣等的穿脱：取坐位姿势，先把患肢放在患膝上，再把衣服同患肢相应的袖口套在患侧前臂，并向上推袖管，使相应部位居于肘部与腋下，然后把领口套在头顶，此时健手及臂伸入另一袖内，并伸出袖口，用健手把领口拉下至颈部，再把衣服的下边拉直、拉平。脱衣服时则先把衣服下边卷到胸部以上，尽量上提，并提拉近健侧部分的领口与袖口，并把健侧上肢由袖中脱出，当健侧上肢脱出袖口后，其余就很容易脱掉了。穿脱紧袖的衣服是非常困难的，所以偏瘫患者的衣服必须袖口肥大，应尽量穿开身的上衣、毛衣。

开身上衣，如衬衫、制服、外衣等的穿脱：坐位姿势，把衣服放在膝与大腿上，衣里向上，患手放入袖筒的近侧口内（患侧的相应侧），然后用健手逐渐向上拉起袖筒，把患侧上肢穿入袖内，一直到袖子的肩部以上，再把领口放置在颈后，把衣服的另一侧放在健侧肩上，便于健手找到相应的一侧的袖筒内口，把健侧上肢伸入袖筒，穿好、对好衣襟，拉平衣身，扣好纽扣。脱上衣时，先解开扣子，打开衣襟，把上衣由领口外向患侧外下方推向患肩，脱至肘关节下，先脱患侧，用健手帮助退出患裤子及外裤的穿脱：坐位姿势，先把患侧下肢屈髋屈膝放在健侧的腿上，把裤腿套上患足上拉至膝部，放下患腿再把健侧下肢穿入同侧裤管中，逐渐向上提裤子至臀部，移动重心，分别抬起一侧臀部或同时抬起臀部，提上裤腰，穿好，扣好。脱裤时先把健侧裤腿脱下，再脱去患侧裤腿。系裤时，不论是挂钩、纽扣及腰带，均需同时固定，握持两侧裤腰或裤带，这对脑卒中后偏瘫患者是十分困难的，因为只用一只手来穿着经常无法完成，所以可能的话，最好采用松紧带。还有一种简便的方法，是先用一个夹子把患侧裤腰或裤带夹在上衣下缘，固定一侧，再用健手完成系裤动作。

袜子的穿脱：坐位姿势，用健手持袜并伸入袜口内张开五指，撑开的袜口套入脚上，再把手脱出，用手指捏住袜口向上提位，然后渐渐提拉袜身，袜底要穿好。脱袜时程序相反。

鞋的穿脱：坐位姿势，先在鞋口的后上方放一条光滑的布条或皮革，然后把患脚放在健腿上，将鞋套在患脚上，尽可能深入，以后把患脚及鞋放在地上，努力伸入脚使足跟接近鞋口，此时拉皮革使脚滑入鞋内。

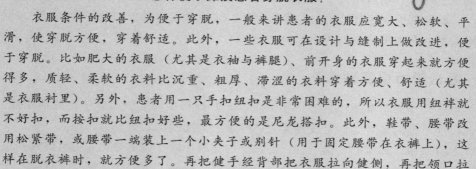

『专家提示』　　　　怎样便于瘫痪患者穿脱衣服？

衣服条件的改善，为便于穿脱，一般来讲患者的衣服应宽大、松软、平滑，使穿脱方便，穿着舒适。此外，一些衣服可在设计与缝制上做改进，便于穿脱。比如肥大的衣服（尤其是衣袖与裤腿）、前开身的衣服穿起来就方便得多，质轻、柔软的衣料比沉重、粗厚、滞涩的衣料穿着方便、舒适（尤其是衣服衬里）。另外，患者用一只手扣纽扣是非常困难的，所以衣服用纽襻就不好扣，而按扣就比纽扣好些，最方便的是尼龙搭扣。此外，鞋带、腰带改用松紧带，或腰带一端装上一个小夹子或别针（用于固定腰带在衣裤上），这样在脱衣裤时，就方便多了。再把健手经背部把衣服拉向健侧，再把领口拉向健侧肩部，健侧上肢甩脱同侧衣袖。

怎样进行排便训练？

脑卒中初期有尿潴留的患者，可用压迫下腹排尿方法定时排尿。要鼓励脑卒中男患者站立小便，女患者坐马桶，病情好转后，可坐轮椅去厕所，开始时应有家属陪送。在厕所内最好能安装电铃信号设备，患者一有不适，可以按铃呼叫，防止患者在厕所内发生晕厥、摔倒等意外，蹲式便桶不如坐式便桶，蹲坑式可加用板凳。厕所墙壁最好装有扶手。对大便干燥的患者，可用药物及饮食调整。

怎样进行洗澡训练？

瘫痪患者洗澡一定要有家属协助，淋浴或坐浴均可。第一次洗澡时间不宜过长，不要贪于洗掉由于长时间卧床而产生的污垢，以免造成患者过度疲劳或虚脱。以后随病情好转，洗澡次数可渐渐增多。浴室地面不要有积水，以免患者容易滑倒。

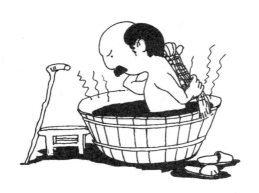
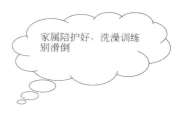

家属陪护好，洗澡训练别滑倒

怎样进行家务活动？

家务活动种类繁多，而且所需动作又非常复杂。但是，家务活动的内容不仅实用性强，而且能引起病残者的活动兴趣。如整理内务、取放衣物、收拾房屋、整理床铺、整理杂物、清洁环境、装饰布置、美化环境、打扫庭院、维护和浇灌花草、选购食物、清洁食具和茶具、教育与辅导子女、社交活动、联系亲友、通信及打电话等。家属还可改造某些设施，如洗碗时，可在水龙头旁装把刷子，用来洗碗筷等；在水池底部放一块橡皮垫，以防滑动；采用轻质塑料制品比不锈钢或陶瓷制品优越。

具有一定活动基础的患者，应当积极地从事日常生活动作训练与完成他所能完成的工作。这样既可增强活动能力，又能维持必要的日常生活，同时会促使患者有更大的决心继续进行训练，使患者获得最大限度的康复。但患者要根据自己的病情制订训练计划，不能随意训练，只有在自己能独立进行时，才可逐渐脱离家属的帮助。

『专家提示』　日常活动中患者与家属需要注意哪些安全问题？

（1）进行家庭环境检查，防患于未然。把火柴、热水瓶、电源、剪刀等危险品放在安全、不容易拿到的地方。

（2）服药前要认真仔细检查，以防积存药物或误服，患者所服的药品要妥善保管，每次服药要送服到患者口边。

（3）要注意洗澡安全。在患者洗澡时，照顾者要把淋浴器或水筷温调至37℃以下，以免烫伤患者。

（4）不要让患者独自使用煤气和热水器等电器，以免发生煤气中毒、火灾等意外。不要让患者独自留在厨房，电器用过后要把电器钮盖住，或拔掉电源。

（5）患者的日常生活用品，应放在其看得见、找得着的地方。

（6）要预防走失。为患者制作写有姓名和联系电话的安全卡放在口袋内，或带有防止走失的感应器，以防止患者迷路。

脑卒中后遗症期的康复治疗原则有哪些？

此期的康复治疗通常在社区完成，应加强残存和已有的功能，即代偿性功能训练，包括矫形器、步行架和轮椅等的应用，以及环境改造和必要的职业技能训练，以适应日常生活的需要，同时注意防止异常肌张力和挛缩的进一步加重。避免废用综合征、骨质疏松和其他并发症的发生，帮助患者下床活动和适当的户外活动，注意多与患者交流和必要的心理疏导，激发其主动参与的意识，发挥家庭和社会的作用。

肩关节半脱位的康复处理措施有哪些？

平时坐着时，可将手臂架在桌上，避免肩下坠。但在护理时应特别注意，在帮助患者时应避免直接牵拉患肢，具体康复过程使用下面五种康复处理的方法锻炼肩带肌。

① 矫正肩胛骨的姿势

a. 良肢位摆放：仰卧位，患侧肩胛带前伸，肘关节伸展，前臂旋后，腕关节和手指伸展；患侧卧位，患侧肩前伸，前屈＜90°，伸肘，前臂旋后；健侧卧位时，患侧肩和上肢充分前伸，肘关节伸展；坐位时，在患肢前方放一平桌，将患肢托起；站位或行走时，治疗师应对患肢充分保护，避免自然下垂。

b. Bobath 式握手：双上肢伸展充分上举，多次反复进行，卧位、坐位均可。

② 向患侧翻身：抵抗肩胛骨后缩。

③ 活动肩胛带：让肩胛骨向上、外、前活动。

④ 刺激肩周围稳定肌的张力和活动

a. 牵拉反射：治疗师一手支撑住患臂伸向前，另一手轻轻向上拍打肱骨头，肘的牵拉反射使三角肌和冈上肌的肌张力和活动性增加。

b. 快速刺激：在冈上肌、三角肌、肱三头肌上由近及远做快速摩擦或以冰块刺激。

c. 患侧负重：坐位，患侧肘关节伸展，腕关节背屈，患手放在坐位臀部水平略外侧，躯体向患侧倾斜。

d. 关节挤压：健侧卧位，患侧肩关节屈曲，肘关节伸展，前臂旋后，腕关节背伸，治疗师一手放在肘关节处，另一手握患手，沿上肢纵轴，向肩关节处施加压力。

⑤ 肩关节无痛范围被动运动

a. 肩胛——胸廓关节运动：治疗师一手固定肱骨近端，另一手固定肩胛下角，被动地完成各个方向运动。

b. 肩关节屈曲、外展运动：治疗师一手扶持肩胛骨，另一手固定上肢，按盂肱关节与肩胛-胸廓关节 2∶1 的运动比例向前上方运动。

肩手综合征的常用康复治疗方法有哪些？

常用的康复治疗方法如下：

（1）患肢放置适当的位置 将患肢抬高，防止患手长时间处于下垂位；维持腕关节于背屈位，可采用上翘夹板固定腕关节。卧位时，将上肢平放，远端抬高与心脏平齐，手指放开，半握空拳，可置一圆形物体于手掌中。此姿势可促静脉血的回流。

（2）向心性加压缠绕 即以一根粗为 1～2mm 的长布带，对患肢手指、手掌、手背做向心性缠绕，至腕关节以上，随后立即除去绕线。反复进行可减轻水肿，促进周围血管收缩舒张自行调节功能。

（3）冰疗 即将患手浸于冰水混合液中，连续 3 次，中间可有短暂的间歇，本法可消肿、镇痛并解痉。但应注意避免冻伤和血压升高。

（4）冷热水交替法 即先把患手浸泡在冷水中 5～10min，然后再浸泡在温热水中 10～15min，每日 3 次，以促进末梢血管收缩舒张调节的能力。

（5）主动运动 在可能的情况下，练习主动活动，如可训练患者旋转患肩，屈伸肘腕关节，但要适量适度，以患者自觉能承受的感觉为度，避免过度运动人为损伤肌肉及肌腱。不应练习使伸展的患侧上肢的持重活动，如抓举重物、持久握物等。

（6）被动运动 医护人员帮助活动患肢，顺应肩、肘、腕各关节的活动，活动应轻柔，以不产生疼痛为度。在脑卒中早期即开始训练，脑卒中后 24～48h 即可进行，越早越好，可预防肩痛的发生，维持各个关节的活动度。

（7）磁疗 可有一定的镇痛、消炎、消肿、镇静作用，也有用电动磁疗器者，将电磁探头置于患部关节处，以电磁头振动达到治疗目的。

（8）此外还可应用针刺加康复治疗肩手综合征的综合疗法。

脑卒中心理障碍的家庭康复训练方法有哪些？

许多脑卒中患者有语言、吞咽、肢体功能等方面的障碍，发病后突然生活不能自理，成为家庭和社会的包袱，常常出现焦虑、悲观、烦躁、抑郁等不良情绪。这对疾病的治疗和康复十分不利。因此，进行有效的心理康复训练应贯穿所有治疗和康复训练的始终。

首先，从语言、行动、表情上都要给患者同情、关怀和亲切感。坚持耐心和细心地做好方方面面的护理和生活照料工作，让患者充分体会到病后获得的温暖与别样的幸福；鼓励患者正确对待当前的疾病，消除不良情绪，增强战胜疾病的信心。

其次，留心发现和掌握患者的情绪变化，千方百计让患者得到心理康复。对患者所关心的问题，应想方设法给予正确的解答，并进行讲解和说服。要善于利用具体事物，让患者振奋精神，提高情绪。如对老年患者，一谈起自己的孙子时就有超乎平常的精神，所以，针对其喜欢的人物、人情，诱导其振奋精神，增强康复训欲望。再如，协助患者从事能激发及保持活力的嗜好，如下棋、打扑克或麻将，可故意让其赢。不管大小事情，只要是他应该做或想做，就给予鼓励、支持和积极评价。必要时送患者参与集体康复训练。这样患者之间以相互鼓励、模仿、竞赛，产生连带感、集体感、回归社会感；也有利患者产生对其疾病的客观正确认同，消除孤独、自卑感。

总之，脑卒中患者的心理康复是多方面的，要根据患者的病情、年龄、性别、性格特征和心理状态等具体情况，因人而易，无论什么方法，只要是对患者康复有利的都可以采用。

脑卒中吞咽功能的康复训练方法有哪些？

脑卒中患者会发生不同程度的吞咽困难。这不仅影响营养的摄入，而且吃饭喝水时易造成误吸，引发呼吸系统疾病，甚至导致窒息而危及生命。因此，吞咽功能训练，对脑卒中患者的康复非常重要。

脑卒中吞咽功能的康复训练方法有间接吞咽训练、进食训练。

间接吞咽训练有哪些？

由于间接训练法不使用食物，误咽、窒息等危险性很小，可用于各种程度的吞咽障碍患者。

（1）口腔周围肌肉的运动训练

① 口腔、颜面肌训练：进行皱眉、闭眼、鼓腮、微笑等表情动作训练，可让患者面对镜子练习紧闭口唇；不能主动闭合者应先帮助患者进行被动闭唇，逐步过渡到主动闭唇、抗阻闭唇，增加肌力。

② 下颌关节开闭训练：下颌关节开闭活动度训练有利于咀嚼运动。为强化咬肌肌力可让患者咬紧磨牙或用磨牙咬紧压舌板进行练习。

③ 改善舌运动的训练：舌做前伸、后缩、侧方按摩颊、清洁牙齿、卷动等主动活动，同时用压舌板在舌上进行压、滑动等刺激或舌抵压舌板练习抗阻运动可改善舌的运动。用纱布包住舌尖用手向各个方向运动舌，可降低舌肌肌张力。用勺子使舌中央凹陷以利于良好地保持食团。各种发音训练也能在相当程度上促进舌的运动。

（2）颈部训练　改善颈部关节活动度，进行颈部屈肌的肌力强化以及颈部放松训练。颈部屈曲位容易引起咽下反射，另外，在训练前和进食前放松颈部可以防止误咽。

（3）降低全身肌肉的痉挛。

（4）改善吞咽反射的训练　寒冷刺激法能有效地提高软腭和咽部的敏感度，使吞咽反射容易发生。刺激方法：把耳鼻喉科用的小镜子浸在冷却水中 10s 后，轻轻地压在软腭弓上或用冷冻的湿棉棒刺激软腭、腭弓、咽后壁及舌后部，连续反复

5～10 次，与本法相似，让患者咽下小冰块，可使咽反射变快。让患者每日 2～3 次从口腔咽下胃管也有较好的效果。若患者已经开始经口腔摄食，进食前以冷刺激进行口腔清洁，能提高对食块知觉的敏感度。

（5）闭锁声门练习　具体方法是：按住墙壁或桌子大声发"啊"或"憋气"，或两手在胸前交叉用力推压等训练随意闭合声带，可有效地防止误咽。

（6）声门上吞咽训练　也称模拟吞咽训练，首先从鼻腔深吸一口气，然后完全屏住呼吸，吞咽唾液，最后呼气、咳嗽等一连串的活动。适用于咽下过程中引起的误咽，喉头上抬差时，可以被动上下活动甲状软骨，然后让患者发"ooh-aah""eeh-ooh"音，进行喉头上抬训练。

（7）促进吞咽的方法　用手指上下摩擦甲状软骨至下颌下方的皮肤，可引起下颌的上下运动和舌部的前后运动，继而引发吞咽。此方法可用于口中含有食物却不能产生吞咽运动的患者。

（8）呼吸训练及咳嗽训练　腹式呼吸练习可以提高呼吸控制能力，强化腹肌，增强声门闭锁，促进随意咳嗽。进行咳嗽训练可以强化声门闭锁，有利于咳出误咽的食物。

（9）低、中频冲电治疗　为了维持或增强吞咽相关肌肉的肌力，可通过皮肤进行低、中频脉冲电刺激治疗改善吞咽功能。

如何实施进食训练？

一般在患者神志清楚，病情稳定，有咽反射、可随意充分咳嗽后，就可练习进食。

（1）进食的体位　刚开始进食时，以躯干后倾、轻度颈前屈位进食为好。

（2）阶段性进食训练　选择训练用食物既容易在口腔内移动又不易出现误咽的是胶冻样和均质糊状食物，例如软蛋羹及均质面糊、米粥等。一般先用上述种类的食物进行训练，逐渐过渡到普食和水。

一口进食量应从少量（3～4ml）开始，逐渐摸索合适的量为宜。因为一口进食量过多，食块残留在咽部会加大误咽的危险；一口进食量过少时食物在口中操作困难，吞咽反射无法发生。容易误咽时应注意进食速度不宜过快。

（3）咽部残留食物的去除方法

① 反复空吞咽：空吞咽指口中无食物时吞咽唾液。当咽部已有残留食物时若继续进食容易引起误咽。每次吞咽食物后反复进行空吞咽可以食块全部咽下，达到去除咽部残留食物的效果。

② 交替吞咽：即让患者交替吞咽固体食物和流食。当患者有食物残留时，可以在每次进食吞咽后饮极少量的水（1ml 或 2ml），既有利于引发吞咽反射，又能达到去除残留的食物的目的。

③ 点头式吞咽：会厌谷是食物容易残留的部位。当颈部后仰时会厌谷变窄小，可挤出该处的残留食物；然后颈部前屈、做低头的动作并进行空吞咽，可去除会厌

谷的残留食物。

④ 侧方吞咽：咽部两侧的梨状隐窝是最容易残留食物的地方。让患者分别向两侧转动下颏或倾斜颈部做侧方吞咽，会使同侧的梨状隐窝变窄，挤出残留物。同时，另一侧的梨状隐窝变浅，可去除梨状隐窝的残留食物。

吞咽功能的康复训练中的注意事项有哪些?

（1）尽量消除和减少误咽　经口腔摄取时，要充分了解患者状况并采取相应对策，摸索出最佳的吞咽方法；尽量选择安全的食品，吸入酸性和含脂肪多的物质易发生肺炎，应予以注意。

（2）保持口腔清洁，减少误咽细菌和胃液反流。为防止食管返流误吸，进食后上抬头部，保持数十分钟坐位。

（3）改善全身状态，防治肺炎发生。对摄入不足者应通过鼻饲和静脉滴注方式予以补充。

吞咽功能障碍的预后如何?

吞咽功能障碍经 1 个月左右的训练，90％以上可经口进食。病情迁延者几乎均为重度的延髓性麻痹和假性延髓麻痹。此类患者多伴有不同程度的脱水和营养不良，易反复出现误咽性肺炎。肺感染和窒息是其常见的死亡原因。

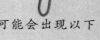

『专家提示』　　　　　脑卒中能康复吗?

部分康复是常见的，但完全复原比较少见。脑卒中后，可能会出现以下四种情况：

（1）脑卒中发生时受严重损坏的脑细胞死亡，永不复原。

（2）由于脑部肿胀而部分受损的脑细胞在肿胀消退后复原，重新工作。

（3）其他未受脑卒中影响的脑细胞逐渐取代死亡细胞的功能。

（4）患者学习和适应新的生活方式，克服脑卒中后失去的功能。大部分康复会在脑卒中发生后最初 6 个月内出现，之后就会停滞不前，并且逐渐消失。

为什么脑卒中失语患者要进行家庭康复训练?

脑卒中患者出现语言障碍往往使患者产生与周围人的交际困难，带来种种不便及心理压力，严重影响日常生活行为与病体康复。对脑卒中后失语患者的语言康复训练是个长期过程，应先易后难、循序渐进地进行，要持之以恒。家庭可采取的训练方法：失语不但影响患者的交流和生活质量，而且不利于其他障碍的康复，易引起患者的情绪障碍。故积极进行康复治疗是必要的。

　　失语治疗的目的，主要是提高患者的语言理解和表达能力（包括提高听理解、阅读理解能力和语言表达、手势表达以及语言书写能力），最终目的是恢复患者的言语交际能力。

如何确定训练时机？

　　一般认为正规的语言训练应在急性期过后，患者身体及精神状态稳定，至少能耐受集中训练 30min 以上时开始。全身状态不佳、重度痴呆、意识障碍、无训练欲望而难以配合训练者以及已停止进一步恢复者，难以进行训练或取得效果。

　　随着时间的推移失语恢复呈负性加速，恢复最明显的时期为病后头 3～6 个月，某些患者在更长时间内仍继续有改善。因此，尽管早期语言训练可获得较好的效果，但发病 2～3 年的患者也不可轻易放弃治疗。据报道，有的患者在发病数年后仍可有不同程度的恢复。

脑卒中失语患者进行家庭康复训练的方法有哪些？

　　应适宜语言训练的环境，能隔音保持安静。以防止患者的情绪受到影响，使注意力不集中。家庭应配备口形纠正及表情模仿用的大镜子、录音机、各种字词卡片和图片、人物和情景图片及训练用实物等。

　　训练时间以上午为宜，每次在 30min 以内，以避免患者疲劳。训练内容要适合患者的文化水平、生活情趣等，先易后难，循序渐进，充分调动患者的积极性。

　　（1）听理解训练

　　① 单词的辨认：出示一定数量的实物、图片或词卡，让患者在听到简单指令后指认。如在患者面前放 3 张图片（茶杯、勺子、叉子），先后说"请指出我说的东西"，如"茶杯"，让患者指认相应的图片。口头指令由易到难，即物品名称（茶杯）→物品功能（你用什么喝水?）→物品的属性特征（什么是玻璃的，可以摔碎?）→增加刺激的数量（增加摆出物品的数量及听理解单词的数量）。

　　② 执行指令：治疗师发出口头指令，让患者执行。如"把书合上""闭上眼睛""把笔放在书上"。逐渐增加信息成分。

　　③ 回答是与否问题：如问"这是茶杯吗?""7 月份下雪吗?"要求患者回答"是"或"不是"。不能口头回答者，可用字卡或手势。让患者听一小段短文，根据其内容提问，回答方式同上。

　　（2）阅读理解训练

　　① 视知觉障碍的训练：重点放在视觉输入与大脑语言中枢的联系上，不涉及语义理解。用于视野缺损及认知障碍者的视知觉和图形辨认训练。在患者面前摆出数张图片或字卡，让患者把图片和字卡分别放在一起，或把相同的图片或字卡放在一起，逐渐增加卡片数量。

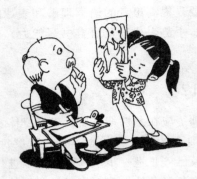

② 单词、句子理解训练：采用单词、句子和图画匹配的方式，患者阅读单词或句子找出相应的图画。也可要求患者阅读句子，找到语义和语法错误。

③ 短文理解：患者阅读短文后，从多项选择问题中选择正确答案，或者提问，让患者用"是"或"不是"进行回答。

（3）口语表达训练

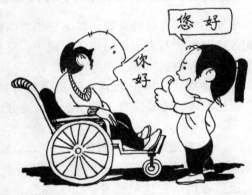

① 用自动语训练：治疗者与患者同时或先后朗读患者熟知的歌词、诗歌、格言及问候语等。

② 用正反义词、关联词训练：如男—女，好—坏，大—小，正—反，黑—白；面和米，丈夫和妻子等。治疗者先和患者同时练习，随后治疗者说出一个词，患者说对应的词。

③ 单词的表达训练

a. 复述练习：治疗者先出示对应的图片和字卡，并反复地让患者听数次，让患者复述。

b. 词组完成练习：治疗者说"丈夫和……"，患者接着说"妻子"。

c. 选择回答：出示妇女头像图片，治疗者问："是妻子还是丈夫？"，回答"妻子"。期待反应的词为选择词中的第一个词，以抑制复述。

d. 视物（或图）呼名：出示物品或图片，让患者说出其名称。可辅以语音暗示（说出起始音）、语义暗示（告诉词义或同义词、反义词）、类别暗示、功能暗示、描述暗示及手势暗示。

e. 找词练习：让患者在一定时间内尽可能多地说出某一类别的名称，如水果名称、地名；或以某一字的刺激（如火），让患者找出与火有关的词，如"热、暖和、红色、火焰"。

④ 句子表达训练

a. 语法训练：即把以不同颜色代表不同词性的图片（名词、动词、形容词字卡），按一定的顺序排列，先练习复述，让患者记住正确的语法结构。然后出示 3 张图片（表示主语、谓语和宾语），让患者说出完整的句子，再后出示 2 张图片，如一张是一男子站立的图片表示主语，另一张是一辆汽车的图片，表示宾语，而谓语用一箭头（→）代替，让患者说出任何一有关的动作使句子完整，如"他在修理汽车"或"他在开汽车"等。

b. 语义联系训练：即治疗者说出一核心词，让患者说出与其有关的词。如核心词为"工人"，关联词为"工厂、机器、上班、城市、产品"等，然后将核心词与关联词联系起来，完成句子，如"工人上班""工人生产产品"等。

c. 实用化训练：与患者讨论一些身边的人、事件、物品，让患者发表意见，并自由叙述。

（4）书写训练

① 抄写：先按词性进行分类抄写，有助于患者理解语义。然后让患者进行完形练习，给出一个不完整的词组或句子，让患者从多项选择答案中选出合适的词或词组，填入使其完整。如一杯（果汁），学生在（上课）。逐渐增加句子的长度和难度。

② 听写训练：出示匹配的字卡和图片 10～20 张，患者一边听一边看，让患者写出听写的单词；然后增加难度先后移去字卡和图片，听写单词。随着听写能力的提高，进一步练习听写不同难度的句子和短文。

③ 自发书写练习：患者看图片、物品写出单词；给出一些名词，让患者在前面写出适当的动词；给出一些不完整的句子，填写适当的词，使句子完整；看动作图片，写出叙述短句；描写朋友、家人的外貌特征、去过的旅游胜地的景色、发生的事件；写日记、信件等。

（5）朗读练习

① 朗读单词：出示单词卡，治疗者先朗读数遍，然后和患者一起朗读，最后让患者自己朗读。

② 朗读句子、短文方法同上。朗读速度先慢速，然后逐渐接近正常速度。

③ 朗读篇章：从报纸杂志中选出感兴趣的内容，反复练习朗读。

脑卒中构音障碍的康复训练原则是什么？

首先要通过了解病史、查体、构音障碍评价等，明确构音障碍的病因、类型、程度等，以便选择有针对性的训练方法。

　　构音涉及呼吸、喉、腭和腭咽区、舌体、舌尖、唇、下颌等器官，与这些器官的运动有关的肌肉的肌张力、肌力和运动协调的异常是脑卒中患者出现构音障碍的病因。构音器官评定所发现的异常部位及特点便是构音训练的重点部位，如弛缓型构音障碍与肌肉无力、肌张力低有关，首先是增强肌张力；痉挛型构音障碍与肌张力过高有关，首先是放松练习；运动失调型构音障碍，以建立使言语尽量清晰的最佳言语速度为主。构音评定所发现的哪些音可以发，哪些音不能发，哪些音不清晰等就决定了构音训练时的发音顺序。一般来说均应遵循由易到难的原则。

脑卒中构音障碍的康复训练方法有哪些？

　　脑卒中构音障碍的康复训练方法有改善构音的训练、发音训练、减慢言语速度、辨音训练，以及利用患者的视觉途径的训练。

改善构音的训练方法有哪些？

　　舌唇运动训练见图 17-2。
　　舌唇的运动不良是构音障碍的常见原因，其运动不良会使所发的音歪曲、置换或难以理解。故要训练患者唇的张开、闭合、前突、缩回、舌的前伸、后缩、上举、向两侧的运动等。面对镜子训练便于患者模仿和纠正动作，对较重患者可以用压舌板和手协助活动。另外，对肌张力低者可用冰块摩擦面部、唇和舌，以促进运动。每次数分钟，每日多次。

发音训练方法有哪些？

　　发音训练方法见图 17-3。
　　舌唇运动改善后进一步让患者练习无声的构音运动（动作），最后轻声地引出靶音。原则是先训练发元音，然后发辅音，辅音先由双唇音开始，待能发辅音后，要训练将已掌握的辅音与元音相结合，这些音比较熟练了以后，就采取元音加辅音，再加元音的形式，最后过渡到单词和句子的训练。在训练发音之前一定要依据构音检查中构音类似运动的检查结果，掌握了靶音构音类似运动后才能进行此音的训练。

怎么减慢言语速度？

　　对能说字、词，但因肌痉挛或运动不协调而使发音歪曲或失韵律者，主要是控制言语的速度，使其有充分的时间完成每个字的发音动作。可让患者随节拍器的节拍发音，节拍的速度根据患者具体情况决定。也可由治疗师轻拍桌子，患者随着拍击节律进行训练。

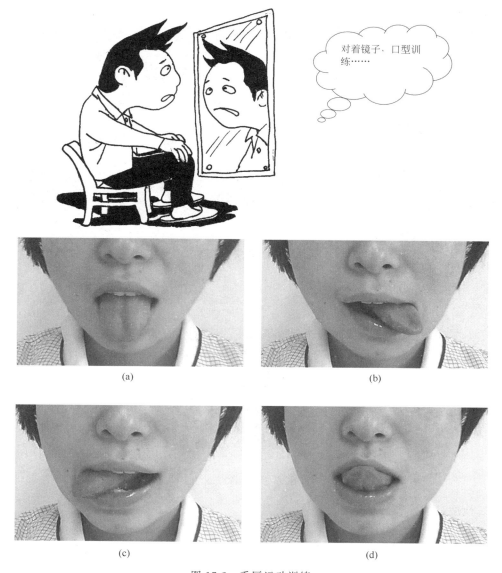

图 17-2　舌唇运动训练

怎样进行辨音训练？

准确辨音是准备发音的前提，所以要训练患者对音的分辨。首先要能分辨出错音，可以通过口述或放录音等形式进行。

怎样利用患者的视觉途径改善构音？

可以通过画图、卡片等让患者了解发音的部位和机制，指出其主要问题所在并

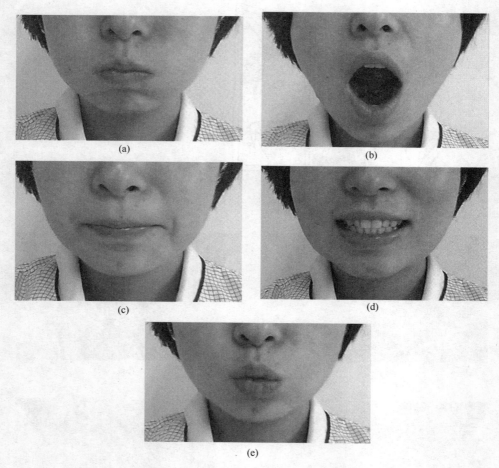

(a)

(b)

(c)

(d)

(e)

图 17-3 发音训练

告诉他准确的发音部位。

如何进行鼻音化矫正训练？

鼻音化是由于软腭运动不充分，鼻咽不能适当闭合，将鼻音以外的音发成鼻音。治疗的目的是增强软腭肌肉的运动。增强软腭肌肉运动的方法有以下几种：

（1）利用联合反应　让患者用两只手用力推桌子或墙的同时发"a"音。上肢肌肉的收缩可增强腭肌的收缩，促进鼻咽及声门闭合。可与打哈欠和叹息疗法结合应用。另外训练发舌后部音也可加强软腭肌肌力。

（2）吹气运动　如吹哨子、吹蜡烛、吹气球等，可引导气流通过口腔，减少鼻漏气。

（3）冷刺激　反复快速地用冰刺激腭弓，可增强软腭肌肉的运动。

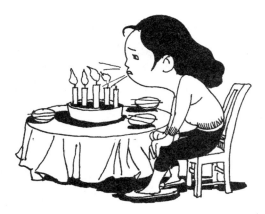

（4）闭唇鼓腮　闭唇鼓腮，然后发"s"等。

如何进行费力音矫正训练？

这种音是由于声带张力过高、过分内收所致，听起来喉部充满力量，声音好似从其中挤出来似的。故治疗目的是降低声带张力。

（1）放松训练　目的是通过随意肌群的放松，使非随意的咽喉肌群的肌紧张松弛。在安静环境中，让患者按脚趾屈伸、踝旋转、膝伸展、髋伸展、收腹深吸气、握拳、上肢前伸、耸肩、颈屈伸旋转、皱眉闭目、用力咬牙闭唇、下颌上下左右移动旋转及舌用力抵硬腭的顺序，每个动作保持 3s，然后放松，重复 10 次。从足部放松开始依次至口面部肌肉放松，可利用生物反馈的方法。

（2）打哈欠　让患者处在一种很轻的打哈欠状态时发声，理论上打哈欠可以完全打开声带而停止声带的过分内收。起初让患者打哈欠并伴随呼气，成功后，在打哈欠的呼气时再教他发出词和短句。

（3）气息音矫正训练　气息声的产生是由于声门闭合不充分引出，因此，重点是练习发声时关闭声门。前述增加腭肌运动的方法可以促进声门闭合；另一种方法是用一个元音或双元音结合辅音和另一个元音发音，如"ama""eima"等，再用这种以元音和双元音诱导发音的方法来产生词、词组和句子。

（4）音调训练　音调是指一个音节发音时的高低升降，有区别意义的作用，例如"语言"和"寓言"，"练习"和"联系"等，这些词语的意义之所以不同，主要靠音调来区别。多数患者表现为音调低或单一音调，训练时让患者由低向高发音，乐器的音阶变化也可以用来克服单一的音调。

（5）音调训练　发声的部位在喉部，呼吸产生的气流是发声的动力，自主的呼吸控制对音量的控制和调节是非常重要的。因此，要训练患者增强呼气流量、延长呼气的时间并改善气流的控制，即进行呼吸训练。改善呼气的训练，包括胸腹部放松、腹式呼吸练习及膈肌促通手法、用力呼气（可加阻力）练习并尽量延长呼气持续时间等。气流的控制训练包括鼻吸气、嘴呼气，呼气时尽可能长地"s""f"等摩擦音并转换摩擦音的强度、长短；尽可能长时间地交替地发元音、摩擦音；数1～5、6～10，音量由小至大，由大至小，一大一小交替改变音量等。

（6）韵律训练 目的是改善说话时的速度、抑扬顿挫、重音等韵律，使言语更自然更清晰。强调关键词前后停顿，关键词重读，保持正常的间歇。练习各种语调的语句，如疑问句、命令句、感叹句等表示不同感情的语句。重读句子中的一个词，使语义改变，如"我今天去上海""我今天去上海""我今天去上海"。

重度构音障碍者可以进行呼吸训练、辅助下的唇舌训练等，但构音训练常常难以收到治疗效果，多需要使用图片、字词卡、交流板或手势等以进行简单交流。

为什么脑卒中患者要进行感觉功能的康复训练？

脑卒中偏瘫后常伴有不同程度的感觉障碍，特别是在急性期，约有 65％的脑卒中患者有不同程度和不同类型的感觉障碍。由于感觉障碍常与运动障碍并存，人们主要注重运动障碍的研究和康复。近年来，随着医学的不断发展，偏瘫后感觉功能的评价、治疗与康复越来越受到重视。感觉器官由感受器、神经通路、大脑皮质感觉中枢构成。这些组成部分中，任何一个部位发生病变，都会出现感觉障碍。

感觉功能的康复训练方法有哪些？

（1）患侧感觉刺激 每日 2～3 次。

① 促进血液循环的恢复：对患侧进行按摩拍打；用温水擦洗感觉障碍的部位。

② 触觉康复：用粗布、纸、冰块等在皮肤上进行快速摩擦毛线刺激皮肤，体会感受。

③ 温度觉康复：用冷水或温水刺激，体会感受。

④ 指导患者有规律地做肢体主动活动，还可用球、笔、硬币、木块等进行辨认及抓握等训练。

（2）伴有视野缺损的感觉康复 有视野缺损的患者应注意在患侧进行日常操作，如在患侧呼叫患者的名字，患肢戴手表，床头柜、食品、电视、探视者或其感兴趣的事物均安排在患侧，以引起患侧的感知能力。

应鼓励其多做朗读练习，患者阅读时可以在每一行的下面画线，提示患者读完一整行后再读下一行。

在日常生活中，充分给予视野提示。

（3）恢复期练习 行走时要穿柔软的布鞋（勿穿拖鞋）。应搀扶患者并清除活动范围以内的障碍物，防止感觉障碍部位受损。

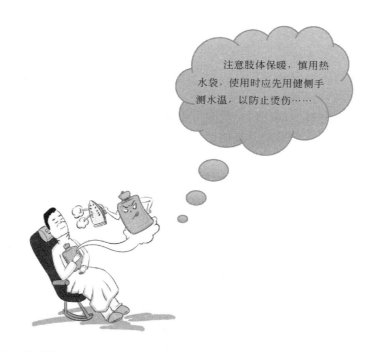

注意肢体保暖，慎用热水袋，使用时应先用健侧手测水温，以防止烫伤……

　　将食物切成小块放于盘中，便于患者食用；和患者一起动手操作，或进行图画、写字训练等；用语言鼓励患者取得的成绩，树立早日康复的信心。

　　总之，脑卒中引起的感觉障碍持续时间较长，有时比肢体瘫痪更令患者痛苦。家属要体谅患者，设法帮助减轻患者的痛苦。可轻柔地按摩患侧肢体，与患者聊一些开心的话题，以分散注意力等。

　　值得欣慰的是，随着脑卒中病情的好转，感觉障碍也会慢慢消失。

为什么脑卒中患者要进行认知功能的康复训练？

　　认知活动参与患者康复的全过程。认知障碍不仅影响脑卒中患者的康复和肢体活动，也影响脑卒中患者重新回归社会和家庭。

脑卒中患者认知功能康复训练的内容有哪些？

　　认知功能障碍应根据患者认知障碍的特点，选择性地制定训练计划，提高日常生活能力，家属要协助进行训练。认知功能障碍训练包括记忆障碍、失用、定向力障碍的训练。

如何进行记忆障碍的康复训练？

　　（1）短时记忆障碍　表现为保存过程异常，信息的储存时间缩短，新近发生的事件刚才还记得，一会儿就忘了，而对很久以前的事记忆犹新。脑卒中患者多数为这一类型的记忆障碍。

训练：给患者看几件物品或图片，令其记忆，然后请他回忆出刚才看过的东西。可以根据患者的情况及记忆保持的时间。也可以用积木摆些图形给患者看，然后弄乱后让患者按原样摆好。

（2）长时记忆障碍　回忆信息的能力丧失，表现为不能回忆过去的经历或已经识记的知识，包括几小时以前、几天以前、几年以前甚至幼年时期发生的事件不能回忆起来。

训练：让患者回忆最近到家里来过的亲戚朋友的姓名、几天前看过的电视的内容、家中发生的事情。如果患者记忆损害较轻，也可通过背诵简短的诗歌、谜语等进行训练。也可以在计算机上通过软件进行记忆训练，可根据患者的程度选择合适的难度级别进行训练。

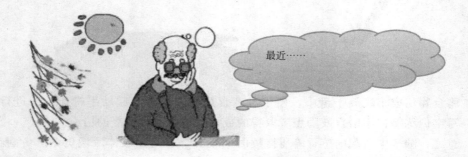

（3）再学习技术　要求患者利用残存的记忆力，对记忆信息进行反复训练，并逐渐增加时间间隔，可使不同病因和不同程度的记忆障碍患者都能学会一些特殊的信息，如记住人名。这种方法可能涉及完好的内隐性记忆系统。

此方法的实施也相对简单，在患者面前放置3～5件日常生活中熟悉的物品，让患者分辨并记住它们的名称，然后撤除所有物品，让患者回忆刚才摆在面前的物品，反复数次，待其完全记住后，逐渐增加物品的数目和增大内容的难度，从而提高认知功能。这种方法应反复训练。

如何进行失用的康复训练？

失用是指由于大脑皮质的损害而造成的行为障碍，患者运动程序打乱，不能进行一系列有目的的运动，不能正确地计划和执行某些有意识的行为和动作，而此时患者常无运动障碍和感觉障碍，可以做某些无意识的活动。

（1）构性失用　是对空间的感觉异常，对立体结构认知不良。表现为对三维空间结构的感觉和运动程序之间的障碍。患者虽然有形状知觉，也有辨别觉和定位觉，但不能模仿拼出立体结构，即视觉和动觉过程之间发生分离。

训练：让患者复制事先示范好的平面图形或立体构造，起初可以给予较多的暗示、提醒，有进步后再逐步减少暗示和提醒，并加图形或构造的复杂性。

平面图形：例如裁衣的纸样，重新布置家庭用的家具小样等。

立体构造：常用物品的排列、堆放和有次序的堆积等。

（2）运动失用　最简单的失用，常见于上肢或舌。

发生于舌时，表现为能张口而不能伸舌。

发生于上肢时，可累及各种动作，如不能刷牙、洗脸、梳头等，也可以动作笨拙的形式出现。

训练：针对各种病理表现，加强各种活动的练习，同时家属可以给予大量的暗示、提醒，或手把手教。

如何进行定向力障碍的训练？

很多老年患者有定向力障碍，不能与现实世界有效地接触而远离现实生活。

训练：真实定向方法训练是一种综合认知功能的康复方法。

可在家中使用纸卡片、写字板或家用黑板等（作为真实定向训练板），记录和学习当天的信息，不断地用正确的方法反复提示定向信息，使患者的大脑不断地接受刺激信息，使其定向能力提高。

训练板可以随时擦写，每天实时更新训练板上的内容，保持它的正确性，使患者不断接受正确、有效的刺激。

此外，比较适宜家庭常用的方法是功能治疗，可以综合训练患者的认知功能。

功能治疗法能让患者了解自己的残疾，选择替换的方法或改变环境。如对有图像背景辨认障碍的患者，设法选用易于看得见和辨认的物体，放在患者易于看得见的地方；也可以改变方法，如进食时教会患者转动碟子，将食物转到他看得见的一侧，或将颜色鲜艳的标签放在袖口，以便他穿衣时找到等。

脑卒中患者康复治疗中的注意事项有哪些？

康复训练最好是在专业康复医师的指导下进行，制订康复计划，定期评估，指导患者家属或护工协作训练。运动量应适度控制，训练强度应由小到大。如果患者经过一天的训练，休息一夜后仍感疲劳，则显示运动量过大，应酌情减量。切勿锻炼过度，避免过度疲劳影响康复过程。锻炼必须按规定的时间进行，避免偏重锻炼某部位，而忽视锻炼其他部位。避免"超保护"现象，让患者在其力所能及的范围内独立做事、独立行动。训练频率应保持在每周至少2～3天，每天1～2次，每次30～40min。应将训练内容纳入日常生活活动之中，结合起来进行训练。主要有以下注意事项：

（1）注意正常的肢体摆放位置（图17-4）。要摆放好体位，重视对患肢的保护，不要让患肢长时间保持一种姿势，以免导致关节僵硬，长时间压迫患肢，阻碍患肢血液循环。从发病当日起，如果生命体征平稳，患者要尽量多活动患肢，如抬手、伸腿等。如果不能运动，家属应该帮助其在床上做肢体关节的被动活动，预防关节挛缩、肌肉萎缩。活动患肢时，动作一定要轻柔，以免过度牵拉肢体导致关节脱位或损伤。应合理选用床垫，床太硬易发生褥疮，太软使身体下陷不易变换体位。应每2h翻1次身。每练一个动作，务必做到姿势正确，注意力集中。每锻炼一处肌肉，应使该肌肉连续多次受到一定强度的刺激，完成一定量的工作负荷，并逐步增加。在急性期，康复运动主要是抑制异常的原始反射活动，重建正常运动模式，其次才是加强肌肉力量的训练。

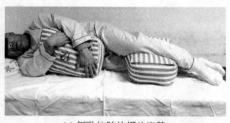

(a) 侧卧位肢体摆放姿势

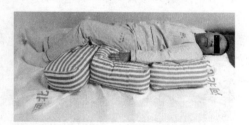

(b) 仰卧位肢体摆放姿势

图 17-4　正常的肢体摆放位置

（2）一旦患者病情稳定后，就可以进行由卧位（图 17-5）转入坐位的训练（图 17-6）。坐位训练应在躯干具有平衡能力时进行，由于患者卧床许多天要有一个适应过程，进行坐位训练时可先抬高床头30°，坐 10min，无头晕心慌，然后从45°～90°，时间 30min 至 1h 逐渐增加，以防止发生直立性低血压。如果患者能在床上平稳坐稳后，再双脚下垂，进一步练习在床边坐，可在病床边放一把椅子，要求患者每天至少坐椅子 3 次，以避免长期卧床带来的衰弱。

（3）患者能独立坐稳后接着开始训练站立。从坐位到立位的康复训练方法是：以健手支撑床面，转移到床边双脚摆正位置，双手十指交叉（患肢大拇指在最上面）前举并弯腰，将身体前倾，利用重心的前移，抬臀而使身体直立。

（4）练习行走　患者能独自站稳后，让患者重心逐渐移向患腿，训练患腿的持重能力。在患者可独立站位平衡，患腿持重达体重的 75% 以上，并可向前迈步时，

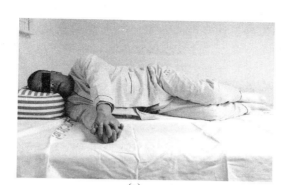

(a)

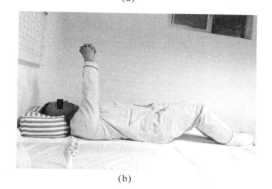

(b)

图 17-5　卧位训练

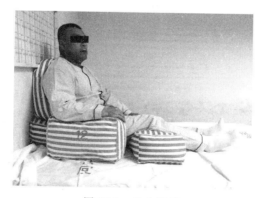

图 17-6　坐位训练

才能开始步行训练。对多数患者而言，不宜过早地使用手杖，以免影响患侧训练。在步行训练前，先练习双腿交替前后迈步和重心的转移，指导和纠正患者不正确的体姿和步态，要嘱患者在步行训练中抬头向前看，保持身体平衡。近年来，有些医院利用部分减重支持装置提早进行步行训练，使患者在步行能力和行走速度恢复方面均收到了较好的效果。

（5）进行日常生活活动能力的训练　一旦患者肢体肌力有了较好的恢复，就要训练日常生活能力，如自主饮食能力，自己如何穿脱衣物，如何进行个人卫生清洁，排泄大、小便动作的自立，洗澡、做家务等，使患者尽量能达到生活自理，以减轻家庭、社会负担，找回自尊，回归社会、家庭。

（6）除运动康复外尚应注意言语、认知、心理、职业与社会康复治疗等。

（7）脑卒中患者因偏瘫、失语等后遗症，生活不能完全自理，不少患者会有不同程度的焦虑、抑郁等表现，情绪波动大，悲观、易怒、暴躁或抑郁、焦虑等不同表现的心理障碍，在这种情况下，家人要理解，想办法改善其不良情绪，必要时可配合药物治疗。医务人员会积极进行心理疏导，稳定思想情绪，通过沟通、说理、教育、暗示、心理分析、音乐、运动、放松静默等多种心理治疗方法，使其树立康复信心，解除心理障碍。

（8）脑卒中康复治疗实质是学习，锻炼，再锻炼，再学习，是调动剩余脑组织功能的重组和强化残余功能，增强代偿能力，要求患者理解并积极投入才能取得良好的康复效果。康复是一个持续的过程，应将康复贯穿于日常生活中。

（9）康复训练的禁忌证　患者有以下情况时不应做康复训练治疗：①安静休息时心率＞100 次/分，舒张压＞120mmHg，收缩压＞195mmHg，有劳累性心绞痛，心功能不全在Ⅱ级以上，重度心律失常，合并有心肌梗死；②上消化道出血；③呼吸道感染；④肝肾功能不全；⑤体温在 38℃以上。

第18章　**脑卒中的饮食保健**

脑卒中的饮食保健原则有哪些?

（1）脑卒中患者的饮食要有规律　早餐安排在 6：00～7：00，午餐安排在 12：00 左右，晚餐安排在 18：00～19：00。每餐之间间隔 5～6h，符合胃的生理排空时间。消化能力差的患者可晚上再加一餐。

（2）脑卒中患者要合理安排进食量　一般提倡"早吃好，午吃饱，晚吃少"的原则，每餐进食微饱即可，具体进食量根据个人体质、活动强度、性别等因素决定。一般每日主食量为 300～500g，切忌暴饮暴食。

（3）脑卒中患者要进食易消化的食物　脑卒中患者多为老年人，消化功能较差，尤其长期卧床的脑卒中患者。进食易消化的食物如汤类、粥类可减轻胃肠道的负荷，避免引起胃肠道功能紊乱，促进营养物质的吸收。

（4）脑卒中患者宜多进食含纤维素成分丰富的食物　纤维素可刺激胃肠道，促进肠蠕动，有利于食物的消化、吸收及排空。各种蔬菜和水果均是富含纤维素的食物。

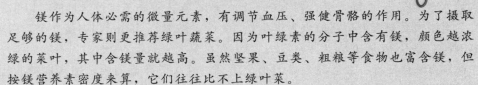

『专家提示』　　　**多吃绿叶菜可降低脑卒中的发病率**

镁作为人体必需的微量元素，有调节血压、强健骨骼的作用。为了摄取足够的镁，专家则更推荐绿叶蔬菜。因为叶绿素的分子中含有镁，颜色越浓绿的菜叶，其中含镁量就越高。虽然坚果、豆类、粗粮等食物也富含镁，但按镁营养素密度来算，它们往往比不上绿叶菜。

（5）不宜进食刺激性食物与饮料　这些食物容易引起脑卒中的复发，加重病情。

（6）脑卒中患者要限制脂肪、糖、盐的过多摄入　肥肉、牛油等动物脂肪与含胆固醇较高的食物，如蛋黄、鱼子、动物内脏等所含饱和脂肪酸可使血液中的胆固醇含量明显升高，促使动脉粥样硬化，增加血液黏稠度。同样，食盐过多，也可以增加血液黏稠度，使血压升高，对脑卒中的病情极为不利。每日食盐不应超过 6g。

食糖过多，可增加体内脂肪。

（7）脑卒中患者提倡高蛋白质饮食　豆制品、蛋清、瘦肉、各种谷类中富含蛋白质，可以预防因长期低蛋白饮食造成的记忆力减退、肢体无力、水肿、贫血、抵抗力低下等。

（8）脑卒中患者宜多吃含碘丰富的食物　如海带、紫菜、虾米等。碘可以减少胆固醇在动脉壁的沉积，防止动脉粥样硬化的发生。

（9）脑卒中患者宜多吃水果和蔬菜　水果和蔬菜中含有丰富的维生素和微量元素，如镁、钾、维生素 C 等物质，可以降低胆固醇，增强血管壁的致密性，防止出血；还可以促进肠蠕动防止便秘。钾、镁对血管还有保护作用，多吃新鲜蔬菜和水果，还可以软化血管，降脂降压。

（10）脑卒中患者宜多吃健脑食品　如乙酰胆碱是中枢神经系统的重要神经递质，由胆碱转化而成。胆碱常存在于含卵磷脂丰富的食品中，如大豆及豆制品、花生、核桃仁、瓜子等都是补充蛋白质的健脑食品，可使脑中去甲肾上腺素升高、脑细胞功能活跃、记忆力增强。也可选用牛肉、羊肉、鸡肉、鱼肉、兔肉等含纤维素的健脑食品。维生素 C 能促使神经介质 5-羟色胺的生成，调节脑细胞的兴奋性，提高脑细胞的摄氧能力，增强记忆力。

（11）脑卒中患者提倡慎酒戒烟　中医学认为，酒能通血脉，御寒气，行药势，少饮有益，多饮则酿湿助热，败胃损肝，伤阴涸血。现代医学，含乙醇的饮料可以使血中的胆固醇、甘油三酯升高。烟则有百害无一利，可以致癌并加速动脉粥样硬化。

家里有脑卒中患者该如何调配饮食？

家里有脑卒中患者给整个家庭带来了非常大的困扰，影响了整个的家庭，但是既然是病就应该好好护理，不必抱怨，那么该如何调配饮食呢？

（1）若脑卒中患者病情已稳定，但有不同程度的意识障碍、吞咽困难时，应采用鼻饲饮食，将易消化的流质饮食，如浓米汤、豆浆、牛奶、新鲜蔬菜汁、果汁等分次灌入，或 5～6 次灌入混合奶 1000～2000ml，灌入食物不宜过热过冷，以 37～39℃为宜。混合奶配制所需原料为鲜牛奶 600ml，浓米汤 350ml，鸡蛋 2 个，白糖 50g，香油 10g，以及盐 3g。

配制方法分三步：①把洗干净的鸡蛋磕开，放入干净盛器内，加入白糖、盐、油，用筷子搅匀；②将鲜牛奶 600ml 和米汤 350ml 混合煮沸；③将制成的鸡蛋混合液倒入煮沸的牛奶米汤中，边倒边筷子搅拌，即成 1000ml 混合奶。此 1000ml 混合奶中含蛋白质 40g，脂肪 40g，糖类 120g，热量 4184kJ（1000kcal）。若患者合并有糖尿病，则避免加白糖。

（2）若脑卒中患者神志清楚，但进食时有时发生呛咳，则应给予糊状饮食，其饮食内容为蒸蛋羹、肉末菜末稠粥、肉末菜末烂面条、牛奶冲藕粉、水果泥或将饭菜用捣碎机捣烂后给病人食用。

（3）脑卒中患者康复期无吞咽困难，宜以清淡、少油腻、易消化的柔软平衡膳食为主。

『专家提示』　　　　　脑卒中患者的辅助食疗方剂

家有脑卒中患者，一般可选择下述辅助食疗方剂：

（1）黑木耳 6g，用水泡发，加入菜肴或蒸食。可降血脂、抗血栓和抗血小板聚集。

（2）芹菜根 5 个，大枣 10 个，水煎服，食枣饮汤，可起到降低血胆固醇作用。

（3）吃鲜山楂或用山楂泡开水，加适量蜂蜜，冷却后当茶饮。若患者合并有糖尿病，则不宜加蜂蜜。

（4）生食大蒜或洋葱 10～15g 可降血脂，并有增强纤维蛋白活性和抗血管硬化的作用。

（5）脑卒中患者饭后饮食醋 5～10ml，有软化血管的作用。

脑卒中患者常用的食疗方有哪些？

（1）三味粟米粥

做法：取荆芥穗、薄荷叶各 50g，豆豉 150g，水煎取汁，去渣后入粟米（色白者佳）150g，酌加清水共煨粥。

用法：每日 1 次，空腹服。

适应证：适用于脑卒中后言语蹇涩、精神昏聩者。

（2）大枣粳米粥

做法：以黄芪、生姜各 15g，桂枝、白芍各 10g，加水浓煎取汁，去渣。取粳米 100g，大枣 4 枚加水煨粥。粥成后倒入药汁，调匀即可。

用法：每日 1 次。

适应证：可益气通脉、温经和血，用治脑卒中后遗症。

（3）豆淋酒

做法：取适量小黑豆，炒焦，冲入热黄酒 50ml。

用法：趁热服。服后温覆取微汗。

适应证：用治脑卒中后遗症以及产后脑卒中、四肢麻木等。

（4）蚯蚓散

做法：取活蚯蚓 60g 置新瓦上，文火焙干研末后装入胶囊。

用法：日服 2 次，每服 2 粒。

适应证：适用于脑血栓形成，脑梗死，偏瘫者。

（5）羊肚山药汤

做法：取羊肚 1 具，去筋膜后洗净切片，加水煮烂后下入鲜山药 200g，煮至汤汁浓稠，代粥服。

适应证：适用于脑卒中后体质虚弱者。

（6）乌鸡汤

做法：取乌骨母鸡 1 只，去毛及肠杂，洗净切块后加入清水、黄酒等量，文火煨炖至骨酥肉烂时即成。

用法：食肉饮汤，数日食毕。

适应证：适用于脑卒中后言语蹇涩、行走不便者。高血压病患者需同服降压药，密切观察血压变化。

（7）黑豆汤

做法：取大粒黑豆 500g，加水入砂锅中煮至汤汁浓稠即成。

用法：每日 3 次，每服 15ml，含服、缓咽。

适应证：适用于言语蹇涩者。

（8）蓖麻油饮

做法：取蓖麻油 500ml，加入黄酒 100ml，混匀后静置 1 日。

用法：每日 1 次。用沸水烫温后慢慢饮服，每服 15ml。

适应证：用治偏瘫。

（9）四味粳米粥

做法：取天麻 9g（以布包好），枸杞子 15g，大枣 7 枚，人参 3g，加水烧沸后用文火煎煮约 20min。去天麻、枣核，下入粳米 50～100g 共煨粥。

用法：每日 2 次。

适应证：用治脑卒中后偏瘫伴高血压者。

（10）蒸羊头

做法：取白羊头 1 具，入屉蒸熟后取肉切片，和以调料即可取食。

用法：空腹分次食用。

适应证：适用于脑卒中头晕、手足无力、体质瘦弱者。

（11）大豆独活酒

做法：取独活 60g，白酒 1000ml，煎取酒汁 500ml。另将大豆 30g 爆炒，趁热急投酒中。120min 后去渣即成。

用法：饭前温服 20ml。

适应证：用治脑卒中后舌强不语。

（12）栗子桂圆粥

做法：栗子 10 个（去壳用肉），桂圆肉 15g，粳米 50g，白糖少许。先将栗子切成碎块，与米同煮成粥，将熟时放桂圆肉，食用时加白糖少许。

用法：可做早餐，或不拘时食用。

适应证：补肾，强筋，通脉。可辅治脑卒中后遗症。

（13）地龙桃花饼

做法：干地龙 30g，红花、赤芍、桃仁各 20g，当归 50g，黄芪 100g，川芎 10g，玉米粉 400g，面粉 100g，白糖适量。将干地龙以酒浸去腥味，烘干研粉；红花、赤芍、当归、黄芪、川芎水煎 2 次，取汁备用。再将玉米粉、面粉、地龙粉、白糖混匀，用药汁调，制饼 20 个；桃仁去皮尖，打碎，略炒，匀放于饼上，入笼蒸熟（或烘箱烤熟）。

用法：当主食食用。

适应证：益气活血，化瘀通络。适用于脑卒中后遗症、气虚血瘀、脉络瘀阻而偏枯不用、肢体痿软无力、舌质紫暗，或有瘀斑、脉细而涩等症。

（14）北芪炖南蛇肉

做法：黄芪 60g，南蛇肉 200g，生姜 3 片。将蛇肉洗净，与黄芪、生姜共炖汤，加油、盐调味即可。

用法：饮汤食肉。

适应证：益气通络。适用于气虚血瘀、脉络闭阻、口眼歪斜、口角流涎、语言不利、半身不遂、肢体麻木等症。

（15）天麻焖鸡块

做法：母鸡 1 只（约重 1500g），天麻 15g，水发冬菇 50g，鸡汤 500ml，调料适量。将天麻洗净，切薄片，放碗内，上屉蒸 10min 取出；鸡，去骨切成 3cm 见方的块，用油氽一下，捞出备用。将葱、姜用油煸出香味，加入鸡汤和调料，倒入鸡块，文火焖 40min；入天麻片，5min 后淀粉勾芡，淋上鸡油即可。

用法：佐餐食。

适应证：平肝息风，养血安神。适用于肝阳上亢之眩晕头痛，风湿痹着之肢体麻木、酸痛，脑卒中瘫痪等症。

（16）天麻炖猪脑

做法：天麻 10g，猪脑 1 个，食盐适量。天麻浸软切片，同猪脑加水共煮 1h，食盐调味即可。

用法：肉、汤、药俱食。

适应证：祛风止痛，滋养通脉。适用于头痛之症。现多用于神经性偏头痛、肝阴虚型高血压病、动脉粥样硬化及脑血管意外所致的半身不遂等症。

（17）九龙根炖肉

做法：九龙根（龙须藤根）30g，黄酒 250g，猪精瘦肉 500g，生姜、葱、食盐、味精各适量。先将九龙根捣碎，研末，将猪精瘦肉洗净，切块，入砂锅，下九龙根末、黄酒、生姜、葱等，搅匀，置火上煮熟，熟后加食盐、味精少许调味即可。

用法：以 3～5 天为 1 个疗程，日服 2 次，分早、晚温热服食。猪肉和汤同食。

适应证：祛风湿，行气血，解郁积，壮筋骨，补脾益胃。主治脑卒中偏瘫。

（18）石风丹炖牛肉

做法：石风丹 9~15g，红活麻、牛膝各 12g，牛肉 500g，葱、生姜、胡椒粉、精盐等各适量。将前味洗净，碎细，同装入纱布袋中，扎紧口；牛肉洗净，切片，与纱布袋一起放入砂锅里，摆上葱节、姜片，加清水适量，用武火烧沸，改文火炖至牛肉熟，拣去葱节、姜片和纱布药袋，调入胡椒粉、精盐即可。

用法：佐餐食。

适应证：祛风除湿，养血舒筋。主治风湿麻痹、半身不遂等症。

（19）龟血炖冰糖

做法：拳大乌龟 3 只，冰糖适量。每次用 3 只乌龟取血，加清水及冰糖适量，放锅中隔水炖熟。

用法：每日 1 次，7 次为 1 个疗程。

适应证：滋阴养血，通脉。可辅治脑卒中后遗症之半身不遂、肢体麻痹等。

（20）牛筋当归汤

做法：牛蹄筋 50g，当归 50g，葱、生姜、精盐、味精等各适量。将牛蹄筋的杂肉剔除，同当归一起放砂锅，摆上葱节、姜片，注入清水适量，置文火上炖之，待蹄筋酥烂后，拣去当归、葱节、姜片，加入精盐、味精调好味即可服食。

用法：食筋饮汤，每日 1 剂，1 次食完，以 15 天为 1 个疗程。

适应证：养血活络，补肝强筋。主治脑卒中后遗症、风湿性关节炎而见关节屈伸不利者。

（21）羊乳饮

做法：羊奶 250ml，竹沥水 15ml，蜂蜜 20g，韭菜汁 10ml。将羊奶煮沸后，加竹沥水、蜂蜜、韭菜汁，再煮沸。

用法：代茶饮。

适应证：豁痰涎，化瘀血。适用于脑卒中痰涎，瘀血所致之噎膈、反胃等症。

（22）豉粥

做法：豆豉 10g，荆芥 6g，薄荷 6g，葱白 4g，生姜 10g，盐少许，羊髓 50g，粳米 100g。先煎荆芥、豆豉、葱白、生姜，后下薄荷，去渣取汁备用。将汁加入清水，并入米、羊髓煮粥，待熟，加盐调味即可食。

用法：空腹食。

适应证：祛风，通络。适用于脑卒中手足不遂、口眼歪斜、言语蹇涩、精神昏闷者。

（23）复方黄芪粥

做法：黄芪、生姜各 15g，炒白芍、桂枝各 10g，粳米 15g，大枣 4 枚。前 4 味水煎取汁，与粳米、大枣煮粥。

用法：每日 1 剂，1 次服完。

适应证：调和营卫，益气活血。适用于血痹、肢体局部麻木不仁、不知痛痒、脑卒中后遗症等。

第19章 脑卒中运动保健

脑卒中患者进行运动锻炼的好处有哪些？

适当的体力活动（体力劳动和体育锻炼）的好处如下：

（1）可改善脂肪代谢，增加机体能量消耗，以达到减肥的效果。

（2）增加高密度脂蛋白，降低血中三酰甘油（甘油三酯）和低密度脂蛋白胆固醇，提高血液中纤维蛋白溶解酶的活性，以防止血凝过高，从而有效地预防或延缓动脉粥样硬化的形成，降低血压，降低冠心病的发病率，显著减少脑卒中和心脏病发作的危险性。

高密度脂蛋白具有清理血管壁上沉积的脂肪和胆固醇的功效。如果参加体育锻炼，这种蛋白就会增加，并能自动筑成一道防线，随时清除血管壁上的沉积物，使血管通畅。

（3）锻炼的好处还包括激发中枢神经的活动，使大脑血流量增加，供氧增加，脑力增强，思维敏捷，并可解除神经紧张和焦虑，有助于睡眠。锻炼使心肌有力，全身血液供应充沛。

（4）锻炼能促进胃肠道的分泌和蠕动功能，预防和治疗习惯性便秘。

脑卒中患者进行体力活动应掌握的原则有哪些？

（1）量力而行　根据各人的年龄、体力、耐力确定锻炼的种类、强度和时间。特别是年龄偏大、体质较弱者运动时间不宜过长，运动量不宜过大。例如跑步结束后，心率在 $5\sim10\mathrm{min}$ 内恢复到原来水平，大体合适。一般运动量适中的脉搏平均为每分钟 $110\sim120$ 次（运动量适中的脉率＝180－年龄）。

（2）循序渐进　锻炼由易到难，动作由简到繁，时间由短到长。先从小运动量的散步、慢跑、体操、跳舞和气功等开始，不可操之过急，以不感到明显疲劳为度，或在医师指导下进行。而更多的体力活动则无任何更大的益处。

（3）方法得当　避免快速、旋转、低头、进气、突然用力等动作。

（4）持之以恒　主要是树立一种观念，养成一种习惯，把体育活动作为生活中的一部分。而不要把它作为一项任务来完成。

（5）劳逸结合，保持情绪稳定、避免精神紧张和情绪波动，养成宽容的性格，合理安排工作、生活，注意劳逸结合，改善睡眠。

情绪过于紧张、激动甚至大怒，都可引起血管痉挛、血压骤升、血液变稠，加速动脉粥样硬化和脂质沉积，从而影响人体正常血液循环，诱发血栓形成或血管破裂。调查表明，精神紧张者，脑卒中和冠心病的发病率明显增高。尤其对冠心病者精神紧张可诱发急性心肌梗死。

因此，应尽量避免精神紧张，加强思想修养，保持快乐的心情。尤其注意不要发脾气，因为爱发牢骚和发怒的人得冠心病的可能性要比性情温和的人大得多。有人认为经常发怒等于慢性自杀，肯定会缩短寿命。

如何选择运动时间？

健康的人什么时间运动都可以，有心脑血管疾病的人运动时间则是有讲究的。

（1）绿色植物要在阳光的照射下才能进行光合作用，吸收二氧化碳，释放氧气。早晨 5：00～6：00，太阳还未出来，公园里的氧气并不充足，空气并不新鲜，不适宜运动。

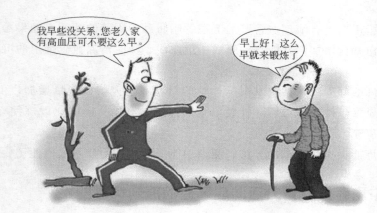

（2）心脏有自己的跳动节律，功能活动有自己的特点。清晨，交感神经兴奋，心率加快，血压升高，血小板聚集性增强，血液黏稠度高。这段时间号称"魔鬼时间"，是心绞痛、心肌梗死、脑出血等心脑血管病的好发时间。

（3）每天 16：00～18：00，人的精神状态、体力、脏器功能最佳，此时最适宜运动。

（4）寒冬、凌晨、雪天，称为死亡三联征。据世界范围的统计数据说明，冬天下雪后的凌晨是冠心病猝死的发病高峰。因为在这种环境条件下，心脏的耗氧量增加，如果照常出去锻炼，更会加重心脏的负担，容易出现危险。所以，雪后的早晨，有冠心病的人，一定不要赶早出去锻炼。

适宜脑卒中患者做的康复运动有哪些？

脑卒中疾病的出现，让患者们的运动能力严重的下降，甚至说话不清楚，甚至自己都不能吃饭的，所以患者们不仅要进行治疗，同时要进行康复运动，让身体的活动能力能够尽快地恢复。那么，适宜脑卒中的康复运动有哪些呢？

（1）步行 步行是人类基本的活动方式之一，似乎整个人体结构就是为步行设计的，步行被公认为世界上最好的运动。

步行的作用：

① 步行能增强心脏功能，使心脏强而有力。

② 步行能增强血管弹性，减少血管破裂的可能性。

③ 步行能增强肌肉力量，强健腿足、筋骨，并能使关节灵活，促进人体血液循环和新陈代谢。

④ 步行可以增强消化腺的分泌功能，促进胃肠有规律的蠕动，增加食欲，对于防治高血压病、糖尿病、肥胖、习惯性便秘等症都有良好的作用。

⑤ 在户外新鲜空气中步行，大脑思维活动变得清晰、灵活，可有效消除脑力疲劳，提高学习和工作效率。

⑥ 步行是一种静中有动、动中有静的健身方式，可以缓解神经肌肉紧张。

⑦ 定时坚持步行，会消除心脏缺血性症状或降低血压，使人体消除疲劳，精神愉快，缓解心慌心悸。

⑧ 步行可减少三酰甘油和胆固醇在动脉壁上的聚积，也能减少血糖转化成三酰甘油的机会。

⑨ 步行能减少血凝块的形成，减少心肌梗死的可能性。

⑩ 步行能减少激素的产生，过多的肾上腺素的产生，过多的肾上腺素会引起动脉血管疾病。

（2）慢跑 慢跑对于保持中老年人良好的心脏功能，防止肺组织弹性衰退，预防肌肉萎缩，防治冠心病、高血压病等具有积极的作用。脑卒中患者可以根据自己的身体情况适当进行此类运动。

（3）太极拳 太极是老年朋友最适合的运动之一，而对脑卒中后偏瘫行动不便患者，坐在轮椅上、病床上能做的"脑卒中太极"能帮助早日恢复活动能力。

脑卒中太极动作简便易学，有些动作仅仅是翘翘脚，握握拳，能促进气血流通，打开患者穴位。这些动作通过能活动的手，带动不能活动一侧，帮助患者逐步恢复活动能力，以及养成运动习惯。因脑卒中而住院的患者，只要医师判断其生命体征稳定，肌力达三级以上就能在护士的带领下练习。

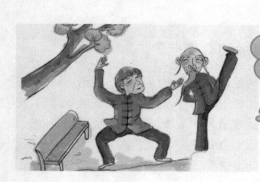

第20章　脑卒中中医康复疗法

脑卒中早期如何进行中医康复治疗？

针灸：患侧阳经穴位为主。采用强刺激手法，上肢在手三里、外关处加电针，采用间隔电刺激，强度以见到上肢肌肉收缩为宜。

取穴：肩髃、肩髎、手五里、曲池、手三里（图20-1）、外关、合谷、风市、阳陵泉、足三里、丰隆、悬钟、太冲等。

按摩：点按阳经穴位，以强刺激为主，被动活动肢体。

理疗：可采用以中频脉冲为主，强度以出现被动的肌肉收缩为主。

脑卒中恢复期如何进行中医康复治疗？

针灸：以刺激拮抗肌的穴位为主，或者针刺健侧，活动患侧，防止痉挛加重。手部拘挛取穴：患侧外关、中渚、合谷、后溪（图20-2），采用泻法。

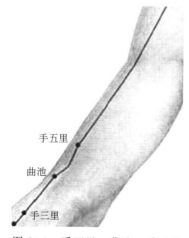

图 20-1　手五里、曲池、手三里

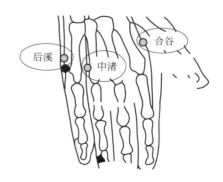

图 20-2　中渚、合谷、后溪

按摩：以按摩关键肌的穴位为主，改善患者痉挛，扩大关节活动度。取穴：曲池、手三里、手五里（图20-1）、肩髃、肩髎、曲垣、天宗（图20-3）等。

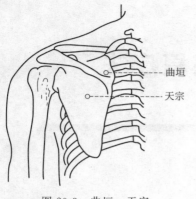

图 20-3 曲垣、天宗

中药泡洗：刺激穴位，改善痉挛和肿胀，采用揉筋活络，活血利水的中药。常用泡洗中药为：威灵仙、乌头、细辛、川芎、鸡血藤、羌活、独活、木瓜、片姜黄等。

什么是体针疗法？

体针疗法是以毫针为针刺工具，运用不同的操作手法刺激人体的经络腧穴，以达到疏通经络，调和气血，调整脏腑功能而治疗疾病的一种方法。

『专家提示』　　　　针刺疗法治疗脑卒中的注意事项

（1）脑出血急性期患者应在中西医结合治疗的前提下运用针刺疗法。对于深度昏迷患者，治疗上应密切注意患者的生命体征变化，并及时处理各种并发症；对于消化道出血造成休克者，应立即针刺素髎、水沟（人中）、内关等穴以维持血压，并及时给予止血、输血治疗；颅内高压者，针刺足三里、内关等穴和中降递；痰涎壅盛者，应立即吸痰并针刺气舍，以增加膈肌活动度，扩张气管，以利排痰。

（2）针刺治疗脑卒中，为了确保疗效，避免事故的发生，针刺时应正确把握适宜的角度、方向和深度，对一些危险穴位更应小心谨慎。脑和脊髓为神经系统的中枢部分，一旦刺伤，会导致严重后果。如哑门刺入过深，进入枕骨大孔，损伤延髓导致出血、水肿，可使患者呼吸、心跳立即停止而死亡。治疗失语时，刺入廉泉太深，损伤舌下动脉，会形成血肿压迫喉上神经或喉返神经，引起声带麻痹、声音嘶哑或语言障碍。

（3）对初次接受针刺治疗或体质虚弱、精神紧张的患者，最好采用卧位，选穴宜少，手法轻柔，防止晕针。

（4）针刺时嘱脑卒中患者取舒适又便于治疗的适当体位，在留针过程中不要移动体位，防止滞针、弯针或断针等现象的发生。

（5）针刺一些邻近大动脉的穴位时，除把握好适宜的角度、方向、深度外，出针时应按压针孔，防止血肿的发生。

（6）针刺背部、侧胸部、前胸部的穴位时，取穴要准确，禁止直刺、深刺或向外斜刺，以免刺伤胸壁而引起外伤性气胸。

（7）在胸腹腰背部针刺时，应熟悉内脏的解剖结构，防止损伤内脏。否则，将造成内脏出血、急腹症、休克等严重后果。

在急性期如何运用针刺疗法？

目前脑卒中的急性期治疗多采用中西医结合的方法，针刺治疗的早参与是康复的关键。不论脑出血还是脑梗死，接受针刺越早，治愈率越高，致残率越低。在针刺治疗的同时，应予以脱水、降低颅内压、稳定血压及对症、支持治疗，密切观察患者生命体征的变化，及时处理各种并发症。

脑出血患者如何行针刺治疗？

（1）脑出血

取穴一：水沟（图 20-4）、十宣（图 20-5）、合谷、内关、太冲、涌泉。

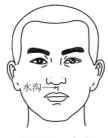

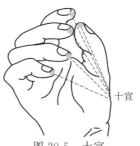

图 20-4　水沟　　　　　　　　　　　图 20-5　十宣

操作：水沟，向后上方斜刺，反复提插以加强针感；十宣，点刺出血，手法宜轻快；合谷、内关、太冲、涌泉等穴均提插结合捻转法，持续运针。留针 30min，每日 1 次，10 日为 1 个疗程。

取穴二：内关、水沟、三阴交、极泉、尺泽、委中、合谷。

操作：内关，直刺 1～1.5 寸，采用提插捻转泻法，持续 1min；水沟，向鼻中隔下斜刺 0.5 寸，用雀啄手法的泻法，至眼球湿润及流泪为度；三阴交，沿胫骨后缘与皮肤呈 45°角，针尖斜向后刺 1～1.5 寸，用提插补法；极泉、尺泽、委中、合谷等，均采用提插泻法，以肢体及手指抽动 3 次为度。留针 30min，3～5 天治疗 1 次，10 次为 1 个疗程。

取穴三：哑门、风府（图 20-6）。

操作：操作者左手拇指按住患者第 2 颈椎棘突处，右手持 7.5cm 长的毫针对准穴位快速进针至 3.5cm 后缓慢进针，得气后即退针，不留针。如针过了黄韧带（有蹬空感）仍不"得气"可稍微摇动针柄催气以侯气之至，切勿急于进针，应仔细检查进针方向是否有偏，确实无误后可缓慢进针，但以不超过 3～5cm 为度。两穴交替使用，留针 20min，每日 1 次，10 次为 1 个疗程。

取穴四：印堂、上星透百会、风池、完谷、天柱（图 20-7～图 20-9）。

操作：印堂，沿皮刺 0.5～0.8 寸，捻转 360°。后行雀啄泻法 1min。再以 28～30 号毫针由上星透至百会，沿皮透 2～3 寸（可采取分段透法），以小幅度高频率

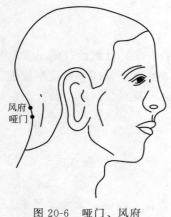

图 20-6　哑门、风府

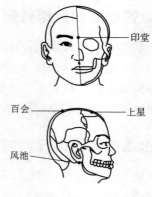

图 20-7　印堂、百会、上星、风池

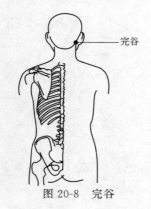

图 20-8　完谷

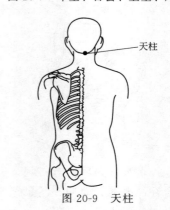

图 20-9　天柱

捻转手法，持续运针 1～5min。风池向对侧眼球方向进针，刺入 1～1.5 寸，用捻转补法 1min。完谷、天柱，直刺 1～1.5 寸，各行捻转泻法 1min，留针 30min，每日针 1 次，10 次为 1 个疗程。

（2）脑梗死　脑梗死急性期有中经络、中脏腑两种情况，后者同脑出血急性期治疗，前者治疗方法阐述如下。

取穴一：手井（十二井）（图 20-10）。

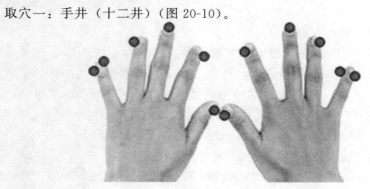

图 20-10　手井

　　操作：取瘫痪侧手足井穴，从手太阳肺经井穴开始，按照十二经脉循环传注顺序，以毫针依次点刺一遍，不拘出血与否。每日 1 次，10 次为 1 个疗程，间隔5～7 天后继续下 1 个疗程。

　　取穴二：列缺、照海、合谷透劳宫、曲池透少海、悬钟透三阴交（图20-11～图 20-13）。

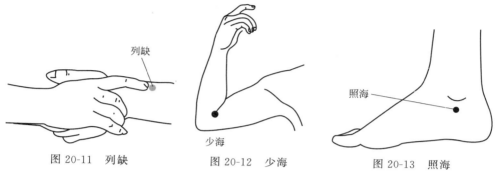

图 20-11　列缺　　　　　　图 20-12　少海　　　　　　图 20-13　照海

　　操作：列缺，向肘窝方向斜刺 1.2 寸，并以每分钟 180 次的速度捻转；照海，刺入 1 寸，使针感向上传导；合谷，向劳宫方向，透刺 1.5 寸，使手指抽动 3 次；曲池，向少海方向，透刺 1.5 寸；悬钟，斜向三阴交，透刺 1.5 寸，使针感传向足趾。留针 30min，每日 1 次，10 次为 1 个疗程。

　　取穴三：头临泣（图 20-14）透正营、风池、内关、阳陵泉。

　　操作：头临泣向正营穴方向透刺 1.5 寸，用高频率（250 次/分钟）捻转 5min；风池穴向对侧眼内角方向斜刺 1 寸；使麻胀感在脑后沿胆经向上传导；内关穴刺入 1.5 寸，采用提插泻法，使手指抽动；阳陵泉穴刺入 1.5 寸，使麻胀感传向足趾。留针 20分钟，每日 1 次，10 次为 1 个疗程。

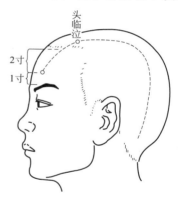

图 20-14　头临泣

　　取穴四：内关、印堂、风池、水沟、天柱、三阴交、完骨。

　　操作：先针刺双侧内关，行提插捻转泻法；继刺印堂，用捻转泻法；再刺水沟，用雀啄手法；风池、天柱、完骨可选 1 穴，向结喉方向刺入 2～2.5 寸，用小幅度高频率捻转补法；针刺三阴交以下肢抽动 3 次为度。每日 1 次，10 次为 1 个疗程。

脑卒中恢复期和后遗症期如何应用进行针刺治疗？

　　（1）偏瘫的针刺治疗

　　取穴一：极泉、足三里、环跳。

　　操作：患者仰卧，将患肢外展，腋窝充分暴露。操作者立于患侧，常规消毒极泉，取 1.5～2 寸毫针刺入穴位后先退至浅层，然后更换针尖方向，上下左右多向透刺，逐渐加深。要求针感传到手指末端或上肢抽动 1～3 次，针刺深度以不伤及腋动脉为原则。不留针，出针时用消毒干棉球迅速按闭针孔；再嘱患者侧卧，患肢在上，面向操作者。根据患者体形选两支 3～4 寸毫针，先在环跳上刺入 1 针，产生针感后，在原穴上再刺入 1 针，针感明显加强。操作者双手各握 1 针，上下提插捻转观察患者的敏感程度及反应，使患者下肢抽动 3 次为度；足三里如法刺入双针，同时提插捻转，可见患者有不自主的抽搐现象。行针时间 1～2min，不留针。3～5 天治疗 1 次，5 次为 1 个疗程。

取穴二：肩髃、尺泽、极泉、委中、环跳、足三里、外关、手三里、肾俞、少海。

操作：肩髃，刺入 1.5 寸后，针尖向后继续进针，斜刺约 0.5 寸深，使患者感觉到上肢肩胛、肘、腕、手指都有放射感、发热感为度；少海、极泉、尺泽等，直刺 1～1.5 寸，用提插泻法使上肢抽动 3 次，有触电感直达手指为宜；外关、手三里，用提插捻转泻法使针感传至手指为度；肾俞、环跳，用 2～3.5 寸毫针，用提插泻法使针感传至足趾为度；委中、三阴交，用 1～1.5 寸针，用提插泻法，使下肢抽动 3 次为度。每日 1 次，10 次为 1 个疗程。

取穴三：内关、尺泽、曲泽、三阴交、极泉、委中、太冲、水沟、百会、承灵。

操作：先刺内关，缓慢进针 1 寸，捻转法行针 1min 后留针；尺泽、曲泽，进针 1 寸，用提插捻转手法，使针感向手指传导并留针；水沟，向上斜刺 0.3 寸，用雀啄手法，使针感向上传导；在百会，针与皮肤呈 30°角向承灵方向透刺，快速捻转 1min 后留针；在承灵，针与皮肤呈 30°角向曲鬓方向透刺，快速捻转 1min 后留针；三阴交，向后下方斜刺，行提插手法，引出向远端传导的针感并留针；太冲，针刺 0.7 寸，捻转手法，得气后留针；极泉，用提插手法，引出向手指放射针感 3 次后出针；委中，用提插手法，引出向足趾放射感 3 次后出针。余穴留针 20min。每日 1 次，10 次为 1 个疗程。

取穴四：隐白、大敦（图 20-15）、商阳、关冲（图 20-16）。

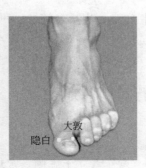

图 20-15　隐白、大敦

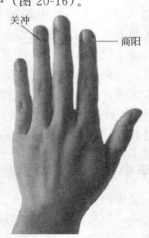

图 20-16　关冲、商阳

操作：选用 1 寸毫针，左手拇、示指挟住欲针刺的趾指，右手持针捻转刺入隐白穴 0.3 寸，嘱患者足及下肢随捻针做抬起动作。刺大敦亦如此法。刺商阳、关冲要求上肢做抬起动作。每次捻转 1～2min 后休息 10min。重复 3 次后起针。隔日 1 次，10 次为 1 个疗程。

取穴五：臑会（图 20-17）、曲池、手五里、殷门、阳陵泉、伏兔、承筋（图 20-18）、郄门（图 20-19）。

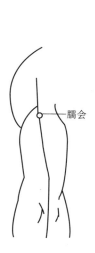

图 20-17 臑会

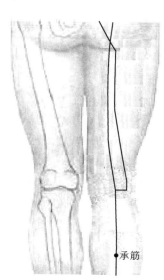

图 20-18 承筋

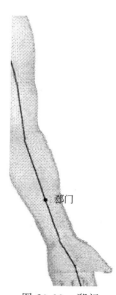

图 20-19 郄门

操作：先针刺臑会、曲池、殷门、阳陵泉等穴，加电针刺激，时间 10～20min，分别使各部肌肉产生节律性舒缩。其中电针曲池要求出现伸腕伸指动作，随后出现足背屈动作的效应。后取手五里、郄门、伏兔、承筋等穴，强刺激针刺，使各部挛缩肌肉和肌群松解。留针 20min，10 次为 1 个疗程。

取穴六：（第 1 组穴）：百会、风府、大椎、陶道、身柱、至阳、筋缩、脊中、悬枢、命门、腰阳关、长强（图 20-20）。

第 2 组穴：肩髃、曲池、外关、合谷、梁丘（图 20-21）、足三里、阳陵泉、绝骨（图 20-22）、解溪。

操作：每次取 1 组穴，两组穴位交替选用。依据"实则泻之，虚则补之"的原则，分别施以提插捻转之补泻手法，频率及强度以患者能耐受为度。留针 30min，每日 1 次，10 次为 1 个疗程。

（2）失语的针刺治疗

取穴一：廉泉（图 20-23）、哑门、通里、三阴交、太溪。

操作：取廉泉，以 28 号 2 寸毫针先刺入皮下，再向舌根方向刺入 1.5 寸，后提针至皮下，再向左右两侧斜刺 1.5 寸，然后出针；哑门，向下颌方向捻转进针，徐徐刺入 1～2 寸，出现针感向头或上、下肢传导立即出针；通里，刺入 1 寸，使针感沿前臂向上传导；三阴交针刺 1.2 寸，使下肢有抽动感为宜；太溪，刺入 1 寸，使局部出现酸麻胀重的感觉。每日 1 次，10 次为 1 个疗程。

取穴二：廉泉、通里、照海。

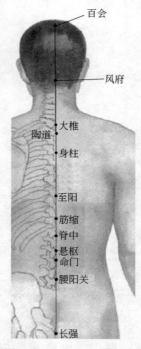

图 20-20　百会、风府、大椎、陶道、身柱、至阳、筋缩、脊中、悬枢、命门、腰阳关、长强

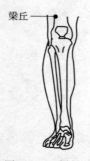

图 20-21　梁丘

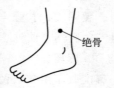

图 20-22　绝骨

操作：穴位常规消毒后。廉泉，用 1.5～2 寸毫针向舌根方向刺入，得气后均匀地提插捻转 5～10s 后留针；通里、照海，用 1～1.5 寸毫针刺入 1 寸，得气后行提插捻转泻法 1min 后留针。以上各穴均留针 15～30min，中间行针 1 次，每日 1 次，30 次为 1 个疗程。

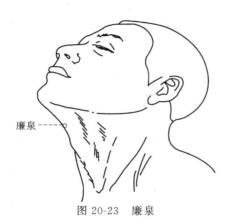

图 20-23　廉泉

取穴三：廉泉、哑门、百会、太冲、合谷。

操作：取廉泉，针尖向后上刺入深达舌根部，1.5～2 寸，针刺得气后提插捻转 1min 后出针；再嘱患者头稍前倾，项肌放松，以 28 号 1 寸毫针对准哑门，向下颌方向缓缓刺入 0.5～0.8 寸，不可做大幅度提插捻转，行针时毫针有触电感向四肢放射应立即退针；百会，刺入 1 寸，以每分钟 200 次的速度捻转 5min 即可留针；太冲，刺入 1 寸，使针感向上传导；合谷，刺入 1 寸，使针感向肘部传导。留针 20min，每日 1 次，10 次为 1 个疗程。

取穴四：风池、通里、金津、玉液。

操作：风池穴刺入 1～1.5 寸，针尖指向舌根部，采用提插捻转之平补平泻法后留针；通里，刺入 1 寸，得气后可均匀地提插捻转 10s 后留针；金津、玉液，点刺出血。风池、通里，留针 20min。每日 1 次，10 次为 1 个疗程。

取穴五：颔厌透曲鬓（图 20-24）、哑门、廉泉。

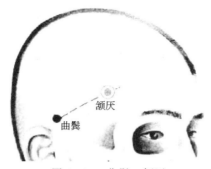

图 20-24　曲鬓、颔厌

操作：在颔厌，针与皮肤呈 30°角刺向曲鬓，快速捻转 1min 后留针；哑门，向下颌方向捻转进针，徐徐刺入 1～2 寸，出现针感向头或上肢、下肢传导立即出针；廉泉，向舌根方向刺入 1.5 寸，用提插捻转手法，得气后退针至皮下，再斜刺向左，得气后拔至皮下，再斜刺向左，得气后拔至皮下，再斜刺向右，得气后出针，不留针。

脑卒中的自我按摩法有哪些？

（1）上肢瘫痪

操作方法：用健肢将瘫痪的上肢放在胸前，先将上肢按摩一遍，然后重点按摩关节部位，肘关节、肩关节适用拿法，指关节适用捋法。

（2）下肢瘫痪

操作方法：用健手按摩患侧下肢，用按、推、拿、揉、摩、拍打等手法在大腿及小腿部位按摩；趾指以捻、捋等方法为佳。不能坐起的患者，用健足的、足底或足旁蹬、踩、跷、搓动患侧下肢。这种踩跷法对下肢功能恢复有积极作用。

脑卒中的他人按摩法有哪些？

（1）按摩头部

操作方法：患者取半卧位或坐位，头部垫高。操作者先用拇指推整个头部，然后着重用拇指推按病侧头部，同时从百会横行推至耳郭上方发际，来回数次。强度适宜，以微有胀痛感为宜，最后用掌根揉病侧头部，并多揉风池。

（2）按摩四肢

穴位：曲池（图 20-25）、极泉（图 20-26）、足三里、三阴交（图 20-27）、内关（图 20-28）、风池、肝俞、肾俞（图 20-29）等。

操作方法：用中指找准穴位，中等力量点按，每穴 2min，每日 2 次，20 日为 1 个疗程。

（3）按摩上肢

① 部位：肩井、肩贞、肩髃、三角肌、肱二头肌、肱三头肌、前臂肌肉。

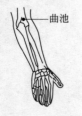
图 20-25　曲池

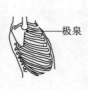
图 20-26　极泉

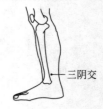
图 20-27　三阴交

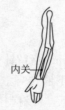
图 20-28　内关

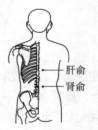
图 20-29　肝俞、肾俞

操作方法：患者取半卧位或坐位，头部垫高。操作者用拇指推肩井、肩贞、肩髃等穴，然后用五指拿捏肩部，并沿三角肌、肱二头肌、肱三头肌肌腹捏至肘部。再用掐法取曲池、尺泽、手三里，使之产生酸、麻、胀的感觉；继而捏前臂肌肉，并捻转各手指。最后用两手搓动整个上肢结束。

② 部位：风池、翳风、肩井及肩背部（图 20-30）。

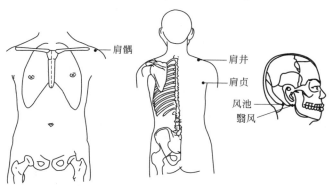

图 20-30　肩髃、肩井、肩贞、风池、翳风

操作方法：患者取坐位，按摩者站在患者的背面，按摩风池、翳风、肩井，再按揉肩背部，并轻轻抚摩几次。这一套动作进行 5min。

（4）按摩下肢

① 部位：下肢以及伏兔、膝眼、解溪、委中、承山（图 20-31）。

操作方法：操作者用滚法从患侧大腿向小腿、足背推揉，膝关节附近为重点，并用力点按伏兔、膝眼、解溪、委中、承山五穴 1～2min，配合髋、膝、踝三关节的被动活动。

② 部位：下肢以及肾俞、环跳、委中、承山、太溪、昆仑（图 20-31）。

操作方法：患者侧卧位，患侧下肢在上，操作者先用拇指推腰部肾俞，深推环跳。再用双手滚推腿部，上下来回数遍。然后掐委中、承山、太溪、昆仑等穴，使之得气。然后患者改为仰卧位，用双手掖推大腿肌肉，最后揉捏小腿至足部和各趾而结束。主要适用于肌肉无主动活动阶段。

③ 部位：背部脊柱两侧、腰部、臀部及下肢后侧的肌肉群。

操作方法：患者取俯卧位，按摩者站在其右侧，用两手拇指按揉背部脊柱两侧，由上至下进行，并用手掌在背腰部轻抚几遍。每次 5min。然后用两手由上而下捏拿患者瘫痪的臀部及下肢后侧的肌肉群，抚摩几次。每次 5min。

（5）口眼歪斜的按摩

① 部位：印堂、太阳、角孙、睛明、地仓、颊车。

操作方法：患者取坐位，按摩者用双手自印堂向太阳方向推揉，往返 4～5 次。然后压按角孙、睛明、地仓、颊车各 1min。

② 部位：太阳、听宫、地仓（图 20-32）等穴以及患病一侧面颊部。

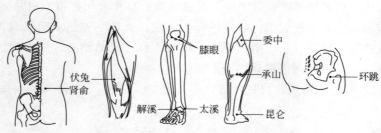

图 20-31　肾俞、伏兔、解溪、太溪、膝眼、委中、承山、昆仑、环跳

操作方法：患者取半卧位或坐位，头部垫高。操作者用拇指推揉一侧的太阳、听宫、地仓等穴，同时用掌根轻揉痉挛一侧的面颊部。

（6）脑卒中病其他症状的按摩

① 对于脑卒中后便秘患者，可以按揉膻中、中脘、关元（图 20-33）等穴。

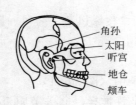

图 20-32　角孙、太阳、听宫、地仓、颊车

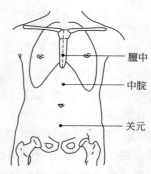

图 20-33　膻中、中脘、关元

操作方法：患者取仰卧位，按摩者站在其右侧，用右手拇指按揉膻中、中脘、关元等穴。每穴按摩 1min。手法适中。

② 对于脑卒中后尿潴留的患者，可用按摩辅助排尿。

操作方法：用手掌放在患者膀胱底部轻轻按摩，逐渐加压向下推。若有尿液排出，要继续加压，尽量排空。但注意不可压迫膀胱中部，也不可用力过大。

『专家提示』　　　　躯体按摩疗法的注意事项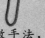

（1）脑卒中急性期应在中西医结合治疗的前提下，采用轻刺激手法，时间不宜过长，10min 左右即可。血压不稳定时，应防止患者头部振动。

（2）急性期过后应尽早采用推拿治疗，脑卒中后 2 周采用推拿治疗效果最好，开始时每次 30～40min，逐渐减到 20min，手法压力宜深透、有力，以患者能忍受为度。治疗时应根据病情、体质、血压波动情况选取适宜的穴位，采用适宜的手法。

（3）患者生活应有规律，忌烟酒等刺激性食物。血脂偏高者，宜低盐低脂饮食。

（4）保持患者皮肤清洁，冬季推拿应注意保暖。长期卧床、活动不便者，应帮其多翻身，防止褥疮发生。

（5）患者病情好转，肢体可进行活动时，应由被动锻炼逐步改为主动锻炼，促进肢体功能的恢复，但不宜过度疲劳。

（6）在推拿治疗的同时采用药物、针灸、功能锻炼等方法，疗效更佳。

脑卒中常用的足底穴位有哪些？

（1）丘墟

定位：仰卧。在足外踝的前下方；当趾长伸肌腱的外侧凹陷处。

功用：通经活络。消肿止痛。配昆仑、申脉主治脑卒中偏瘫。

（2）涌泉

定位：正坐或者仰卧，跷足。在足底部，卷足时足前部凹陷处，约当足底二、三趾趾缝纹头端与足跟连线的前 1/3 与后 2/3 交点上。

功用：回阳救逆开窍。配百会、水沟主治脑卒中昏厥，失音。

（3）太溪

定位：坐位平放足底，或仰卧。在足内侧，内踝后方，当内踝尖与跟腱之间的凹陷处。

功用：滋阴补肾。主治下肢瘫痪。

（4）行间

定位：正坐或仰卧。在足背侧；当第 1、第 2 趾间，趾蹼缘的后方赤白肉处。

功用：行气活血止痛。主治脑卒中。

（5）太冲

定位：正坐或仰卧。在足背侧，当第 1 跖骨间隙的后方凹陷处。

功用：舒筋活络，平肝息风。配足三里、中封主治行步艰难。另外治疗癃闭，高血压等。

具体穴位见图 20-34。

足底按摩的注意事项有哪些？

（1）按摩前必须剪短并洗净指甲，为了避免损伤皮肤，应在皮肤上涂上油膏以润滑，然后再视被按摩点的情况，采取绕圈式的揉搓或上下式的挤压方式进行按摩。而且对大部分的按摩部位来说，需要注意朝心脏方向按摩，刺激的强度应从轻到重，逐渐增加压力。

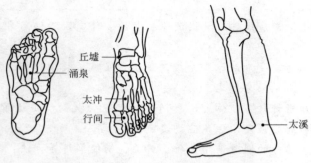

图 20-34　涌泉、丘墟、太溪、行间、太冲

（2）房间要保温、通风、保持空气新鲜。夏季治病时，不可用风扇吹患双脚。

（3）如患者精神紧张、身体疲劳或正处于情绪激动之中，要稍事休息，需平静下来后再进行治疗。

（4）按摩后，半小时内，饮温开水 500ml（肾脏病者不要超过 150ml），以利于代谢废物排出体外。

（5）避免压迫骨骼部位，防止骨膜发炎或溢血肿胀现象（患血小板减少症者容易发生青紫肿块，应该注意）。

（6）脚部受伤，避免在脚部受伤部位加压，应找出上下肢相关反射区的疼痛点按摩。

（7）长期接受足部按摩，足部痛的感觉就会迟钝，这时可用盐水浸泡双脚半小时，脚的敏感性就会增强，治疗效果也会大大提高。

常用的足浴药方有哪些？

（1）脑卒中偏瘫者可用以下足浴药方。

① 活血通络方：桑枝、鸡血藤、怀牛膝、伸筋草各 30g。水煎，每日 2～3 次，每次 20～30min。

② 伸筋方：伸筋草、透骨草、红花各 80g。药温 50～60℃。先浸泡手部，后浸泡足部。浸洗时，手指、足趾在汤液中进行自主伸屈活动。

（2）患者平时如有高血压、高血脂、动脉粥样硬化等易导致脑卒中的危险因素，并且时感头晕、头痛、视物旋转等症状，这时要警惕脑卒中的发生，可以采用以下药方。

① 牛膝钩藤汤：牛膝、钩藤各 30g。加清水适量，浸泡 5～10min 后，水煎取汁，放入浴盆中，待温时足浴，可不断加热水以保持水温，加至盆满为止。每日早起和晚睡前足浴。每次 30～40min，以不适症状减轻或消失为 1 个疗程，连续 1～2 个疗程。

② 决明降压汤：石决明 24g，黄芪、当归、牛膝、生牡蛎、白芍、玄参、桑枝、磁石、补骨脂、牡丹皮、乌药、独活各 6g。其中，石决明、牡蛎、磁石先煎30～60min，再入它药同煎，取其煎液加温水适量，入浴盆足浴。每次 1h，每日 1次，每次 1 剂，连续 7～10 剂。

③ 罗布麻叶 15g，杜仲 6g，牡蛎 15g，夜交藤 10g，吴茱萸 10g。放入盆内加温水浸泡备用。每日晨起和晚睡前各洗浴双足 1 次，每次 20min，7 日为 1 个疗程。

④ 钩藤 20g，冰片少许。将钩藤切碎，加少许冰片，入布包，放入盆内加温水浸泡备用。每日晨起和晚睡前各洗浴双足 1 次，每次 30～45min，10 日为 1 个疗程。

『专家提示』　　　　　中药足浴三个"足够"

进行中药足浴时要达到三个"足够"。

足够的水温：水温要保持在 40～45℃。

足够的时间：足浴时间不能少于 30min，应在 30～40min 为宜。

足够的刺激：指对足部的刺激，除药液外，还应进行适度的按摩。

脑卒中患者的手部按摩方法有哪些？

（1）十指对压、叉指转腕（图 20-35）

方法：屈肘双手当胸，拇指在内，十指相对，以掌面相接触，做有节奏的推压，幅度由小到大。然后十指交叉，各指自然夹持，不要用力，转动腕关节。每天早晚各 1 次，每次 20min。

作用：舒筋活络，宽胸理气，清新头脑。

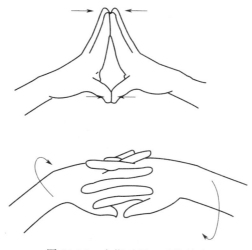

图 20-35　十指对压、叉指转腕

（2）十指叉压、动腕松指（图 20-36）

方法：双手平行，手心向下，两手指尖朝上互相交叉入指缝中，至各指缝与手指紧贴，以肘、腕稍用力，压指、压手背，使手指的近节、中节、远节、掌指关节以及腕关节有节奏地背屈。动作要和缓，不要用爆发力，幅度由小到大，自然呼吸。然后两掌相对，保持叉指状态，各指自然夹持，不要用力，活动腕关节。每天

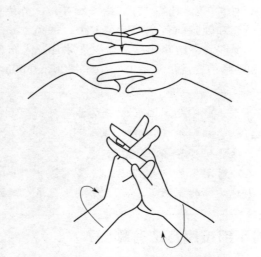

图 20-36 十指叉压、动腕松指

早晚各 1 次，每次 20min。

作用：舒筋通络，滑利关节。

（3）先分后合、弹伸十指（图 20-37）

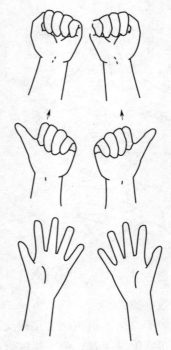

图 20-37 先分后合、弹伸十指

方法：手握空拳，依拇指、示指、中指、环指、小指的顺序，依次弹伸各指。

弹伸拇指时，可用示指压之；弹伸其他各指，均以拇指压之。左右手同时进行。力量由小到大，速度均匀和缓，自然呼吸。然后双手紧握拳，用力快速弹出十指，十指尽量背屈，呈荷叶掌。每天早晚各 1 次，每次 20min。

作用：益气活血，平衡阴阳，健脑益智。

（4）虎口相擦、按揉合谷（图 20-38）

方法：两手拇指、示指张开呈十字交叉状，左右手相对，两手稍用力同时做一正一反、一反一正方向的有节奏的虎口相对撞擦，可连续做 8 次或 16 次。然后以拇指按揉合谷，左右交换，各按揉 16 次。每天早晚各 1 次。

作用：通络活血，宁神开窍，明目聪耳，健脑益智，清热镇痛，解表风。

（5）切按指尖、捻拔十指（图 20-39）

方法：以一手拇指指甲缘轻轻切按各指尖端，每指 8 次，左右交换。也可互撞击各指尖 8 次。然后以左手拇指、示指捻搓右手各指并稍用力拔伸之，各 1 遍。左右交换。每天早晚各 1 次。

作用：醒脑安神，滑利关节，活血化瘀，宽胸理气，强心健身。

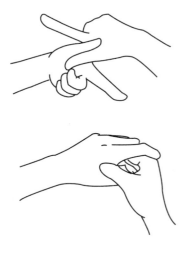

图 20-38　虎口相擦、按揉合谷

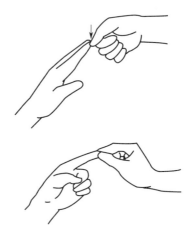

图 20-39　切按指尖、捻拔十指

（6）甩腕松指、擦热掌背（图 20-40）

方法：双臂肘关节自然屈曲，腕、掌、指各关节放松，腕关节自然下垂，然后有节奏地上下甩动腕、掌、指关节。双手掌相对用力擦热，再擦热手背。每天早晚各 1 次，每次 20min。

作用：活血化瘀，滑利关节，祛寒解表，健脑安神，消除疲劳。

（7）扳指扳趾、腕踝同转（图 20-41）

方法：自然坐位，双足悬空，两肘屈曲，两前臂平行，掌心向下，十指自然伸直，依次扳屈五指。扳屈五指的顺序是拇指、中指、小指、示指、环指，两手同时

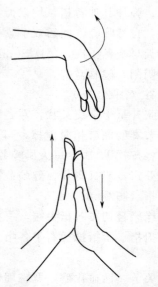

图 20-40　甩腕松指、擦热掌背

进行。扳屈后即伸直，幅度尽可能大些，但速度要均匀，勿用暴力。扳屈手指的同时，按照同样的顺序伸屈足趾。每趾轮换扳屈 8 次。然后同时转动腕、踝关节，顺逆时针各 16 次。每天早晚各 1 次。

作用：调肺强心，健脾和胃，疏肝理气，活血化瘀，滑利关节，健脑安神，消除疲劳，加强泌尿生殖系统的功能等。

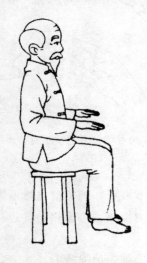

图 20-41　扳指扳趾、腕踝同转

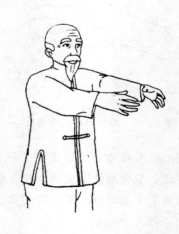

图 20-42　阴阳两仪，尽在掌中

(8) 阴阳两仪，尽在掌中（图 20-42）

方法：或站或坐或躺，法则自然，全身放松，平心静气。以两手掌心相对，保持一定距离，若持球状。凝神掌中，两掌运球两极，上下左右缓慢转动。球体可大可小，两手的位置也可交换，但需始终保持掌心相对。呼吸自然，闭目养神。每次做 5～10min，每天早晚各 1 次即可。

作用：补益元气，平衡阴阳，疏通经络，调和气血，健脑益智，延年寿。

（9）此外，对于脑卒中后遗症患者可再重点按摩肾反射区、输尿管、膀胱反射（图 20-43），以及心悸点（左手）、合谷。

按摩手法：先找到上述位。肾反射区、输尿管、膀胱反射区三穴要用示指关节角连按（图 20-44），从肾反射区向下推按，经输尿管推按膀胱反射区，双手取穴，每次每三穴推按 5min。按摩心悸点时拇指着力捏按，按时要一松一紧。合谷可用拇指扣示指、中指强力捏按。

（10）对于动脉粥样硬化患者，因动脉粥样硬化易引起脑卒中，可以取肾反射区、输尿管、膀脏反射区。按摩手法同上。

（11）若患有高血压病可用梅花针强刺激阳溪，每手每穴 3min；按揉血压反应点，每手每穴 5min。加力捏按落零五、合谷点，每手每穴 3min。肾反射区、输尿管、膀胱反射区三穴连按，每手每三穴推按 5min。每日数次。通过手部按摩可以缓解和治疗动脉粥样硬化和高血压病，从而减少发生脑卒中的概率。

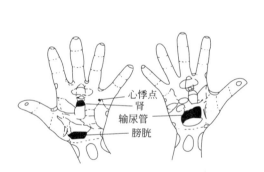

图 20-43 心悸点及肾、输尿管、膀胱反射区

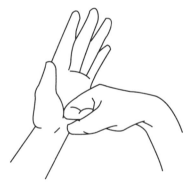

图 20-44 示指关节角连按

什么是耳穴按摩？

耳穴按摩是一种防治疾病的外治法。耳郭按摩常见有两种方法，一是自身耳郭按摩法，二是耳郭穴位按摩法。共有按、摩、揉、搓、捏、点、掐等手法。

如何进行自身耳郭按摩法？

双手在耳郭不同的部位进行按摩、提捏的一种治疗方法。该法长期广为应用，没有任何痛苦，对某些疾病的治疗如头痛、神经衰弱、高血压病等有辅助效果，每日早晚长期按摩耳郭，可以激发精气、通经活络、调理脏腑、健脾培中、补肾聪耳，具有一定的保健作用，故有"修其城郭"之称。主要适用于预防脑卒中病以及平时的保健按摩。耳穴按摩方法如下。

（1）耳按摩（图20-45） 双手掌心摩擦发热后，按摩耳郭腹背两面。先将耳郭向后按摩腹面，然后将耳郭向前按摩背面，来回反复按摩5～6次。亦可先做耳背按摩，双手掌劳宫对准耳背轻轻按揉，然后双手掌劳宫对准耳郭腹部，做全耳腹部按摩，正反各18～27次，此法可治经络、脏腑病证。

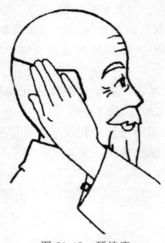

图 20-45　耳按摩

（2）手摩耳轮法（图20-46） 双手握空拳，以拇指、示指、沿耳轮上下来回按摩，直至耳轮充血发热即可。此法可防治颈椎病、心慌胸闷、头晕、头痛等，有健脑、聪耳、明目、补肾、健身作用。

（3）提拉耳垂法（图20-47） 亦称双风展翅法。双手自行提捏耳垂，手法由轻到重，每次3～5min，每日早晚各一次，此法可治头痛、头昏，耳郭如有炎症或严重冻疮时，暂时不用此法。

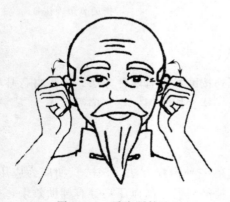

图 20-46　手摩耳轮法

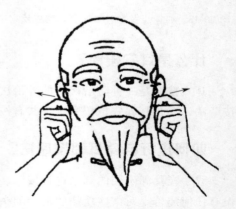

图 20-47　提拉耳垂法

什么是耳郭穴位按摩法?

亦称强化耳穴按摩法,主要是针对有某种脑卒中危险因素或脑卒中后遗症患者,所选穴位根据前面介绍再参照自己具体情况灵活选用。

耳郭穴位按摩法有哪些?

常见有三种方法。

(1)点按法(图 20-48)　采用压痛棒或弹簧压力棒,点按与疾病有关的相应穴位或用指尖对准穴点按,每穴点压 1～2min,压力由轻到重,以局部有胀热痛感为宜。如会气功者,可结合气功点穴。

(2)掐按法(图 20-49)　术者用右手拇指对准耳前穴位点,示指对准耳后与耳前相对应的穴位点进行按掐,由轻到重,体弱者可轻手法,体壮者可重手法,每次点掐按 1～3 穴。

(3)揉按法(图 20-50)　在穴位区用压痛棒或示指尖对准穴位相应耳穴以针方向揉按,压力由轻到重,以局部热胀感、舒适感为宜,适用于体弱敏感者。

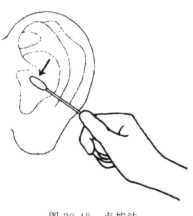

图 20-48　点按法

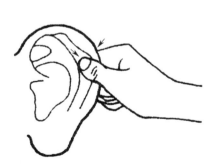

图 20-49　掐按法

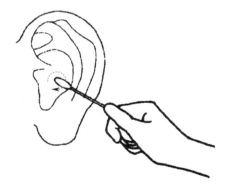

图 20-50　揉按法

『专家提示』　　　　　　脑卒中患者家中按摩

患脑卒中后遗留的半身不遂,需要进行康复训练才能使部分机体功能得到恢复。

(1)捻揉各指(趾)　家人捻揉患者瘫痪的手、脚的各个指头(趾头),从拇指（踇指）至小指（小趾），揉的力量要轻，指头（趾头）各个面都要揉到，共 20min。目的是促进末梢的血液循环，防止肌肉萎缩，促进神经功能的恢复。

（2）按揉四肢　家人轻柔地按揉患者瘫痪的肢体，重点按揉胳膊的外侧肌肉，以及大、小腿前面的肌肉。因为脑卒中后的患者，多表现为胳膊外侧和腿部前面的肌肉明显萎缩，按揉此处肌肉可以有效防止其萎缩。

（3）点揉穴位　用拇指指尖点揉合谷、曲池、足三里、三阴交。每穴 1min，具有补益气血、通经活络。

（4）活动关节　活动关节是非常重要的一环，也是必须每天练习的内容。家人从患者手脚的末梢开始，依次向上活动每个关节。活动关节注意手脚的关节都应向上轻轻扳动，不要向内屈曲地进行扳动。力量不可以大，以免掰伤关节，以患者不痛为度。手指、手掌和手腕的关节活动后，再活动胳膊肘和肩部，注意是轻轻地向外展；脚趾、脚腕活动完，开始活动膝关节和大腿，注意大腿向上抬和向外展的动作要多做。

（5）自助关节运动　患者在家人帮助下完成瘫痪肢体关节运动后，可以用自己的健手去活动瘫痪的患手。例如可以躺在床上抓着患手的手腕，往上抬，注意力量要轻。

什么是头针疗法？

头针疗法是以针刺头部发盖区内的一些特定区域，刺激脑（包括大脑、小脑、脑干）的体表及其邻近腧穴或刺激区，治疗各种疾病的一种疗法。

在脑卒中急性期如何运用头针疗法？

（1）脑出血急性期　对于意识障碍较轻，血压在 180/110mmHg 以下，或经处理病情稳定，出血量在 20ml 以内，全脑征象较轻者，可尽早采用头针治疗。

取穴

主穴（线）：额中线，额旁 1 线，顶中线。

配穴（线）：感觉障碍加顶颞前斜线，呕吐加额旁 2 线，鼾声呼吸加额旁 1 线，抽搐加顶颞前斜线。

操作：头皮常规消毒后，以 1.5 寸毫针与头皮呈 15°～30°角，运用指力使针尖快速透入皮肤，刺入帽状腱膜下层后，将针体平卧，缓慢刺入 1 寸，当指下不松不紧，有吸针感时，行抽气法。右手拇指、示指紧握针柄，用爆发力将针速提 3 次，每次至多提出 0.1～0.2 寸，继而缓慢插入至 1 寸，如此反复运针，以取得即时疗效为得气。额区各线针刺方向由上而下。顶颞前斜线分为 3 段，用 3 根毫针沿线接连刺入帽状腱膜下。深昏迷时，额中线、额旁 1 线用 2 根毫针在同一治疗线上相向对刺。留针 24h，6h 行针 1 次，出针前行针 1 次，每日 1 次，10 次为 1 个疗程。

（2）脑梗死急性期　应用头针较安全可靠，发病后有时应用头针者疗效更为显著。

取穴一：顶颞前斜线，顶颞后斜线。

操作：常规消毒头皮，以 1.5 寸毫针与头皮呈 15°～30°角快速刺入帽状腱膜下。每条标准线上刺入 3 根毫针，双手同时捻针，以 250～320 次/分的频率捻转 3～5min，间隔 5min，行针 3 次，留针 30min，每日 1 次，10 次为 1 个疗程。

取穴二：顶颞前斜线，顶颞后斜线。

操作：常规消毒头皮，虚证，以 1.5～2 寸毫针缓慢而有力地沿标准线由上而下刺入帽状腱膜下层，针深 0.8 寸，然后紧压进针点半分钟，再迅速退针至皮下；实证，将毫针迅速沿标准线由上向下插至帽状腱膜下层 0.8 寸，然后缓慢而用力地将针上提，使针孔处皮肤呈丘状隆起，再逐渐退针至皮下。行针 3～5 次，留针 30min，每日 1 次，10 次为 1 个疗程。

在脑卒中恢复期和后遗症期如何应用头针疗法？

（1）偏瘫的头针治疗

取穴一

主穴（线）：顶颞前斜线，顶旁 1 线，顶旁 2 线。

配穴（线）：高血压加顶中线，共济失调加枕下旁线。

操作：常规消毒皮肤，以 30 号 1.5 寸毫针，在顶颞前斜线从上而下连刺 3～4 针，当刺入 1 寸进入帽状腱膜下层后，根据患者病情虚实行进气法或抽气法。行进气法：用爆发力将针向里迅速插 3 次，每次至多插入 0.1 寸，继而缓缓提至 1 寸处。行抽气法：用爆发力将针向外迅速抽提 3 次，每次至多提出 0.1 寸，继而缓缓插至 1 寸处。留针 2～24h，30min 行针 1 次，直至患者肢体活动有所恢复，自觉患肢有力时方可出针。每日 1 次，10 次为 1 个疗程。

取穴二

主穴（线）：顶颞前斜线，顶旁 1 线。

配穴（线）：感觉异常加顶颞后斜线，平衡障碍加枕下旁线，患肢水肿加额旁 3 线。

操作

a. 以 1.5～2 寸毫针快速刺入皮下，并迅速推进至帽状腱膜下层，速捻转 200～300 次/分，各针连续捻转 3min，间隔 5～10min 再捻次，重复 3 次后出针。

b. 有些患者不能耐受快速捻转手法，则可在进针至一定深度后，不予捻转，仅在针体上下的头针刺激区范围内进行按摩，每次 5min，休息 10min 后再按摩

1 次。

c. 个别体质虚弱患者，可剪除局部头发后，对准头针刺激区，用艾条在距头皮 1.5cm 处温和灸，每次 20～30min。灸后用梅花针叩刺头针刺激区，反复进行至局部头皮潮红为止。

d. 每日 1 次，10 次为 1 个疗程。

取穴三：顶颞前斜线，顶旁 1 线。

操作：沿头皮快速进针，并迅速将针体推入帽状腱膜下层，待各针达一定深度后，针柄接上电针治疗仪，以连续波和疏密波交替进行刺激，共计 20～30min，电流量以患者能耐受为度。隔日 1 次，10 次为 1 个疗程。

取穴四：顶中线，顶颞前斜线，额中线，顶旁 1 线，顶旁 2 线。

操作：常规消毒后，用 30 号 1.5 寸毫针，快速刺入帽状腱膜下层。虚证，行进气法；实证，行抽气法。在顶中线行针和留针时，令患者意守丹田，做腹式呼吸；在额中线进针时要嘱患者屏住呼吸，抽气时深呼吸；在顶颞前斜线上 1/5 和顶旁 1 线行针和留针时，嘱患者活动腰、腿、膝、踝、足；在顶颞前斜线中 2/5 和顶旁 2 线行针和留针时，嘱患者活肩、臂、肘、腕、手。在留针期间，患者活动肢体不得少于 2h。若患者不能起床，也必须躺在床上活动瘫痪侧上下肢。每日 1 次，10 次为 1 个疗程。

取穴五

主穴（线）：顶颞前斜线，顶颞后斜线，颞前线。

配穴（线）：高血压及皮层性水肿加顶中线，头痛、头晕加颞后线，心悸、失眠加额旁 1 线。

操作：常规消毒头皮后，顶颞前、后斜线分别用 3 根 1.5 寸毫针分 3 段接力刺，快速进针，徐徐推进 1 寸。颞前线从上向下平刺。捻针速度为 150～250 次/分。实证，用捻转泻法，即捻针时，拇指向前用力轻，示指向后用力重，针体以右转为主；虚证，用捻转补法，捻针时拇指向前用力重，示指向后用力轻，针体以左转为主。留针 2h，其间行针 3～5 次。每日 1 次，10 次为 1 个疗程。

取穴六：顶颞前斜线，顶颞后斜线，顶旁 1 线，顶旁 2 线。

操作：常规消毒头皮后，以 30 号 1.5 寸毫针与头皮呈 15°～30°角快速刺入帽状腱膜下层。顶颞前斜线沿线透刺 3 针，顶颞后斜线亦沿线透刺 3 针，并由百会向前顶透刺 1 针。顶旁 1、2 线均由后向前透刺。双手同时捻针，速度为 150～250 次/分。留针 1h，其间行针 3 次。每日 1 次，10 次为 1 个疗程。

（2）失语的头针治疗

取穴：运动性失语，取顶颞前斜线下 2/5。感觉性失语，取颞前线。命名性失语，取顶旁 2 线。

操作：将针体沿头皮刺入帽状腱膜下层后，各针针柄与电针仪相接，通电 20～30min，疏密波与连续波交替使用。隔日 1 次，15 次为 1 个疗程。

什么是拔罐疗法？

拔罐疗法在中国几乎家喻户晓。它是古代劳动人民智慧的结晶，是传统医药学中一个重要的治病方法。拔罐疗法是选用口径不同的玻璃罐、陶瓷罐等，通过燃火、蒸煮、抽气的办法使罐内的气压低于大气压，即形成负压，根据患者的不同情况，吸拔在一定部位的皮肤上以治疗疾病的方法。

为什么认为拔罐疗法可以治疗脑卒中？

中医认为拔罐疗法治疗脑卒中在于疏通经络，益气活血散瘀。

拔罐治疗脑卒中的适应证有哪些？

拔罐疗法治疗脑卒中时主要用于治疗肢体不遂、肢体疼痛等。

拔罐治疗脑卒中的取穴原则是什么？

常用部位有脊椎两侧旁开 0.5 寸（夹脊穴）和 1.5 寸（膀胱经）；上肢常取大杼、肩髃、肩髎、曲池、手三里、外关、合谷、曲泽、内关、尺泽，见图 20-51。下肢常取环跳、风市、髀关、伏兔、阳陵泉、悬钟、昆仑、委中、三阴交、阴陵泉，见图 20-52。

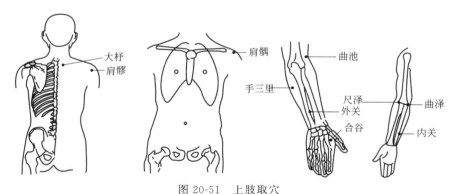

图 20-51　上肢取穴

脑卒中常用的拔罐法有哪些？

（1）肢体不遂拔罐法一

部位：脊椎两侧各旁开 0.5 寸（夹脊穴）和 1.5 寸（膀胱经），以及手足部内外侧。

操作方法：上肢偏瘫取颈椎和胸椎 1～10 以及上肢内外侧，下肢偏瘫取胸椎 8～12、腰骶椎和下肢内外侧；半身不遂全取。从上到下，从内到外，走罐法，拔走至皮肤紫红为度。隔日 1 次，30 日为 1 个疗程。

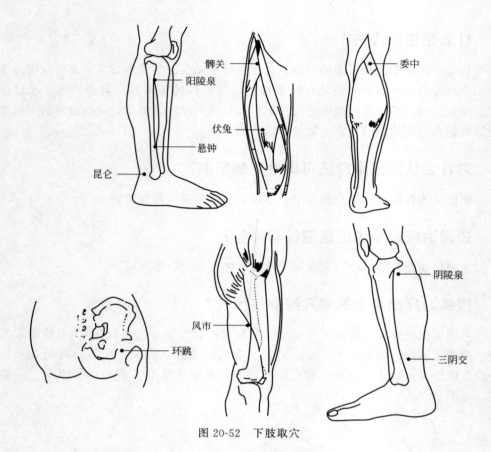

图 20-52　下肢取穴

（2）肢体不遂拔罐法二

部位：上肢瘫痪取大杼、肩髃、肩髎、曲池、手三里、外关、合谷、曲泽、内关、尺泽；下肢瘫痪取环跳、风市、髀关、伏兔、阳陵泉、悬钟、昆仑、委中、三阴交、阴陵泉。

操作方法：患者取舒适体位，上穴每次上下肢各选 1～2 个，选大小适宜之火罐，用闪火法或投火法，将罐吸拔于穴位上。亦可采用闪罐法。留罐 20～30min，隔日 1 次，10 次为 1 个疗程。

（3）肢体不遂拔罐法三

部位：第一组（大杼、风市、肩髃）、第二组（肩贞、环跳）、第三组（心俞、肝俞、肾俞）。

操作方法：第一天选第一组穴位。患者坐位，取口径适合的玻璃罐，用闪火法在大杼（第 1 胸椎棘突下，旁开 1.5 寸处）和肩髃（上臂平举时，肩部出现两个凹陷，前方凹陷即是）拔 15min；再令患者侧卧位，用前法在风市（直立时手臂下垂，中指尖所点处）拔 15min。注意要拔患侧穴位。

第二天选第二组穴位。患者侧卧位，取口径适合的玻璃罐，用闪火法在肩贞

（肩关节后下方，上臂内收时，腋缝尽端上 1 寸处）和环跳（屈股，股骨大转子最高点与骶骨裂孔连线的外 1 乃与内 2/3 交界处）拔 15min。

第三天选第三组穴位。患者俯卧取口径适合的玻璃罐，用闪火法在双侧心俞（第 5 胸椎棘突下，旁开 1.5 寸处）、双侧肝俞穴（第九胸椎棘突下，旁开 1.5 寸处）和双侧肾俞穴（第 2 腰椎棘突下，旁开 1.5 寸处）拔 15min。每天 1 次，每次 1 组穴位，交替依次进行，15 天 1 疗程，休息 5 天进行下 1 个疗程。

（4）预防保健拔罐法

部位：背部膀胱经第一侧线（后背正中旁开 1.5 寸）。见图 20-53。

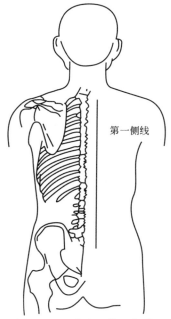

第一侧线

图 20-53　膀胱经第一侧线

操作：患者俯卧，背部暴露。在背部轻涂适量按摩乳，先用闪火法将罐吸拔在肩胛部，然后轻提罐口沿膀胱经第一侧线由上而下行罐，至腰部再返回向上；如此反复操作，在患者耐受范围内行罐 2～3min。一侧拔完后，再拔另一侧。

『专家提示』　　　　　　　　拔罐注意事项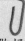

（1）拔罐时应保持室内空气清新，夏季避免风扇直吹，冬季做好室内保暖，避免感受风寒。

（2）注意清洁消毒　施术者双手、受术者拔罐部位均应清洁干净或做常规消毒，拔罐用具必需常规消毒。

（3）瘀血、小水珠、瘙痒　拔罐可以使皮肤局部出现小水泡和出血点等现象，均属正常治疗反应。一般阳证、热证多呈现鲜红色瘀斑；阴证、寒证多呈现紫红色或淡红色瘀斑；寒证、湿证多呈现水泡、水珠；虚证多呈现潮红或淡红。若局部没有瘀斑，或虽有潮红，但起罐后立刻消失，说明病邪尚轻、病情不重或病已接近痊愈。

（4）一般拔罐后3h之内不宜洗澡。

（5）四肢发冷、恶心呕吐、心慌心悸　拔罐过程中若出现脸色苍白、神昏仆倒、出冷汗和头晕目眩等症状为晕罐，应立刻停止拔罐，让患者平卧，饮温开水或糖水，休息片刻，多能好转。晕罐严重者，应针刺或点掐百会、涌泉、足三里、中冲、内关和水沟等穴位，或艾灸百会、气海、涌泉、关元等穴位，必要时及时送入医院进行急救。

什么是刮痧疗法？

刮痧是根据中医十二经脉及奇经八脉理论，运用手法强刺激经络，使局部皮肤发红充血，从而起到开窍醒神，调畅气血，疏经活络，行气止痛，化痰去湿，健脾和胃等作用，使机体阴阳趋于相对平衡。

为什么认为刮痧可以治疗脑卒中？

刮痧治疗脑卒中就是因为它能通过良性的刺激，充分发挥正气的作用，将蓄积于体内的风寒、火热、痰湿、瘀血等各种病邪透过皮毛通达于外，从而使窍开神醒，经络气血得以疏通。临床上发现，刮痧疗法不仅能够促进全身新陈代谢，还对循环、呼吸中枢具有镇静作用，这些都有利于促进脑卒中的恢复。

刮痧治疗脑卒中的适应证有哪些？

刮痧治疗脑卒中主要体现在治疗脑卒中闭证、脱证和脑卒中后遗症方面。

刮痧治疗脑卒中的刮拭原则是什么？

治疗脑卒中闭证以刮拭督脉、厥阴经、阳明经等经穴部位为主。刮拭治疗脑卒中的顺序同治疗其他疾病一样，先头部，后背部，后手臂外侧，再下肢外侧，最后小腿前侧。

脑卒中常用的刮痧法有哪些？

（1）脑卒中闭证

主刮经穴部位：大椎、大杼、膏肓、神堂。

配刮经穴部位：水沟、十二井、太冲、劳宫、丰隆（图20-54）。

操作方法：重刮以上各经穴部位 3～5min，以局部红色渗血为止。

（2）脑卒中脱证

主刮经穴部位：大椎、大杼、膏肓、神堂。

配刮经穴部位：关元、气海、神阙。

操作方法：轻刮以上经穴部位 3～5min。

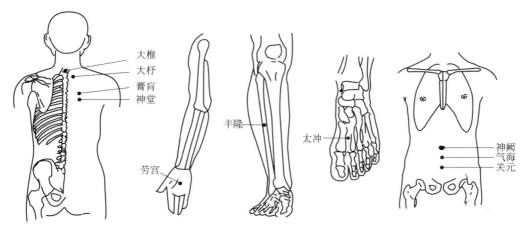

图 20-54　脑卒中闭让、脱让选穴

（3）脑卒中后遗症上下肢不遂的刮痧疗法

① 主刮经穴部位：大椎、大杼、膏肓、神堂。配刮经穴部位：肩髃、曲池至手三里、外关、合谷、环跳、阳陵泉、足三里、绝骨、解溪。

操作方法：重刮主刮经穴部位 3min 左右，中等强度刮拭其他经穴部位3～5min（图 20-55）。

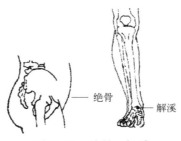

图 20-55　绝骨、解溪

② 刮痧部位一：督脉、两侧膀胱经、髀关、伏兔、足三里、解溪、环跳、阳陵泉、太冲。

操作方法：先刮督脉（哑门、天柱至腰俞）、两侧膀胱经，再刮肩髃、曲池、手三里、阳池、合谷，然后刮环跳、阳陵泉，最后刮髀关、伏兔、足三里，点揉解溪、太冲。用中、轻力度直至皮肤灼热，出现痧痕为止，每日或隔日 1 次。

③ 刮痧部位二：病在上肢，取肩髃、肩贞、中府、曲池、手三里、内关；病在下肢，取大肠俞、环跳、髀关、风市、三阴交、阳陵泉、足三里；半身不遂，各取上下肢用穴 3～4 个。

操作方法：用刮痧法。按病位取穴，从上而下，反复刮至皮肤出现紫红点为止。手法力度适中，操作范围宜广。每日或隔日 1 次，30 次为 1 个疗程。

④ 刮痧部位三：脊椎两侧各旁开 0.5 寸和 1.5 寸，以及手足部内外侧。

操作方法：用刮痧法。上肢偏瘫取颈椎和胸椎 1～10 以及上肢内外侧，下肢偏瘫取胸椎 8～12、腰骶椎和下肢内外侧；半身不遂全取。从上到下，从内到外，由轻到重，用平泻法刮至皮肤出现紫红色点为止。隔日 1 次，30 日为 1 个疗程。

⑤ 刮痧部位四：脊柱两侧、肩上区，上肢瘫重点取颈椎至胸椎 1～10 及其两侧 5 行，以及配肩肌三角区、臂前后区、肘弯区、肘下内外侧区、手掌面区、掌背区。下肢瘫重点取胸椎 8～12 和腰骶椎及其两侧 5 行，配臀部、股前内外后侧区、膝弯区、小腿内外后侧区、足背区及异常部位。

操作方法：用刮痧法。先刮脊柱两侧（自颈椎至骶椎 4），自上到下，轻刮 3 行，肩上区 1 行，至皮肤泛红为度，作为常规治疗。再按病变部位，上下肢按上法，半身不遂全取。一般配穴取患侧，甚则取双侧。再重点刮治（上肢为颈椎至胸椎 1～10 及其两侧和异常反应部位，下肢胸椎 8～12 与腰骶椎及其两侧和异常反应部位）至皮肤出现痧痕为度。再按病变部位刮治配合部位。每日或隔日 1 次，30 次为 1 个疗程。

『专家提示』　　　　刮痧的注意事项

（1）刮痧治疗时应避风和注意保暖　如果室内的温度比较低，那么在刮痧时应该尽量减少人体所暴露的部位，值得注意的是在夏天高温天气的时候，千万不要在电风扇或者有流风吹过的地方刮痧。

因刮痧时皮肤汗孔开泄，如遇风寒之邪，邪气可通过开泄的毛孔直接入里，不但影响疗效，还会因感受风寒引发新的疾病。

（2）治疗刮痧后饮热水一杯　治疗刮痧使汗孔汗泄，邪气外排，要消耗部分体内的津液，刮痧后饮热水一杯，不但可以补充消耗部分，还能促进新陈代谢，加速代谢产物的排出。

（3）在进行保健刮痧和头部刮痧时可以不适用任何介质，可以直接隔着衣服进行刮痧，但是手法一定要轻。另外在给儿童进行刮痧时一定注意手法要轻柔，必须要隔着衣服刮。

（4）再次刮痧时间需待上次痧疹消退（5～7 天）后再进行。

（5）刮痧后 1～2 天内，如刮拭部位出现疼痛、痒、虫行感、冒冷/热气或皮肤表面出现风疹样变化等现象，均为正常。

（6）刮痧后洗浴的时间　治疗刮痧后，为避免风寒之邪侵袭，须侍皮肤毛孔闭合恢复原状后，方可洗浴，一般 3h 左右。但在洗浴过程中，水渍未干时，可以刮痧。因洗浴时毛孔微微开泄，此时刮痧用时少，效果显著，但应注意保暖。

（7）刮痧时千万不能过度饥饿，而且不建议空腹进行刮痧，最好在用过餐之后的 1～2h 后进行。

（8）刮痧避开空调、风扇、较冷的空间操作，刮痧后不可立即洗澡。刮痧后及时喝温开水，糖盐水补充水液能量。

（9）需要特别注意的是，刮痧也和针灸一样，有可能像晕针一样出现晕刮。症状多表现为头晕、面色苍白、心慌、出冷汗、四肢发冷、恶心欲吐等。遇到这样的情况时首先要冷静，立即让患者平卧并饮用 1 杯温糖开水，迅速用刮板刮拭患者百会（重刮）、水沟（棱角轻刮）、内关（重刮）、足三里（重刮）、涌泉（重刮），如无明显好转，要及时送往医院。

什么是熏洗法？

熏洗方法治疗脑卒中同治疗其他疾病时一样，往往是先熏后洗治疗脑卒中有简便廉验、疗效可靠的特点，因而被越来越多的脑卒中患者所重视。

络脉空虚，风邪入中常用的熏洗法有哪些？

（1）三麻木瓜汤

组成：明天麻 3g，小胡麻 6g，升麻 9g，宣木瓜 12g，葱头 4～9 个。

用法：用煎药水从头至手足心频频洗浴，随手搓揉，如此 10 日。

主治：用于半身不遂、遍身麻木、偏枯等症。

（2）羌活汤

组成：羌活适量。

用法：煎汤。洗手、足及患处。

主治：用于脑卒中手足麻痒。

（3）伸筋足浴汤

组成：伸筋草、透骨草、红花各 30g。

用法：将三药加水 2000ml（高出药层 3～4cm），煮沸 10min，倒入小盆内，趁热（温度以 50～60℃为宜）将患肢（手足，先泡手，后泡脚）浸泡在药液中15～30min，汤液温度降低须再加热，每日 3 次，浸泡时手足在药液中自主屈伸活动，连续 2 个月。

主治：脑卒中手足拘挛者。

（4）姜葱二叶煎

组成：老生姜 500g，苏叶 15g，艾叶、葱白头各 250g。

用法：先将老姜捣烂取汁，姜渣留下另用，艾叶捣烂取汁，再将二汁与苏叶、葱头共同捣烂，备用。先把米醋 250ml、香油 100ml、三花酒 200ml，放入锅内煎至冒烟后将姜渣下锅内炒热，入布袋内扎口备用；再将苏叶、葱头泥一并放入锅内煮至热透加乙醇 200ml，再加米醋 200ml，入锅令其热气上冲，将患肢至上熏之；再将药袋趁热滚擦熨患处。如药凉再热，再熏再熨，每次熏熨 30min。每日 1 剂，每日 2 次（早、晚各 1 次），10 日为 1 个疗程。

主治：脑卒中后遗症半身不遂、行走不便。

气虚血滞，脉络瘀阻半身不遂的熏洗法有哪些？

（1）补阳还五汤加味

组成：黄芪 30～50g，赤芍、当归、干地龙、川芎、僵蚕、桃仁、红花各 9g，丹参 15g，蜈蚣 3 条。

用法：上药放入砂锅内，加清水 3000ml，煮沸 5～10min 后，取出药液，倒入搪瓷盆内，趁热先熏蒸患侧手足部，待药温适度用消毒毛巾蘸药液擦洗患处，每次熏蒸、擦洗 30min 左右。冷则加热，每日 1 剂，早、晚各擦洗、熏蒸 1 次。同时加服本方，每日 1 剂，水煎服，每日 2～3 次，30 日为 1 个疗程。

主治：脑卒中后遗症见半身不遂，口眼歪斜，语言不清，口角流涎，大便干，或遗尿、小便不禁等。

（2）益气活血洗剂

组成：黄芪、红花、蔓荆子、马钱子各 10g。

用法：上药加清水 3500ml，煎煮 30min，取出药汁，倒入盆中，先熏后浸浴，并擦洗患处，每次 15～20min。每日浸浴 1 次，15～30 日为 1 个疗程。

主治：半身不遂，肢体麻木，疼痛，语言不利，气短乏力，舌质淡紫或有瘀斑，苔薄白，脉细涩。

（3）蓖麻仁茄根五枝汤

组成：蓖麻仁、桃枝、柳枝、桑枝、槐枝、椿枝、茄根各 15g。

用法：煎汤洗患处。

主治：脑卒中瘫痪。

（4）陈艾木瓜汤

组成：陈艾、木瓜、酒、醋各 250g。

用法：煎汤，熏洗患肢。

主治：脑卒中瘫痪。

肝阳上亢，脉络瘀阻半身不遂的熏洗法有哪些？

伸筋豨莶汤

组成：山葡萄藤 50g，伸筋草 100g，豨莶草 50g，南红花 30g，女贞子 50g。

用法：水煎 40min 后倾入盆内浸洗足胫，2 周为 1 个疗程。

主治：治疗口舌歪斜，半身不遂，上肢肌肉挛紧，步履维艰，舌红，苔薄黄，脉多弦象的脑卒中。

言语不利的熏洗法有哪些？

（1）石菖蒲浴方

组成：制川乌、吴茱萸、炮山甲、海蛤粉各 9g，石菖蒲 180g，四季葱白适量。

用法：将前四味药共研细末，葱汁适量调为稀糊状，捏成圆饼样，贴在患侧足心涌泉，纱布带束紧。将菖蒲加清水 5000ml 煮沸，倒在杉木桶中，中间放一木凳，将患足踏在木凳上，再用毛巾被裹住桶口，勿使热气外散，熏蒸患足，待水温适合时，取出木凳，足浴，待身上有微汗出时去掉药饼，拭干腿足，卧床覆被避风静养。此方宜在刚患病时立即用 1 次，以后每隔 7 天 1 次，一般连续 3 次后，手足便逐渐恢复自主活动。

主治：适用于脑卒中后半身不遂、言语謇涩者。

（2）黄芪防风汤

组成：黄芪、防风各 60g。

用法：煎水一大盆，放床前，使热气熏之，时时不断。

主治：脑卒中不语。

脑卒中发热的熏洗方有哪些？

戟苦参汤

组成：大戟、苦参各 90g。

用法：以适量水煎煮，熏洗全身。

长期卧床的脑卒中患者的熏洗方有哪些？

（1）红花煎预防褥疮

组成：红花 30g，千里光、木贼草、透骨草各 20g，95％乙醇 200ml，冰片、樟脑各 5g。

用法：先将前四味药加水 2000ml，浸泡 5min 后，煎沸 20min，将药液倒入盆内；药渣再加水 2000ml，煎沸 20min，去渣取汁。将 2 次药液混合后加入乙醇、冰片、樟脑，瓶装备用。用时在受压皮肤发红处以毛巾或纱布蘸药液擦洗之，每次

10～15min，每日 2～3 次，直至皮肤恢复正常。

（2）双花公英汤治疗褥疮

组成：双花 30g，蒲公英 15g，防风 6g，当归 12g，白芷 12g，花粉 12g，乳香 6g，没药 6g，儿茶 10g，芒硝 30g。

用法：水煎外洗。洗后将浸此药液的纱布敷在疮面上，每日更换 2 次。用药后坏死组织易脱落，肉芽组织生长快，创面很快愈合。